脑卒中防治系列

总主编 王陇德

脑卒中康复治疗

第 2 版

主　编　单春雷　宋为群

副主编　白玉龙　王　强　胡昔权

　　　　许东升　刘晓丹　胡瑞萍

编　者（以姓氏笔画为序）

王　铄	王　强	王春雪	王瑜元	白玉龙
兰　月	朱晓军	华　艳	刘中良	刘晓丹
许东升	孙莉敏	李晓林	李源莉	邱　晓
汪　洁	宋为群	张　峰	张玉梅	张思聪
陆　晓	陈　曦	陈香香	郑海清	单春雷
胡昔权	胡瑞萍	倪　隽	徐　倩	韩　燕
霍　速				

人民卫生出版社

·北　京·

图书在版编目（CIP）数据

脑卒中康复治疗 / 单春雷，宋为群主编 . —2 版
. —北京：人民卫生出版社，2021.8
（脑卒中防治系列丛书）
ISBN 978-7-117-31875-4

Ⅰ. ①脑… Ⅱ. ①单…②宋… Ⅲ. ①脑血管疾病 —
康复 Ⅳ. ①R743.309

中国版本图书馆 CIP 数据核字（2021）第 155291 号

人卫智网	www.ipmph.com	医学教育、学术、考试、健康， 购书智慧智能综合服务平台
人卫官网	www.pmph.com	人卫官方资讯发布平台

脑卒中防治系列丛书
脑卒中康复治疗
Naocuzhong Fangzhi Xilie Congshu
Naocuzhong Kangfu Zhiliao
第 2 版

主　　编：单春雷　宋为群
出版发行：人民卫生出版社（中继线 010-59780011）
地　　址：北京市朝阳区潘家园南里 19 号
邮　　编：100021
E - mail：pmph @ pmph.com
购书热线：010-59787592　010-59787584　010-65264830
印　　刷：北京新华印刷有限公司
经　　销：新华书店
开　　本：850×1168　1/32　印张：14.5
字　　数：277 千字
版　　次：2016 年 4 月第 1 版　2021 年 8 月第 2 版
印　　次：2021 年 9 月第 1 次印刷
标准书号：ISBN 978-7-117-31875-4
定　　价：58.00 元
打击盗版举报电话：010-59787491　E-mail：WQ @ pmph.com
质量问题联系电话：010-59787234　E-mail：zhiliang @ pmph.com

《脑卒中防治系列丛书》

编　委

总主编　王陇德

编写专家委员会（以姓氏笔画为序）

马　林	王　硕	王　强	王拥军	毛　颖
白玉龙	邢英琦	华　扬	刘建民	刘晓丹
许东升	李　强	李明子	杨　莘	杨鹏飞
沈　英	宋为群	张　辉	张永巍	张鸿祺
陆建平	陈　敏	岳　伟	周生来	单春雷
胡昔权	胡瑞萍	施海彬	娄　昕	顾宇翔
徐　运	常　红	崔丽英	康德智	梁建姝
彭　亚	惠品晶	焦力群	曾进胜	游　潮
蒲传强	蔡卫新	樊东升		

出版说明

心脑血管疾病等慢性非传染性疾病严重危害民众健康，特别是脑卒中，是我国居民致残、致死的首要原因，给居民家庭和社会带来沉重负担。为应对脑卒中防治的严峻形势，国家卫生健康委于2009年启动脑卒中防治工程，组织各级卫生健康行政部门、疾控机构、医疗机构等共同开展脑卒中防治工作，建立了覆盖全国的脑卒中防治体系，为我国心脑血管病防治工作开展了大量有益探索。

为推进各级医疗机构脑卒中防治工作的规范化，国家卫生健康委脑卒中防治工程委员会办公室（后简称"办公室"）组织专家充分借鉴国际先进经验，结合我国医疗机构对脑血管病的医疗实践，组织编写了《脑卒中防治系列丛书》，该系列丛书于2016年正式出版，得到广大医务工作者的欢迎。2020年，办公室根据国内外相关指南的更新及临床工作发展需要，再次组织专家对《脑卒中防治系列丛书》进行修订。

修订后的丛书有如下特点：

1. 丛书分册设置按照脑卒中各相关专业构成和业务能力发展的要求作了调整。本版丛书分为《脑卒中外科治疗》《脑卒中内科治疗》《脑卒中介入治疗》《脑卒中影像学评估》《脑卒中健康管理》《脑卒中血管超声》《脑卒中康复治疗》《脑卒中专科护理》8 本。

2. 丛书内容的学术水平进一步提升。全套丛书均由来自全国大型综合三级甲等医院的知名专家和临床一线的中青年优秀专家直接参与编写工作。

3. 丛书内容的权威性进一步增强。参考文献来源于国内外各相关专业委员会制定的指南、规范、路径和教材。

4. 丛书内容在保持先进性的同时，更侧重于临床适用，利于脑卒中防治规范化培训工作的开展。

丛书除适合于各级医院脑卒中相关临床工作者阅读之外，还适合综合性医院临床型研究生规范化培训使用。希望本套丛书的出版为提高我国脑卒中防治的综合能力、遏制脑血管疾病的高发态势、维护广大人民群众的健康权益做出应有的贡献。

由于编纂时间仓促，丛书中难免有疏漏之处，敬请广大读者不吝赐教，提出宝贵意见。

国家卫生健康委脑卒中防治工程委员会办公室

2020 年 11 月 10 日

防治卒中
健康中國

題贈國家衛生計生委
腦卒中防治工程
陳竺 二零一五年四月二十八日

前　言

　　脑卒中具有发病率高、致死率高、致残率高、复发率高的特点，是严重危害我国国民健康的重大慢性非传染性疾病之一。自 2005 年以来，脑卒中一直是我国国民第一位疾病死亡原因，也是我国 60 岁以上人群肢体残疾的首要原因。我国每年新发脑卒中患者达 350 余万人，给患者家庭及社会造成了巨大负担。

　　自 2009 年国家启动脑卒中防治工程至今，始终秉承"关口前移、重心下沉，提高素养、宣教先行，学科合作、规范诊治，高危筛查、目标干预"的防治策略开展防治工作。各级卫生健康行政部门认真组织，医疗机构和广大专家学者积极参与，以脑卒中筛查与防治基地医院和卒中中心建设为抓手，在推进区域脑卒中急救体系建设、推行多学科协作、推广脑卒中防治适宜技术、提升脑卒中筛查与干预质量及探索慢性病防治模式等方面取得了一定成效，搭建了全国统一的中国脑血管病数据库，基本建立了涵盖"防、治、管、康"一体化的脑卒中防治工作体系。

　　广大医务人员是脑卒中防治的中坚力量，树立科学的防治理念和具备过硬的技术能力直接关系到脑卒中防治水平的提升。为此，国家卫生健康委脑卒中防治工程委员会于 2016 年组织国内脑卒中防治领域知名专家编写出版了《脑卒中防治系列丛书》。丛书为推动全国脑卒中防治适宜技术规范化培训工作的广泛开展提供了科学权威的指导。

近年来，随着全国脑卒中防治工作的持续深入开展，特别是《脑卒中综合防治工作方案》《医院卒中中心建设与管理指导原则（试行）》及《关于进一步加强脑卒中诊疗管理相关工作的通知》等一系列政策文件的相继发布，为我国脑卒中防治工作确定了新标准、提出了新要求。2019 年，国家卫生健康委脑卒中防治工程委员会邀请徐运、蒲传强、崔丽英、康德智、张鸿祺、刘建民、缪中荣、单春雷、宋为群、娄昕、马林、李明子、华扬、蔡卫新、常红等专家，结合国内外医学最新进展，以及全国 400 余家脑卒中筛查与防治基地医院和卒中中心的实践经验，对《脑卒中防治系列丛书》进行修订再版，调整为脑卒中内科治疗、外科治疗、介入治疗、康复治疗、影像学评估、健康管理、血管超声和专科护理共 8 个专业分册，旨在推广科学、规范的工作模式和方法，指导各医疗机构和广大医务人员规范开展脑卒中防治工作，提升全国各地脑卒中诊治"同质化"水平。

本次修订再版得到了国内数十位脑卒中防治领域知名专家和学者的积极参与和大力支持。在此我谨代表国家卫生健康委脑卒中防治工程委员会对参与本书编写的各位专家表示衷心的感谢。当然，在丛书付梓之际仍难免存在一些不足，也希望国内脑卒中防治领域的专家和医务工作者们对本书不足之处提出宝贵的意见和建议。希望在我们的共同努力下，将此系列丛书打造为全国脑卒中防治工作的权威用书，指导我国脑卒中防治工作规范、有序的开展。

2020 年 11 月 20 日

目　　录

目　录

第一章

脑卒中的康复总论

第一节　概　述

脑卒中（stroke）是指起病迅速、由脑血管病变引起局灶或广泛性脑损伤、脑功能障碍或死亡的临床症候群。它是严重威胁人类生命的疾病之一，具有高发病率、高死亡率、高致残率和高复发率的特点。全世界每年有超过1 000万例新发脑卒中患者，并有650万人死于脑卒中。我国每年新发脑卒中患者200万例以上，脑卒中已成为我国国民的第一位死因。

脑卒中分为缺血性脑卒中（包括脑血栓形成、脑栓塞及腔隙性脑梗死等）和出血性脑卒中（包括脑出血、蛛网膜下腔出血等）两大类。脑卒中患者发病部位、病灶大小、损伤性质等不同，因此脑卒中后功能障碍也呈现出多样性、个体化的特点，包括感觉和运动功能障碍，如偏身感觉丧失或减退、偏盲、偏瘫等；言语和交流功能障碍，如失语症、构音障碍、言语失用等；认知功能障碍，如知觉、定向、注意、记忆、计算、推理、执行功能障碍等；情感和心理障碍，如焦虑和抑郁、强迫症等；其他障碍，如吞咽困难、交感和副交感神经功能障碍、大小便控制障碍、性功能障碍等。

神经内科医师强调临床诊断、病理过程的控制和逆转、疾病的治愈或好转,而康复科医师则更强调对患者功能、活动和参与能力的评估和干预,使其回归生活,重返社会。

脑卒中按病程通常分为急性期(发病 1 个月内)、恢复期(发病 2~6 个月内)和后遗症期(发病 6 个月以后)。在综合医院,急性脑卒中患者在神经科病房或脑卒中单元接受临床治疗,同时开始早期康复介入。在脑卒中发病 24 小时内开始超早期大量活动会降低 3 个月后获得良好转归的可能性,因此不予推荐。然而,患者在病情稳定后,应逐渐开始强化的主、被动康复治疗,预防并发症。

《成人脑卒中康复治疗指南(2016)》建议采用美国国立卫生研究院卒中量表(national institute of health stroke scale,NIHSS)评价脑卒中造成的神经功能障碍的严重程度,并将其作为死亡和远期转归的预测指标。建议所有脑卒中患者在急性期接受治疗,并在出院前接受基本日常生活活动(basic activity of daily living,BADL)和工具性日常生活活动(instrumental activity of daily living,IADL)、交流能力,以及功能性移动能力方面的评估,并且在治疗过程中和出院时也进行相应的评估。

对于急性期脑卒中患者,最初的评价应包括完整的病史和体格检查,特别强调对以下内容进行评价,并强调二级预防。

一、病史采集和体格检查

1. 脑卒中的危险因素。

2. 内科合并症（糖尿病、心脏疾病等）。

3. **高级脑功能** 意识水平、认知状态、言语功能。

4. **脑神经检查（重点）** 眼球运动能力、面部感觉与运动、吞咽功能。

5. **运动功能** 肌力、肌张力、关节活动度、平衡、协调等。

6. **感觉功能** 深感觉、浅感觉。

7. 皮肤评价和压疮风险。

8. 直肠和膀胱功能。

9. 下肢深静脉血栓形成的风险。

10. 既往抗血小板药物或抗凝药物使用情况。

11. 对家属和看护者的情绪支持。

二、脑卒中的二级预防

脑卒中二级预防目的是降低复发的风险。短暂脑缺血发作患者，24 小时内开始 21 天双重抗血小板治疗（阿司匹林和氯吡格雷）对症状出现后 90 天内的早期脑卒中二级预防是有益的。另外缺血性脑卒中患者，以及伴有冠心病（coronary heart disease，CHD）风险等价因素（周围血管病、糖尿病）的非缺血性脑卒中患者，发生心肌梗死或 CHD 相关死亡事件的危险性增高。

脑卒中的二级预防是康复治疗的重要组成部分,应维持终身。以下为临床证实有效的预防措施。

1. 有效地控制高血压、糖尿病;应用他汀类药物调脂消斑。

2. 缺血性脑卒中患者进行抗血小板治疗,伴心房颤动的患者应用华法林预防栓子形成,进行合理的体育锻炼和戒烟。

3. 对于上述缺血性脑卒中患者及有 CHD 风险等价因素的非缺血性脑卒中患者,还应进行 CHD 的二级预防。

(单春雷 宋为群)

第二节 脑卒中康复评定

脑卒中康复评定是对脑卒中后患者所存留的功能进行测定,从而对患者的功能障碍及其严重程度作出评估,以制订科学的康复计划。康复评定也是评测患者功能变化的标准,判断康复治疗效果,对患者疾病结局作出合理评价和预测的有效指标。

针对脑卒中后运动、感觉、语言、认知、吞咽、情感、日常生活活动和社会参与能力有各种专项评价量表和方法。近年来,脑卒中指南也多次推荐对脑卒中患者跌倒风险因素的评估,因为 70% 的脑卒中患者在出院后 6 个月内可有跌倒,并且脑卒中患者容易出现重复跌倒的现象,而跌倒相关损伤的风险也会随之增高。

世界卫生组织（world health organization，WHO）建议使用国际功能、残疾和健康分类（international classification of functioning，disability and health，ICF）对脑卒中后的身体结构与功能、活动与参与、环境与个人因素进行评定。按照 2001 年 WHO 通过的 ICF 的定义（图 1-1），必须从"结构和功能损伤""活动受限""参与限制"三个不同水平按不同需要进行定性或定量的评定。阶段性的评定对患者的康复有指导意义，可以随时判定康复医疗的效果，修订康复计划，同时有利于控制康复医疗的质量。

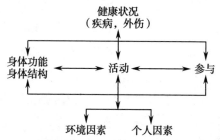

图 1-1 ICF 关于功能、残疾和健康描述的模式示意图（2001）

ICF 是基于 WHO 1980 年的 "international classification of impairments，disabilities，and handicaps"（ICIDH，中文译名为《国际残损、残疾和残障分类》）对疾病的预后分类发展而来的。疾病不但引起患者的各种躯体功能受损，而且给患者的生活和工作带来不便，也就是不同程度地影响了其日常生活能力和参与社会的能力。因此，WHO 指出疾病的模式是疾病→残损→残疾→残障。2001 年，WHO 根据 20 年的康复医学实践，以"身体功能和结构、活动和参与"取代了"残损、残疾、残障",其一放弃了歧视性的词汇,其二强调了疾病后患者的积极方面"活动和参与",其三考虑到背景性因素即环境因素和个人因素对患者活动和参与的影响。这样就突破了过去只能单向发展的概念,强调了三者之间双向、复杂、动态变化的关系。

可以使用 ICF 的脑卒中核心组合(core sets)对脑卒中患者身体结构(s)、身体功能(b)、活动和参与(d)、环境因素(e)进行评价。其中包括全套核心组合 130 项,简要核心组合 10 项。后者包括 b110 意识功能、b114 定向功能、b167 言语的脑高级功能、b730 肌力;s110 脑的结构;d330 说话、d450 步行、d530 如厕、d550 进食;e310 直系亲属。通过 0~4 分 5 个等级,评价某个项目障碍的严重程度。

(单春雷　宋为群)

第三节　脑卒中康复医疗

循证医学已确认康复医疗是脑卒中有效的治疗方法。特别是随着"脑的可塑性"和"大脑功能重组"理论和实践的研究,脑卒中康复医疗发生了根本的转变。

一、基本概念

(一) 脑卒中的康复
脑卒中的康复是指采取一切措施预防残疾的发生

和减轻残疾的影响,以便使脑卒中患者重返正常的社会生活中。康复不仅是指训练患者去适应周围的环境,而且也指调整其周围的环境和社会条件以利于他们重返社会。在拟定脑卒中康复服务的实施计划时,应强调患者本人、家属及其所在社区等的参与。这里的"一切措施"不仅是指医学的,还包括教育的、职业的、社会的、工程技术的措施等。因此,脑卒中的康复是一种全面的康复。从上述概念还可以看出,二级预防和三级预防也是康复的重要内容。可见,脑卒中的康复是一个系统工程。

(二)脑卒中的康复医疗

脑卒中的康复医疗是指从医学的角度,通过由康复医师、康复护士、康复治疗师(物理治疗师、作业治疗师、言语治疗师、矫形支具师等)、心理医师、医学社会工作者等组成的康复小组(rehabilitation team)对脑卒中患者进行的医学康复。在医疗机构中实施康复医疗的内容应该与社区 - 家庭中的康复连续地成为一体,以促进患者最终回归家庭和社会。

二、主要目的和内容

1. 预防、认识和处理脑卒中时的各种神经功能缺损和伴发病,防治失用综合征和误用综合征等并发症。

2. 使患者最大限度地提高功能,达到生活独立。

3. 使患者和家庭成员在心理上获得最大限度的适应。

4. 通过社会的参与(如回到家里和家人一起生活,

儿童患者能去上学,参与娱乐性活动和职业性活动等)预防继发性残疾。

5. 尽可能地提高患者的生活质量。

6. 预防脑卒中和其他血管性疾病的再发。

三、适应证与禁忌证

(一) 适应证

1. 脑卒中患者病情稳定(包括基础疾患、原发神经病学疾患和其他合并症、并发症情况)是开始正规程序化康复的首要条件。

2. 具备一定认知功能是患者完成最基本的训练活动的条件。

3. 可以和治疗师完成最简单的交流性活动。

4. 有维持主动性康复治疗最基本的体力,如可以在辅助下保持坐位或半坐卧位不少于半小时。

(二) 禁忌证

基本可以归纳为三类。

1. 病情过于严重或在进行性加重中,如深度昏迷、颅内压过高、严重的精神障碍、血压过高、未控制住的神经病学症状等。

2. 伴有严重的合并症,如严重的感染(吸入性肺炎等)、糖尿病酮症酸中毒、急性心肌梗死等。

3. 严重的系统性并发症,如失代偿性心功能不全、不稳定型心绞痛、急性肾功能不全、活动性风湿、严重的精神病等。

四、基本原则

（一）WHO脑卒中康复的专家委员会建议

根据 WHO 脑卒中康复专家委员会 1990 年的建议，脑卒中的康复医疗应当遵循下面五个原则。

1. 正确选择病例，掌握适应证和禁忌证。
2. 应尽早开始主动性康复训练。
3. 分阶段进行。
4. 按一定的康复程序进行。
5. 进行全面的康复管理。

（二）基本原则的实践

开展脑卒中的康复医疗，要遵循以下原则。

1. 急性期的康复处理应当与急性期的医学处理同步开始，并且康复处理应当贯穿于疾病恢复的全过程。也就是说，它包含了综合医院、康复中心、社区及家庭中连续的、统一的康复医疗过程。

2. 一旦患者病情稳定，应当在 24~48 小时后开始康复性活动或训练；病情不稳定时，不要盲目进行康复性活动。

3. 康复医师应对脑卒中患者进行全面的医疗管理。主要内容是：对患者和家属开展健康教育，改变不良生活方式，降低脑卒中危险因素等。对患者的预后作出恰当判断，制订康复医疗计划、开出治疗处方、评估治疗效果、领导康复小组。

4. 对于单一功能障碍的患者，如仅有偏瘫，可到相应的专业组去治疗,如物理治疗(physical therapy,PT)、作业疗法(occupational therapy,OT)等。对于存在两种以上功能障碍的患者,如失语、偏瘫,必须采取小组治疗(team approach)的方法,按一定程序和阶段进行。小组成员的治疗活动必须协调一致,共同评价,制订出短期目标和长期目标。

5. 康复治疗要以主动性功能训练为主,且要达到足够的训练强度。因此要激发患者产生强烈的康复动机和训练兴趣,从而能够主动、积极地配合各种康复训练。

6. 康复医师要重视患者及家庭成员的心理问题。因为心理问题对康复的最终结局有较大影响。应该让家庭成员参与整个康复计划,这对患者的康复效果来说十分重要。

7. 康复的目标是恢复实用的功能。对有较好恢复潜力的患者,首先着眼于丧失的功能的康复训练,促进其尽快恢复,如过早使用健肢,患肢可产生"习得性失用(learned nonuse)",而对预后差者,可较早采取代偿和替代的方法,补偿患者的功能缺损,以便尽早恢复功能独立性。

8. 康复治疗应因人而异,从易到难,循序渐进,持之以恒,最终实现全面康复。

(单春雷　宋为群)

第四节　脑卒中患者的功能预后及影响因素

功能预后是脑卒中患者和家属最为关心的问题之

一。影响脑卒中患者运动功能恢复结局的因素很多,包括下列因素。

1. 脑损伤部位　在损害程度相同的情况下,脑卒中患者左、右侧大脑半球病变对其功能的预后没有显著的影响。然而,当空间忽略存在时,右侧大脑半球损害往往提示相对较差的功能结局。就具体的损伤部位而言,内囊后肢损伤影响最大,同样大小和同样性质的脑损害如果发生在内囊后肢,引发的偏瘫最难恢复。

2. 脑损伤面积大小和持续时间　脑损伤面积大小提示神经系统受到破坏的程度,一般来说,受到破坏的程度越重,损伤持续的时间越长,患者功能结局越差。

3. 脑损伤性质　就脑卒中患者运动功能恢复的困难程度来讲,通常情况下,缺血性脑卒中 > 出血性脑卒中。

4. 医学处理的及时程度和正确与否　大量临床实践表明,早期规范康复治疗可以促进脑卒中患者的功能恢复,并预防并发症的发生,缩短住院时间。如果脑卒中患者伴随着严重的言语交流障碍、认知功能障碍及情感功能障碍,不能有效地进行主动性康复训练,就会严重影响运动功能恢复。有严重的合并症和并发症(比如严重的吸入性肺炎、下肢深静脉血栓形成、严重的心脏病或高血压、泌尿系统感染、糖尿病、精神异常等)的患者必须先去接受复杂的临床治疗,而不能参与康复训练,其康复的结局也将受到重大影响。

5. 患者的体力活动耐受能力　患者自身的耐受能力会对康复方案的设计和实施产生影响,从而影响其功能的预后。

6. 肢体弛缓性瘫痪的持续时间　一般会在发病
2~4 周后,脑卒中患者患侧肢体的肌张力会由低升高,而
患侧肢体长期肌张力低下的患者,运动功能恢复差。

7. 在脑卒中患者功能恢复的过程中,家属或看护人
员的积极配合及社会相关因素的参与,都会对其功能结
局产生积极的影响。

除运动功能外,患者认知功能的预后也直接影响其
回归社会的过程,而影响脑卒中患者认知功能恢复的主
要因素还存在许多争议。有研究表明,脑卒中患者在发
病后 7 天内的蒙特利尔认知评估量表得分 <26 分时,则
可能长期伴有认知功能障碍。大多数脑卒中患者语言
功能的恢复都发生在发病后的前几周,但是这种恢复过
程可能会持续很多年。虽然其最初失语症的严重程度
是发病后语言功能恢复的最大决定因素,但是其他一些
因素如脑损伤部位、体积等也有影响。

然而,年龄、性别、地区、气候、气温、人种和文化水
平等因素虽然也会在一定程度上影响脑卒中患者的康
复过程,但我们并不能进行有效的干预。

（单春雷　宋为群）

参 考 文 献

[1] 王茂斌,O'YOUNG B J,WARD C D. 神经康复学 [M]. 北京:人民卫
生出版社,2009:3-42

[2] 王茂斌. 脑卒中的康复医疗 [M]. 北京:中国科学技术出版社,
2006:15-50

[3] 王维治. 神经病学 [M]. 4 版 . 北京:人民卫生出版社,2001:20-35

[4] ROPPER A H, BROWN R H. Adams and victor's principles of neurology [M]. 8th ed. New York: The McGraw-Hill Companies, 2005: 18-48.

[5] WILKINSON L, LENNOX G. Essential neurology [M]. 4th ed. UK: Blackwell Publishing Ltd, 2005: 20-36

[6] PAMELA W D, RICHARD Z, JOHN Y C, et al. Management of adult stroke rehabilitation care. a clinical practice guideline [J]. Stroke, 2005, 36 (9): 100-143.

[7] LEVINE D A, WADLEY V G, LANGA K M, et al. Risk factors for poststroke cognitive decline: the regards study (reasons for geographic and racial differences in stroke)[J]. Stroke, 2018, 49 (4): 987-994.

[8] ZIETEMANN V, GEORGAKIS M K, DONDAINE T, et al. Early moca predicts long-term cognitive and functional outcome and mortality after stroke [J]. Neurology, 2018, 91 (20): e1838-e1850.

[9] GERSTENECKER A, LAZAR R M. Language recovery following stroke [J]. Clin Neuropsychol, 2019, 33 (5): 928-947.

第二章

运动功能的康复

第一节　运动功能评定

　　脑卒中后运动功能障碍的发生率约为 70%，对其进行评定是为患者制订科学康复医疗计划的依据，也是评价康复治疗计划合理性并作为调整康复治疗方案的依据，同时对患者的康复转归作出合理的评价。

　　临床上用于脑卒中后偏瘫的评价方法很多，包括各种脑卒中后神经功能缺损程度评价表，涵盖了肌力、肌张力、运动模式和姿势反射，以及平衡和运动、活动等各个方面。WHO 制定的 ICF 更是从损伤水平、活动水平及参与水平评价患者的功能障碍，已逐渐成为临床使用的通用量表。

一、脑卒中评定表

　　目前很多脑卒中量表，如美国国立卫生研究院卒中量表（national institute of health stroke scale，NIHSS）、加拿大神经病学量表（Canadian neurological scale，CNS）、脑卒中病损评估量表（stroke impairment assessment set，

SIAS)、斯堪的那维亚卒中量表(Scandinavian stroke scale,SSS)、欧洲卒中评分量表(European stroke scale,ESS)、日本脑卒中后抑郁量表(Japan stroke scale,JSS)等,在神经科应用广泛,可以较好地反映脑卒中后神经功能缺损的恢复情况。在此选择中国脑卒中临床神经功能缺损程度评分量表、NIHSS、JSS予以介绍。

(一)中国脑卒中临床神经功能缺损程度评定表

中国脑卒中临床神经功能缺损程度评分标准见表2-1。

表 2-1　脑卒中患者临床神经功能缺损程度评分标准(1995)

(全国第四届脑血管病学术会议通过)

项目		评分标准	
意识(最大刺激,最佳反应)	两项提问:年龄?现在是几月?相差2岁或1个月都算正确	均正确	0
		一项正确	1
		都不正确,做以下检查	
	两项指令(可以示范):握拳、伸拳;睁眼、闭眼	均完成	3
		完成一项	4
		都不能完成,做以下检查	
	强烈局部刺激(健侧肢体)	定向退让(躲避动作)	6
		定向肢体回缩(对刺激的反射性动作)	7
		肢体伸直	8
		无反应	9

续表

项目	评分标准	
水平凝视功能	正常	0
	侧凝视运动受限	2
	眼球侧凝视	4
面肌	正常	0
	轻瘫、可动	1
	全瘫	2
语言	正常	0
	交谈有一定困难,借助表情动作表达,或言语流利但不易听懂,错语较多	2
	可简单对话,但复述困难,言语多迂回,有命名障碍	5
	词不达意	6
上肢肌力	V级 正常	0
	IV级 不能抵抗外力	1
	III级 抬臂高于肩	2
	III级 平肩或以下	3
	II级 上肢与躯干夹角 >45°	4
	I级 上肢与躯干夹角 ≤ 45°	5
	0级 不能动	6
手肌力	V级 正常	0
	IV级 不能紧握拳	1
	III级 握空拳、能伸开	2

续表

项目	评分标准	
手肌力	Ⅲ级　能屈指、不能伸	3
	Ⅱ级　屈指不能及掌	4
	Ⅰ级　指微动	5
	0级　不能动	6
下肢肌力	Ⅴ级　正常	0
	Ⅳ级　不能抵抗外力	1
	Ⅲ级　抬腿离床45°以上,踝或趾可动	2
	Ⅲ级　抬腿离床45°左右,踝或趾不动	3
	Ⅱ级　抬腿离床不足45°	4
	Ⅰ级　水平移动,不能抬高	5
	0级　不能动	6
步行能力	正常行走	0
	独立行走5米以上,跛行	1
	独立行走,需扶杖	2
	有人扶持下可以行走	3
	自己站立,不能走	4
	坐不需支持,但不能站立	5
	卧床	6

备注:最高分45分;最低0分;轻型0~15分;中型16~30分;重型31~45分。

注:表2-1是中华医学会神经病学分会1996年参考爱丁堡和斯堪的纳维亚方案制定的,是我国神经内科目前应用最广泛的方案之一。

（二）美国国立卫生研究院卒中量表（NIHSS）

NIHSS 包含 15 个项目（表 2-2）。

表 2-2 美国国立卫生研究院卒中量表（NIHSS）

项目	评分标准
1a. 意识水平 即使不能全面评价(如气管插管、语言障碍、气管创伤及绷带包扎等),检查者也必须选择 1 个反应。只在患者对有害刺激无反应时(不是反射)才能记 3 分。	清醒,反应灵敏(0 分) 嗜睡,轻微刺激能唤醒,可回答问题、执行指令(1 分) 昏睡或反应迟钝,需反复、强烈或疼痛刺激才有非刻板的反应(2 分) 昏迷,仅有反射性活动或自发性反应或完全无反应、弛缓性瘫痪、无反射(3 分)
1b. 意识水平提问 月份、年龄。仅对初次回答评分。失语和昏迷者不能理解问题记 2 分;因气管插管、气管创伤、严重构音障碍、语言障碍或其他任何原因不能完成者(非失语所致)记 1 分。可书面回答。	两项均正确(0 分) 一项正确(1 分) 两项均不正确(2 分)
1c. 意识水平指令 睁闭眼;非瘫痪侧握拳松开。仅对最初反应评分,有明确努力但未完成的也给分。若对指令无反应,用动作示意,然后记录评分。对创伤、截肢或其他生理缺陷者,应予适当的指令。	两项均正确(0 分) 一项正确(1 分) 两项均不正确(2 分)

项目	评分标准
2. 凝视 只测试水平眼球运动。对随意或反射性眼球运动记分。若眼球偏斜能被随意或反射性活动纠正，记1分。若为孤立的周围性眼肌麻痹，记1分。对失语者，凝视是可以测试的。对眼球创伤、绷带包扎、盲人或有其他视力、视野障碍者，由检查者选择一种反射性运动来测试，确定眼球的联系，然后从一侧向另一侧运动，偶尔能发现部分凝视瘫痪。	正常(0分) 部分凝视瘫痪(单眼或双眼凝视异常，但无强迫凝视或完全凝视瘫痪)(1分) 强迫凝视或完全凝视瘫痪(不能被头眼反射克服)(2分)
3. 视野 若能看到侧面的手指，记录正常，若单眼盲或眼球摘除，检查另一只眼。明确的非对称盲(包括象限盲)，记1分。若全盲(任何原因)，记3分。若濒临死亡，记1分，结果用于回答问题11。	无视野缺损(0分) 部分偏盲(1分) 完全偏盲(2分) 双侧偏盲(全盲，包括皮质盲)(3分)
4. 面瘫	正常(0分) 轻微(微笑时鼻唇沟变平、不对称)(1分) 部分(下面部完全或几乎完全瘫痪)(2分) 完全(单侧或双侧瘫痪，上下面部缺乏运动)(3分)

项目	评分标准
5. 上肢运动 置肢体于合适的位置:坐位时上肢平举90°,仰卧时上抬45°,掌心向下,要求坚持10秒。对失语的患者用语言或动作鼓励,不用有害刺激。评定者可以抬起患者的上肢到要求的位置,鼓励患者坚持。仅评定患侧。	上肢无下落,置肢体于90°(或45°)坚持10秒(0分) 能抬起但不能坚持10秒,下落时不撞击床或其他支持物(1分) 试图抵抗重力,但不能维持坐位90°或仰卧位45°(2分) 不能抵抗重力,肢体快速下落(3分) 无运动(4分) 截肢或关节融合,解释:5a左上肢;5b右上肢(9分)
6. 下肢运动 下肢卧位抬高30°坚持5秒。对失语的患者用语言或动作鼓励,不用有害刺激。评定者可以抬起患者的上肢到要求的位置,鼓励患者坚持。仅评定患侧。	下肢无下落,于要求位置坚持5秒(0分) 5秒末下落,不撞击床(1分) 5秒内下落到床上,可部分抵抗重力(2分) 立即下落到床上,不能抵抗重力(3分) 无运动(4分) 截肢或关节融合,解释:6a左下肢;6b右下肢(9分)
7. 肢体共济失调 目的是发现一侧小脑病变。检查时睁眼,若有视力障碍,应确保检查在无视野缺损中进行。进行双侧指鼻试验、跟膝胫试验,共济失调与无力明显不成比例时记分。若患者不能理解或肢体瘫痪不记分。盲人用伸展的上肢摸鼻。若为截肢或关节融合记9分,并解释。	无共济失调(0分) 一个肢体有(1分) 两个肢体有,共济失调在:右上肢1=有,2=无(2分) 截肢或关节融合,解释:左上肢1=有,2=无(9分) 截肢或关节融合,解释:右上肢1=有,2=无(9分) 截肢或关节融合,解释:左下肢1=有,2=无(9分) 截肢或关节融合,解释:右下肢1=有,2=无(9分)

项目	评分标准
8. 感觉 检查对针刺的感觉和表情,或意识障碍及失语者对有害刺激的躲避。只对与脑卒中有关的感觉缺失评分。偏身感觉丧失者需要精确检查,应测试身体多处[上肢(不包括手)、下肢、躯干、面部]确定有无偏身感觉缺失。严重或完全的感觉缺失记2分。昏睡或失语者记1或0分。脑干卒中双侧感觉缺失记2分。无反应或四肢瘫痪者记2分。昏迷患者(1a=3)记2分。	正常(0分) 轻-中度感觉障碍(患者感觉针刺不尖锐或迟钝,或针刺感缺失但有触觉)(1分) **重度-完全感觉缺失(面、上肢、下肢无触觉)(2分)**
9. 语言 通过上面各部分检查中患者的反应可以获得患者语言理解能力。此部分要求患者说出图中的物体名称,描述图中场景,朗读所呈现的句子。若患者存在视觉缺损而干扰此测试,则让患者说出放在手上的物品,并做复述、自发表达。气管插管的患者则通过手写来测试。昏迷者则记3分。给恍惚或不合作者也要记分,但3分仅给不能说话且不能执行任何指令者。	正常(0分) 轻-中度失语,流利程度和理解能力部分下降,但表达无明显受限(1分) **严重失语,患者通过零碎的语言进行表达,听者需推理、询问、猜测,交流困难(2分)** 不能说话或者完全失语,无言语或听力理解能力(3分)
10. 构音障碍 读或重复表上的单词。若有严重的失语,评估自发语言时发音的清晰度。若因气管插管或其他物理障碍不能讲话,记9分。同时注明原因。不要告诉患者为什么做测试。	正常(0分) 轻-中度,至少有些发音不清,虽有困难但能被理解(1分) **言语不清,不能被理解,但无失语、失音或与失语不成比例(2分)** 气管插管或其他物理障碍,解释: _____(9分)

续表

项目	评分标准
11. 忽视 若患者严重视觉缺失影响双侧视觉的同时检查,皮肤刺激正常,记为正常。若失语,但确实表现为对双侧的注意,记为正常。视空间忽视或疾病失认也可认为是异常的证据。	正常(0 分) 视、触、听、空间觉或个人的忽视;或对一种感觉双侧同时刺激忽视(1 分) 严重的偏侧忽视或一种以上的偏侧忽视;不认识自己的手;只能对一侧空间定位(2 分)

二、偏瘫的运动功能评定

脑卒中后的运动障碍不是简单的肌力减弱,而是以运动模式改变为特征的运动控制能力障碍,因此评价的内容也多样化。

(一)医学研究理事会评价法

医学研究理事会(medical research council,MRC)评价法(表 2-3)是评价肌肉力量的常用方法。采用的是 6 级肌力评测,有很好的灵敏度。但在评测中枢神经损伤时,则敏感性差,故不适于脑卒中偏瘫痉挛期的评定。

表 2-3　医学研究理事会(MRC)评价法

分级	表现
0	没有肌肉的收缩
1	有肌肉的收缩,但没有关节的活动
2	有关节的活动,但不能抵抗重力
3	有关节的活动,且可完全抵抗重力
4	有关节的活动,且可完全抵抗重力和抵抗部分阻力
5	有关节的活动,且能够抵抗最大的阻力和重力

（二）运动力指数和躯干控制测验

运动力指数（motricity index，MI）是 Demeurisse 等在 MRC 的基础上，进一步完善的徒手肌力检查方法（表2-4）。他们通过自己的经验认为某关节任一运动的力量与该关节其他运动的力量相似，因此在每一关节仅需测量某一运动的力量即可作为代表；他们计算了每一级的变化在整个恢复过程中所占的比例，从而给出权重。在上肢评测三个动作：抓捏、肘屈曲和肩外展；在下肢也评测三个动作：踝背伸、膝伸展和髋屈曲。上肢和下肢评分各 100 分，三个动作各 33 分，在此基础上再加 1 分。用这种评分标准取代了 MRC 的 0~5 分级。MI 曾经数度修改，临床应用已日趋广泛，常和躯干控制测验（trunk control test，TCT）结合起来应用。TCT 是评测躯干控制的量表（表2-5），共评测四个动作：向患侧翻身，向健侧翻身，坐位平衡（床边坐 30 秒并双脚离地）及从卧位到坐位。

表 2-4　运动力指数（MI）评测法

项目	操作指导
上肢 1. 抓捏　拇指与示指抓捏一个 2.5cm 的立方体 2. 肘屈曲　从 90° 开始主动运动 3. 肩外展　从胸部位置开始	患者应该坐在椅子上或床边，但有必要的话也可以躺着。评分是从 MRC 评分派生出来的，但是使用了权重评分。评测了 6 项肢体运动。

项目	操作指导
下肢 4. 踝背伸　从跖屈位开始 5. 伸膝　从90°开始，主动运动 6. 髋关节屈曲　通常从90°开始	抓捏： 让患者用拇指与示指去抓一个2.5cm的立方体，立方体应该放在平坦的表面上（如书本上）。观察任何前臂或手部小肌肉。 当手腕抬起时，物体掉落（检查者可以帮助患者抬腕） 可以将物体捏在空中，但可以轻易地被改变位置。
评分标准 1项的评分 0：没有运动 11：开始有抓捏的动作（手指或拇指的任何动作） 19：可以捏住立方体，但不能抵抗重力 22：可以捏住立方体，可以抵抗重力，但不能抵抗阻力 26：可以捏住立方体，并可以抵抗拉力 33：正常的抓捏 2~6项的评分 0：没有运动 9：可以触及肌肉的收缩，但没有关节的运动 14：有关节的运动，但不是全关节范围内的运动或不能抵抗重力 19：有关节的运动，全范围均可抵抗重力，但不能抵抗阻力 25：有关节的运动，可以抵抗阻力，但比对侧弱 33：正常肌力 上肢评分=1项评分+2项评分+3项评分+1（为了凑成100分） 下肢评分=4项评分+5项评分+6项评分+1（为了凑成100分） 一侧评分=（上肢＋下肢）/2	肘屈曲： 肘关节屈曲90°，前臂水平，上臂垂直。让患者屈肘以使患者手触肩，检查者的手搁在患者的腕部给予阻力。观察肱二头肌。 如果没有看到关节的运动，可以将肘关节往外移动使上臂在水平位（消除重力的影响）。 肩关节外展： 肘关节完全屈曲，放在胸前，让患者外展上臂。观察三角肌的收缩；肩胛带的运动不算，必须有肱骨相对于肩胛骨的运动。外展90°以上，超过水平面，可以记19分。 踝背伸： 足在跖屈位放松，让患者踝背伸（如嘱其"以足跟站立"）。观察胫骨前肌。没有达到全范围的踝背伸可以记14分。 伸膝： 足悬空，膝关节90°位，让患者伸膝碰到检查者与患者膝关节在同一水平面的手。观察股四头肌。

项目	操作指导
	不到全范围的 50%(即只有 45°)可记 14 分。 完全伸膝,但可以轻易地被压下或落下,记 19 分。 屈髋: 坐位,髋屈曲至 90° 位。让患者向下颌部抬起膝部。将手放在患者背部检查患者背部往后靠的相关运动,并且让患者背部不要往后靠。观察髂腰肌。没有达到全范围的屈曲(与被动运动比较),可以记 14 分。 完全屈曲,但可以轻易地被压下或落下,记 19 分。

表 2-5　躯干控制测验(TCT)

测验方法:
(1)仰卧旋滚到患侧卧位
(2)仰卧旋滚到健侧卧位
(3)保持坐位平衡(床边坐 30 秒并双脚离地)
(4)从平躺到坐起来

记分:
0= 不能完成动作
12= 能完成动作,但模式或方式异常
25= 能独立正确完成

注:躯干控制积分 = 记分(1)+ 记分(2)+ 记分(3)+ 记分(4),满分 100 分。

(三)运动模式和功能的评定法

运动模式和功能为主的评测法分为两类:一类是未

量化的等级评定方法,如博巴斯评定法(Bobath 评定法)、布伦斯特伦评定法(Brunnstrom 评定法)及上田敏法等;另一类是量化的评定方法,如 Fugl-Meyer 评定法及脑卒中运动功能评估量表(motor assessment scale, MAS)评定法等。

未量化的评定方法介绍如下。

1. **Bobath 评定法** 侧重于姿势反射,主要是评测姿势反射的改变和运动模式。

Bobath 评定法由两部分组成。第一部分是简短的评测表,由 11 项组成,主要目的是评测患者现有的能力。明确患者现在的主要问题是什么,有何潜能。第二部分是评测特殊的运动,包括两部分,一部分是评测运动模式的质量,共分 3 级,1 级最容易,3 级最难,基本是按照从简单的模式向最大分离运动模式编排的。在上肢每级有 3~4 小项,每一小项又有 3~4 个问题,每个问题又分别检测仰卧位、坐位和站立位 3 种位置下的情况。下肢则检查仰卧位及俯卧位、坐位和站立位条件下 3 个级别的运动。另一部分评测平衡及其他保护性反应,共检查 26 种姿势下的平衡反应及 5 种姿势下的保护性反应。

Bobath 评定法的评测手段可以用于康复治疗中,它是将评定法与治疗融为一体的一种评定方法。Bobath 评定法的缺点是费时费力,缺乏量化。

2. **Brunnstrom 评定法**(表 2-6) 该评定法把偏瘫的恢复过程分为 7 期,上肢、下肢和手分别进行评测。

表 2-6 Brunnstrom 评定法

分期	分期及特点	上肢	手	下肢
I	无随意活动	无任何运动	无任何运动	无任何运动
II	引出联合反应	仅出现联合反应	仅有极细微屈伸	仅有极少的随意运动
III	随意出现的共同运动	可随意发起共同运动	钩状抓握,不能伸指	坐位和站立位上,有髋、膝、踝共同性屈曲
IV	共同运动模式打破,开始出现分离运动	出现脱离共同运动的活动:肩0°、肘屈90°时前臂旋内和旋外;肘伸直肩可屈90°;手背可触及腰骶部	能侧捏及松开拇指,手指有半随意的小范围伸展活动	坐位屈膝<90°,可使足后滑到椅子下方,在足跟不离地的情况下能使踝背伸
V	肌张力逐渐恢复正常,有分离运动、精细活动	分离运动加强:肘伸直肩外展90°;肘伸直肩前屈30°~90°时前臂旋内和旋外;肘伸直前臂取中间位,上肢上举过头	可做球状和圆柱状抓握,手指同时伸展,但不能单独伸展	健腿站,患腿可先屈膝后伸髋,在伸膝下做踝背伸(重心落在健腿上)
VI	精细、协调、控制运动,接近正常水平	运动协调接近正常,手指指鼻无明显辨距不良,但速度比非受累侧慢(<5秒)	所有抓握均能完成,但速度和准确性比非受累侧差	在站立位可使髋外展到超出抬起该侧骨盆所能达到的范围;坐位时伸直膝,下肢可旋内和旋外,能完成合并足内翻和外翻
VII	正常水平	正常	正常	正常

Brunnstrom 认为偏瘫的恢复几乎是定型的连续过程,他提出了偏瘫恢复著名的 7 阶段理论。Brunnstrom 理论的肢体功能恢复分期的划分是:

第 I 阶段:偏瘫急性期(约数日到 2 周时间),患者肌肉呈弛缓状态,患肢毫无主动活动。

第 II 阶段:偏瘫发病 2 周以后,患肢肌张力开始增加,痉挛开始出现,无随意运动,主要运动功能障碍为共同运动和联合反应。

第 III 阶段:患者可随意发起共同运动,共同运动的活动可能受限,不能在某关节的全范围内进行活动,痉挛加强并达到病程中的极值。

第 IV 阶段:随着病程的延长,病情进一步恢复,痉挛不再增强并稍减轻,共同运动模式稍弱,脱离共同运动的分离运动(即正常模式的主动运动)开始出现,并由难变易。

第 V 阶段:患肢在运动时,痉挛明显减轻,共同运动失去优势,可进行比较难的分离运动或完成较艰巨的功能活动。

第 VI 阶段:患肢共同运动完全消失,痉挛基本消失或仅轻微可见,各关节运动较灵活,协调运动大致正常。

第 VII 阶段:正常。

量化的运动模式和运动功能为主的评定法:目前脑卒中运动功能最常用量化量表有 Fugl-Meyer 评定法及 MAS 评定法。

1. Fugl-Meyer 评定法 该评定法是由 Fugl-Meyer 等于 1975 年发表的专门用于脑卒中偏瘫评测的一种累

加积分量表。该评定法包含运动及平衡、感觉、关节活动度及疼痛等内容,总分为 226 分,其中运动占 100 分。临床上一般使用简化的 Fugl-Meyer 量表,主要是运动评定部分。运动功能的评定以偏瘫的 Brunnstrom 分期为基础,分 5 个层次:①重新出现反射;②完全以共同运动为表现的随意运动;③部分脱离共同运动的随意运动;④不依赖于或轻度依赖于共同运动的随意运动,即完全或高度脱离共同运动的随意运动;⑤反射恢复正常。另外加上共济运动及平衡。

每一部分的评分标准为:0 分,完全不能执行;1 分,部分执行;2 分,完全执行。总分为 100 分,其中上肢为 66 分,下肢为 34 分。如总分 <50 分为重度残损,50~84 分为明显受损,85~95 分为中度残损,96~99 分为轻度残损。感觉功能主要检查上下肢的轻触觉和位置觉。评分标准为:0 分,无感觉;1 分,感觉减退或感觉异常;2 分,感觉正常。关节活动度及疼痛,采用被动运动方式,并与健侧比较,评分标准也为 0 分(仅活动几度,在活动末端很痛或几乎全范围疼痛)、1 分(活动度降低,有些疼痛)、2 分(活动度正常,无疼痛)。

Fugl-Meyer 评定法被认为是一个评定脑卒中偏瘫的较好方法,是评定脑卒中偏瘫时使用最多的方法。该评测法所需的时间为 20 分钟左右。

2. MAS 评定法 MAS 评定法是 Carr 等为运动再学习设计的一种评定方法(表 2-7),该表的特点是:①评测的内容反映了日常生活的活动;②评测患者最好的执行情况;③只有执行的任务发生了变化才给予评分上的变化。

表 2-7　运动功能评估量表(MAS)评定法

Ⅰ.仰卧位至健侧卧位

1. 将自己拉至侧卧位(起始位置必须是仰卧位,膝关节不能屈曲。患者用健侧上肢将自己拉至侧卧位,用健侧下肢移动患侧下肢)
2. 主动移动患侧下肢,下半身跟着翻过去(起始位置同上,患侧上肢被留在背后)
3. 用健侧上肢将患侧上肢拉至健侧,主动移动下肢,身体像木头一样跟着翻过去(起始位置同上)
4. 主动移动上肢至健侧,身体的剩余部分像木头一样跟着翻过去(起始位置同上)
5. 主动移动上下肢,翻身至侧卧位,但失去平衡(起始位置同上,肩前伸,上肢屈曲向前)
6. 3 秒内翻身至侧卧位(起始位置同上,不需要用手)

Ⅱ.仰卧位至床边坐位

1. 侧卧位,将头侧向抬起,但不能坐起(协助患者至侧卧位)
2. 侧卧位至床边坐位(协助患者运动,患者自始至终控制头部位置)
3. 侧卧位至床边坐位(旁观,协助患者将下肢移至床边)
4. 侧卧位至床边坐位(无须旁观)
5. 仰卧位至床边坐位(无须旁观)
6. 在 10 秒内由仰卧位至床边坐位(无须旁观)

Ⅲ.坐位平衡

1. 只有在支撑下保持坐位(协助患者至坐位)
2. 在无支撑下保持坐位 10 秒(不用手抓,两侧膝关节与足并在一起,足可着地)
3. 在无支撑下保持坐位,体重充分向前且均匀分布(体重相对于髋关节充分向前,挺胸抬头,体重均匀地分布在两侧)
4. 无支撑坐位,转动头和颈部向后看(足着地,并在一起;不允许下肢外展或足移动,手放在大腿上,不允许手放在床上)
5. 无支撑坐位,向前伸手触地,返回起始位(足着地,不允许患者用手抓,不允许下肢与足移动,如有必要可支撑患侧上肢,手必须触摸在足前至少 10cm 的地板)

6. 无支撑下坐于凳子上,侧方触摸地板,返回起始位(足着地,不允许患者用手抓,不允许下肢与足移动,如有必要可支撑患侧上肢,患者必须向侧方而不是向前方触摸地板)

Ⅳ. 由坐位到站立位

1. 在治疗师的帮助下站起(任何方式)
2. 在旁观下站起(体重不均匀分布,用手支撑)
3. 站起(不允许体重不均匀分布及用手帮助)
4. 站起,并且保持站立位 5 秒,髋关节与膝关节须处伸直位(不允许体重不均匀分布)
5. 站起,然后坐下,无须旁观帮助(不允许体重不均匀分布,髋关节与膝关节充分伸直)
6. 在 10 秒内,站起坐下连续 3 次,无须旁观帮助(不允许体重不均匀分布)

Ⅴ. 步行

1. 以患侧下肢站立,健侧下肢向前迈步(负重的髋关节必须伸直,治疗师可在旁边帮助)
2. 需要在他人的帮助下才能行走
3. 使用或不使用辅助器械步行 3 米,无须他人在旁边帮助
4. 在 15 秒内,步行 5 米,无须任何器械与帮助
5. 步行 10 米,转身,拣起地上的一个小沙袋,返回,无须任何器械与帮助,在 25 秒内完成
6. 使用或不使用辅助器械上、下 4 阶台阶 3 次,不允许手扶扶栏,在 35 秒内完成

Ⅵ. 上肢功能

1. 卧位,肩胛带前伸,上肢举起(治疗师将患者的上肢放在该位置上,并且使肘伸直)
2. 卧位,保持上肢举起 2 秒(治疗师将患者的上肢放在该位置上;患者自己保持上肢处于该位置,并一定程度旋外;肘关节必须保持在充分伸直的 20° 范围内)
3. 屈伸肘关节,以手掌触摸前额,上肢的情况同 2(治疗师可以协助患者前臂旋外)

4. 坐位,上肢前屈 90°,保持 2 秒(治疗师将患者上肢放在该位置上,患者自己保持上肢处于该位置,并一定程度旋外及肘关节伸直,不允许肩关节过度抬高)

5. 坐位,患者抬起上肢至上述位置,保持 10 秒,然后放下(患者必须保持上肢有一定的旋外,不允许前臂旋内)

6. 站立位,手扶墙壁,当朝墙方向转身时,上肢保持在该位置(上肢外展 90°,以手掌平贴在墙上)

Ⅶ. 手部运动

1. 坐位,伸腕(治疗师让患者坐于桌子旁边,前臂放在桌子上,将一圆柱体放在患者手掌中,让患者伸腕使圆柱体离开桌面,肘关节不允许屈曲)

2. 坐位,腕桡侧外展(治疗师将患者的前臂放在旋内与旋外的中间位,即以尺侧接触桌面,拇指与前臂平行,腕伸位,手指握住一圆柱体,让患者将手抬离桌面,不允许肘关节屈曲或旋内)

3. 坐位,肘关节放在身旁,旋内或旋外(肘关节无须支撑,屈曲 90°,3/4 的范围是可接受的)

4. 向前拿物,用双手将一直径为 14cm 的球拣起,然后放下(球必须放在患者前面足够远的地方,以至于患者不得不充分伸直上肢去拿;肩关节必须向前,肘关节必须伸直,腕中立或腕伸位;手掌必须与球面接触)

5. 从桌上端起一个聚苯乙烯(塑料)茶杯,放在身体另一侧的桌面上(不允许茶杯的形状发生改变)

6. 拇指连续与其余各指分别对指,在 10 秒内达 14 次以上(每一手指依次与拇指接触,从示指开始;不允许拇指从一手指滑向另一手指或回碰)

Ⅷ. 高级手部活动

1. 拣起钢笔帽,然后放下(患者向前伸直上肢,拣起钢笔帽,然后放在靠近自己身体处的桌面上)

2. 从一个杯子中拣起一粒豆形软糖,然后放到另一个杯子中(茶杯中放 8 粒豆形软糖,两个茶杯与患者距离均等同患者上肢的长度,左手从右侧的杯子中拿豆形软糖,然后放在左侧的杯子中)

3. 画水平横线,要求末端止于给出的垂直线上。目标是 20 秒内画 10 条横线,至少 5 条横线接触并止于垂直线。

4. 拿铅笔在一页纸上快速点连续的点(患者5秒内每1秒至少点2个点,患者自己独立地拿起笔,握笔,像写字一样地拿笔,必须是点点,而不是笔画)

5. 拿调羹将水送到嘴里(不允许低头接近调羹,也不允许将水弄洒)

6. 拿起梳子梳头后部的头发

Ⅸ. 全身肌张力

1. 肢体迟缓无力,被动活动身体各部位没有阻力

2. 被动活动身体各部位有一点阻力

3. 变化不定,有时迟缓无力,有时正常,有时肌张力高

4. 持续性的正常反应

5. 有一半的时间是肌张力高

6. 肌张力始终高

  MAS 评定法包括仰卧位至健侧卧位、仰卧位至床边坐位、坐位平衡、由坐位到站立位、步行、上肢功能、手部运动、高级手部活动 8 项不同的运动功能检查项目及一项全身肌张力检查项目。所有的项目都给予 0~6 分 7 个等级的评分,除肌张力外,6 分代表最好的功能。而肌张力以 4 分代表正常的肌张力,低于 4 分为肌张力降低,高于 4 分为肌张力增高。每一项目的评分标准都是基于多年长期观察大量患者的功能演变过程总结的,一些评分直接反映运动的质量,而有一些评分则要求在规定的时间内完成。

(四) 肌张力的评定

  肌张力是指为患侧肢体做被动活动时所遇到的阻力。患者肌张力受很多因素的影响,包括:①姿势和紧张性反射;②紧张与焦虑;③随意的用力与运动;④药

物等。这些影响因素给正确客观地评价肌张力带来困难。

肌张力的评定方法也有定性和定量之分,定性的方法主要是通过观察、被动运动患者的关节和患者的随意运动进行评测,也是临床上检查肌张力是否异常的常用方法。

改良 Ashworth 量表(modified Ashworth scale,MAS)是目前临床上评定肌张力最常用的方法(表 2-8)。该量表简单易用,具有较好的信度和效度。肌张力评定量表(tone assessment scale,TAS)(表 2-9)是一个量化的评测肌张力的方法,它从休息时的姿势、对被动运动的反应和联合反应三个方面进行评测。

表 2-8 改良 Ashworth 量表

评分	标准
0	肌张力没有增高
1	肌张力轻度增高,表现为在被动运动中有一卡住和放松的感觉,或在关节活动度的终末出现轻微的阻力
1+	肌张力轻度增高,表现为在被动运动中有一卡住的感觉,而且在其后的关节活动度(<50% 的全关节活动度)内均有轻微的阻力
2	在大部分的关节活动度内均有比较明显的阻力,但被动活动肢体还是比较轻松
3	肌张力增高很明显,被动活动肢体比较困难
4	受累部分的伸肌或屈肌僵直

表2-9　肌张力评定量表(TAS)

项目	评分					
	0	1	2	3	4	5

A. 休息时的姿势(如果是否定的回答给 1 分,是肯定的回答给 0 分)

Q1. 手是放在腿上吗?

Q2. 两肩是在同一个水平面上吗?

Q3. 足是平放在地板上吗?

B. 对被动运动的反应(评分标准同修改的 Ashworth 痉挛量表,但将其评分由 0、1、1+、2、3、4 分相应地改为 0、1、2、3、4、5 分。在检查 Q8 和 Q9 时,患者的骨盆位于检查床的边缘)

Q4. 坐位,前臂中间位,腕伸直,被动伸直手指

Q5. 坐位,在 2 分钟内被动屈曲上肢触嘴唇,然后完全伸直肘关节

Q6. 坐位,被动屈曲下肢,被动伸直膝关节

Q7. 仰卧位,下肢旋转的中间位,下肢伸直,被动背伸 10°~20°,跖屈

Q8. 仰卧位,被动活动下,髋关节 / 膝关节由完全伸直至屈髋屈膝 90°,然后完全伸直,在 2 秒内完成

Q9. 在没有阻力的情况下,伸髋下被动屈曲膝关节,至足靠近床缘

C. 联合反应(肘关节屈曲不超过 30° 给 1 分,肘关节屈曲 30°~50° 给 2 分,肘关节屈曲超过 50° 给 3 分)

项目	评分					
	0	1	2	3	4	5
Q10. 当患者将另一侧的上肢举过头顶时,手仍然一动不动地放在膝盖上吗?						
Q11. 当站起来时,手可以保持在大转子水平或以下吗?						
Q12. 在站起来时,足仍然踩在地面上吗?						

(五) 平衡功能的评定

平衡是指身体保持一种姿势及在运动或受到外力作用时自动调整并维持姿势的能力。

一般来说,平衡包含以下四个方面的能力:①将躯体的重心保持在不同位置的支撑面;②在支撑面中心的不同方向,轻快准确地移动体重;③以正常迅速协调的方式安全地移动(爬行、步行、慢跑等);④在外来干扰下,调整躯体重心的位置。

维持人体平衡需要三个调控因素的参与:感觉输入、中枢整合、运动控制。感觉输入包括躯体感觉、视觉、前庭觉等。三种感觉信息输入在多级平衡觉神经中枢(脊髓、前庭核、内侧纵束、脑干网状结构、小脑及大脑皮质等)进行整合加工,并形成运动方案。当体位或姿势变化时,中枢神经系统将三种感觉信息进行整合,迅速判断何种感觉所提供的信息是有用的,何种感觉所提供的信息是相互冲突,从中选择出那些提供准确定位信息的感觉输入。当平衡发生变化时,人体通过3种调节机制或姿势性协同运动模式来应变。运动控制策略包括踝策略、髋策略、跨步策略等。

神经科多使用 Romberg 试验、功能性及物试验（functional reach test）、三级平衡评测等，而康复科则倾向于应用相对精细的 Berg 平衡量表（Berg balance scale，BBS）、Fugl-Meyer 评定法及 MAS 评定法等。笔者在此介绍几种在康复医学中应用较为广泛的评测方法：三级平衡、Tinet 平衡量表（Tinet test）、BBS。

1. **三级平衡** 把平衡分为 3 个层次：Ⅰ级平衡是指静态下患者可以保持平衡；Ⅱ级平衡是指自身运动（支撑面不动）时可以保持平衡；Ⅲ级平衡是指患者在外来干扰的情况下可以保持平衡。

2. Tinet 平衡量表（Tinet test）和 BBS 的具体内容见表 2-10、表 2-11。

表 2-10　Tinet 平衡量表

项目	标准	评分
1. 坐位平衡	斜靠在椅子上或在椅子上下滑	0
	稳定，安全	1
2. 站起	在没有帮助的情况下，不能站起来	0
	在上肢帮助下能够站起来	1
	不借助于上肢的帮助，就能够站起来	2
3. 站起的尝试	在没有帮助的情况下，不能站起来	0
	尝试的次数 >1 次，可以站起来	1
	尝试 1 次就可以站起来	2
4. 瞬间的站立平衡（前 5 秒）	不稳定（摇晃、移动了脚、躯干摇摆）	0
	稳定，但借助于步行器或其他支持	1
	稳定，不借助于步行器或其他支持	2

续表

项目	标准	评分
5. 站立平衡	稳定,但步距宽[足跟内侧距离>4英寸(1英寸=2.54cm)]且使用手杖或其他支持	1
	窄步距站立,无须支持	2
6. 检查者将手掌放在患者的胸骨上轻推患者3次)	开始跌倒	0
	摇晃、抓物	1
	稳定	2
7. 闭眼(以尽可能的窄步距站立)	不稳定	0
	稳定	1
8. 转360°	脚步不连续	0
	脚步连续	1
9. 转360°	不稳定的步态(抓物,摇晃)	0
	稳定	1
10. 坐下	不安全(距离判断错误,跌坐到椅子上)	0
	借助于上肢的帮助,或不是圆滑的动作	1
	安全圆滑的动作	2

表 2-11　Berg 平衡量表

项目	标准	评分
1. 从坐位到站位(指令:请站起来,尽量不要用手支撑)	能够站起,不用手支撑,并且独立保持稳定	4
	用手帮助能够独立站起	3
	用手帮助且尝试几次后才能够独立站起	2
	需要小量帮助站起或帮助保持稳定	1
	需要中量或大量帮助站起	0

续表

项目	标准	评分
2. 无支撑站立（指令：站立2分钟，不要扶持任何物体。如果能够安全地站立2分钟，3项"无支撑坐位"给满分，转到评测第4项"从站到坐"）	能够安全地站立2分钟	4
	在监视下能够站立2分钟	3
	能够无支撑站立30秒	2
	需要几次尝试才能无支撑站立30秒	1
	在无帮助下不能站立30秒	0
3. 足着地，无支撑坐位（指令：双手合抱坐2分钟）	能够安全地坐2分钟	4
	在监督下可以安全地坐2分钟	3
	能够坐30秒	2
	能够坐10秒	1
	在无支撑的情况下，不能坐10秒	0
4. 从站到坐（指令：请坐下）	稍微用手帮助，即可以安全地坐下	4
	用手控制身体下降	3
	用下肢背面抵住椅子控制身体下降	2
	独立坐下，但不能控制身体下降	1
	在帮助下才能坐下	0
5. 转移（指令：从床上下来坐到椅子上，然后返回，坐到床上）	只需稍微用手帮助就能够安全转移	4
	在用手帮助的情况下，能够安全转移	3
	在口语提示和/或监督下，能够转移	2
	需要1个人帮助	1
	需要2个人帮助或监督以保证安全	0

续表

项目	标准	评分
6. 无支撑的闭眼站立(指令:闭上你的眼睛,站着不动,保持 10 秒)	能够安全地站 10 秒	4
	在监督下可以安全地站 10 秒	3
	能够站 3 秒	2
	不能保持闭眼 3 秒,但可以稳稳地站着	1
	需要帮助以防止跌倒	0
7. 双足并拢,无支撑站立(指令:请你将双足并拢,不要扶任何东西站着)	能够独立地将足并拢,并且安全地站 1 分钟	4
	能够独立地将足并拢,并且在监督下站 1 分钟	3
	能够独立地将足并拢,但站不到 30 秒	2
	需要帮助才能达到所需的姿势,但双足并拢可以站立 15 秒	1
	需要帮助才能达到所需的姿势,且双足并拢站立不到 15 秒	0
8. 伸直上肢向前拿物(指令:将上肢抬至 90°,伸开你的手指,尽可能地向前伸。测量向前倾斜时的指尖最大移动的距离)	能够安全地向前平移 >25cm	4
	能够安全地向前平移 >12cm	3
	能够安全地向前平移 >5cm	2
	向前平移需要监督	1
	需要帮助防止跌倒	0
9. 从地板上拣东西[指令:请将放在你足前的鞋子(拖鞋)拣起来]	能够安全、轻松地将鞋拣起来	4
	能够将鞋拣起来,但需要监督	3
	不能将鞋拣起来,但能到离鞋 1~2 英寸的地方,并且保持平衡	2
	不能将鞋拣起来,并且在尝试的过程中也需要监督	1
	不能够尝试,或需要帮助以防止跌倒	0

续表

项目	标准	评分
10. 转身向后看(指令:转身向后看,先从左侧向后看,然后从右侧向后看)	可以从两侧向后看,并且重心转移良好	4
	只能从一侧向后看,另一侧表现为重心转移不好	3
	只能转向侧方,但可以保持平衡	2
	转身时需要监督	1
	需要帮助防止跌倒	0
11. 转身360°(指令:转身360°,然后朝相反方向转身360°)	每一侧转身360°都可以在<4秒的时间内完成	4
	只有一侧转身可以在<4秒的时间内完成	3
	能够安全但缓慢地转身360°	2
	需要监督或语言提示	1
	在转身时需要帮助	0
12. 踩凳子(指令:双足交替踩凳子,直到双足各踩凳子4次)	能够安全、独立地站立,并且在20秒内踩凳子8次	4
	能够独立地站立,并且完成踩凳子8次,时间在20秒以上	3
	在监督下没有其他帮助下可以踩凳子4次	2
	在小量帮助下,可以完成踩凳子8次	1
	需要帮助防止跌倒或不能尝试	0
13. 双足前后位,无支撑站立(指令:将一足直接放在另一足的前面;如果你感觉不能做到,可以试着向前迈步,将前足的足跟部放在后足的脚趾前)	能够独立地将足一前一后地放置,并且保持30秒	4
	能够独立地将一足放于另一足的前面,并且保持30秒	3
	能够独立地向前挪一小步,并且保持30秒	2
	需要帮助向前迈步,但可以保持15秒	1
	在迈步或站立时失去平衡	0

续表

项目	标准	评分
14. 单肢站立(指令:单肢站立,在不扶持的情况下,能够站多久就站多久)	能够独立地将足抬起,并且保持10秒以上	4
	能够独立地将足抬起,并且保持5~10秒	3
	能够独立地将足抬起,并且保持3秒或3秒以上	2
	努力将足抬起;不能保持3秒钟,但仍旧独立站立	1
	不能尝试或需要帮助防止跌倒	0

注:8~14项为可以无支撑站立时检查的项目;12~14项为在无支撑站立时,动态地体重转移。

(六)关节活动度的评定

关节活动度(range of motion,ROM)有两种,一种是被动性关节活动度(passive ROM,PROM),指被动运动关节时关节的活动范围;另一种是主动性关节活动度(active ROM,AROM),指主动活动关节时关节的活动范围。评测偏瘫患者的关节活动度有助于发现痉挛与挛缩,但单纯的关节活动度的评价并不能反映患肌痉挛的程度及整个机体的功能状态,需要将其与其他的检查结合在一起,才能表示机体的病损情况及恢复情况。

三、活动水平的评定

(一)日常生活能力的评定

1990年 *Stroke* 杂志发表了 WHO 脑卒中康复的专家组按照 WHO 关于疾病结局的概念提出的有关脑卒

中残疾评测的内容。该内容由三部分组成：①基本日常生活活动（BADL）：包括生活自理、运动、括约肌的控制、交流、认知和行为；②工具性日常生活活动（IADL）：包括做饭、家务、打电话、管理钱财、使用交通工具、自己管理药物和买东西等；③附加的残疾评测：除前两部分以外的而又不属于残障的内容。

1. BADL　BADL 常用的评价方法包括 Barthel 指数、Katz 指数和功能独立性评定量表（functional independence measure，FIM）等（见第十一章）。

2. IADL　对脑卒中后的 IADL 常用的评价量表有 4 个，即 Rivermead ADL 评定法（Rivermead ADL assessment）、Hamrin 活动指数（Hamrin activities index）、Frenchay 活动指数（Frenchay activities index）和 Notingham 扩展 ADL 评分。在第十一章将对 Notingham 扩展 ADL 评分和 Frenchay 活动指数加以介绍。

（二）局部活动的评定

1. **上肢**　评测偏瘫侧上肢功能的方法可以是上述各种评定方法的一部分，如 MAS 和 FIM 中都有关于上肢和手的部分。直接评定偏瘫侧上肢和手的方法有手臂动作调查测试（action research arm test，ARAT）、Frenchay 上肢功能评定和偏瘫手功能评分（manual function score，MFS）。

（1）ARAT：ARAT 是由 4 个部分共 19 个项目组成。其中的抓、握、捏三个部分检查患者抓（抓木块、小球等）、握（握玻璃杯、管子等）和捏（用两个手指捏弹珠等）的能力。首先应该抓住物体，然后在垂直或水平方向移动，将其放在一个标准的位置,其中有的动作包括前臂的旋前旋内和旋外。另外一个项目是检查上肢的粗大运动(如,把手置于脑后等)。该量表在脑卒中的研究中应用比较广泛。

(2)Frenchay上肢功能评定:目前的Frenchay上肢功能评定由5个项目组成,固定直尺;握住、拿起然后放下圆柱体;拿起杯子喝口水,然后放下;取下然后重新夹上衣夹;梳头。该评定方法的信度和效度都较好。该评定方法每一项只给1分,总分最多只有5分。所以该评定方法有明显的地板效应和天花板效应,即患者上肢功能低到某种程度和超过5分后就无法评测患者的上肢功能变化。

(3)MFS:在本章第五节加以介绍。

2. **下肢** 下肢功能的单独评定方法主要有步态分析及评价其移动功能的方法,如功能性移动分类(functional ambulation category,FAC)、功能性步行分类(functional walking categories,FWC);限时的步行功能检查,如6分钟步行试验和10米步行时间评定等。

(1)FAC和FWC:人们在对步行功能进行分类时主要依据以下几个方面。①独立性,是否需要帮助,需要什么帮助,程度如何?②地面状况,如水平地面,非水平地面等。③障碍物,躲避和跨越障碍物的程度。④距离,此方面主要评测耐力。FAC(表2-12)主要是依据独立性对步行功能进行分类的,它将步行分为6个级别:0级,没有步行功能;1级和2级,需要身体接触性帮助;3级,需要监督,非身体接触性帮助;4级,独立,但仅限于水平地面;5级,独立,各种地面均可。FWC 则主要是依据步行对地面状况的要求、障碍物和距离等三方面对已经有一定独立程度的步行功能进行分类。FWC 将步行功能分为生理性步行、限制性室内步行、非限制性室内步行、高度限制性社区步行、轻度限制性社区步行和社区步行。

表 2-12 功能性移动分类(FAC)

FAC 分级	描述	定义
0	没有功能	没有功能:患者不能步行,或需要 2 个或以上人的协助
1	依赖	依赖-水平 2:患者需要一个人强有力的持续扶持来支撑体重和维持平衡
2		依赖-水平 1:患者需要一个人持续的或间断性的身体接触性帮助来协助维持平衡或共济运动
3		依赖-监督:患者需要语言监督或一个人旁观帮助,但不需要身体接触性帮助
4	独立	独立-水平的地面:患者能够在水平地面上独立步行,但在上下楼梯、斜坡或非水平地面需要帮助
5		独立:患者能够在各种地面上步行

注:没有考虑是否使用器械。

(2)Rivermead 移动指数:Rivermead 移动指数(表2-13)包含了从床上移动到跑步等一系列的移动功能,共有 15 个项目。每个项目均给予 0 分或 1 分,总分为0~15 分。

表 2-13　Rivermead 移动指数

问患者下列问题,并且观察患者。回答"是"给 1 分,回答"否"给 0 分。	8. 登梯 你可以独自越过 1 阶阶梯吗?
1. 床上翻身 你在没有帮助的情况下可以从仰卧位翻身至侧卧位吗?	9. 屋外步行(平地) 你可以在屋外附近的人行道上步行吗?
2. 由卧到坐 当你躺在床上时,可以起床并且坐到床边吗?	10. 屋内步行,不使用辅助性器械 在不使用弯脚器、夹板或辅助性器械,并且没有保护性帮助的情况下,你可以步行 10 米吗?
3. 坐位平衡 你在不扶任何东西的情况下,可以在床边坐 10 秒吗?	11. 从地板上拣东西 如果你有东西掉在地上,你可以步行 5 米,将东西拣起来,然后步行回来吗?
4. 由坐到站 你可以在少于 15 秒的时间内站起来并且保持站立位 15 秒(如果有必要可以使用手或辅助性器械)吗?	12. 屋外步行(不平坦的地面) 在没有帮助的情况下,你可以在不平坦的地面,如草地、沙砾地面、泥土、雪地、冰面等上步行吗?
5. 无支持站立位 在不使用任何辅助性器械的情况下,你能保持站立位 10 秒吗?	13. 洗澡 在没有保护的情况下,你可以进出浴室并且可以自己洗澡吗?
6. 转移 在没有任何帮助的情况下,你可以在床和椅子之间来回移动吗?	14. 上下 4 阶阶梯 在可以使用辅助性器械的情况下,你可以成功上下 4 阶没有扶手的阶梯吗?
7. 屋内步行,必要时可以使用辅助性器械 在没有一旁帮助(standby help)的情况下,如有必要可以使用辅助性器械,你可以步行 10 米吗?	

	15. 跑步 你可以在 4 秒内以没有跛行的步态跑 10 米吗(如果快跑,出现跛行是可以接受的)? ——

(3)限时的步行功能检查:有两种,一种是限定时间,测量最大的步行距离;另一种是限定距离,测量所需的最短时间。这两种方法实质上都测量了步行的速度和耐力。常采用的是 10 米步行测试,操作简单。

(王　强)

第二节　脑卒中偏瘫运动治疗的基本理论

一、Bobath 神经发育疗法

Bobath 神经发育疗法(Bobath neurodevelopmental treatment,NDT)是英国物理治疗师 Bobath 根据自己长期的临床经验创立。

NDT 的基本观点是:偏瘫患者的各种运动功能障碍,主要是因为低级中枢失去了大脑高级中枢控制,原始的反射失去抑制造成的。表现为异常张力、姿势控制障碍、运动协调障碍、异常的运动模式即痉挛模式。典型的偏瘫模式表现为上肢屈曲、内收、旋内,下肢伸直、外展、旋外。该理论认为只有抑制异常的运动模式,才有可能恢复正常的运动模式。因此治疗的重点在于改变患者的异常姿势和异常运动模式,确立减轻痉挛和诱导分离性运动模式作为功能训练的两个主要目标。

NDT技术的基本原则:①治疗应当避免增加患侧肌张力或导致患侧出现异常运动反应,如避免过度用力导致痉挛加重、异常姿势和异常运动模式加强,避免利用联合反应和共同运动来增加肌力等。②治疗应当强调以形成正常的姿势和运动模式为目的,选择对功能活动最具有意义的模式。③患侧躯体活动应该包含在所有的治疗活动中,重新建立两侧的对称性,增加功能使用;不强调利用健侧肢体的功能取代患侧肢体功能的训练活动。④治疗中强调患者的主动参与。

NDT技术的主要内容:①自动抑制(autoinhibition)。是指治疗师帮助患者控制共同运动或联合反应的一部分,防止出现共同运动和联合反应的模式,学习控制不必要的活动,以期永久地降低痉挛、获得分离运动和功能技巧。②对被动运动的正常反应。对被动运动的正常反应常常提示患者有能力独立随意地完成该项活动。③关键点控制(key point of control)。Bobath强调治疗师在具体治疗中不是逆转整个痉挛模式,而是通过改变异常模式中的几个关键点来达到改变整个异常模式的效果。近端的关键点是躯干,即脊柱、头、肩胛带、骨盆。远端关键点是肢体的一部分,如肘关节、膝关节、手和足。④反射性抑制模式。Bobath建议用反射性抑制模式减轻患者的痉挛状态,如Bobath手位,即患者双手十指交叉,患侧拇指在健侧拇指外侧。

二、Brunnstrom 运动疗法

美国康复治疗师 Brunnstrom 通过大量的临床观察后,综合了前人的研究结果,把偏瘫患者运动功能恢复分成了 7 个阶段(1~6 阶段为恢复过程,第 7 阶段为恢复正常,见表 2-6)。Brunnstrom 认为患者的恢复过程可能在任一阶段停止,但不会跨越任一阶段,但现在的临床实践已不再完全同意他的观点。Brunnstrom 运动疗法(Brunnstrom movement therapy)的中心就是促使患者尽快沿着运动功能恢复顺序达到正常运动功能。治疗早期通过姿势反射和联合反应诱发共同运动,其后训练患者对共同运动的主动控制,后期以促进分离运动、进行功能性活动为主导。

Brunnstrom 疗法的治疗原则:①治疗按运动发育顺序进行,从反射到随意运动控制,最后是功能活动;②当患侧肢体没有运动时,应用反射、联合反应和感觉刺激来影响运动,促进运动的出现;③如果患者的随意控制引起了某种程度的运动反应,则让患者保持(即等长收缩),然后进行离心性收缩,再向心性收缩;④在治疗过程中,只要出现主动动作,鼓励患者做屈曲和伸展交互的协调运动;⑤在患者获得随意运动后,应当尽可能地减少和尽快地停止促进技术的使用;Ⅲ级以上的患者不应当使用原始的反射了,包括联合反应;⑥强调用有目的性的活动来克服共同运动;⑦强调反复练习以获得正确运动的重要性。

三、Rood 感觉运动疗法

Rood 感觉运动疗法是由 Rood 创立的以神经发育学为理论基础的治疗方法,Rood 认为中枢神经损伤后运动功能恢复遵循运动发育的顺序,感觉刺激对运动的恢复有促进或抑制作用,治疗师可以应用各种感觉刺激促使运动功能康复。

Rood 感觉运动疗法(Rood sensorimotor approach)的基本前提是:运动模式从出生时所表现出的原始、低级的反射模式发展而来,环境中的各种感觉刺激促进了高级神经系统的发育,最后获得了大脑皮质水平有意识的控制,偏瘫患者的运动恢复也遵循这一神经生理学的基本原则。

Rood 治疗方法的四个理论原则是:①正确使用某种感觉刺激,强调控制感觉输入,诱发主动的、需要的肌肉反应;②感觉运动控制与其发育水平密切相关,临床治疗必须根据患者目前所处的发育水平,逐渐地达到更高级的水平;③通过有目的性的功能活动引出无意识希望出现的活动;④重复是运动再学习的必然过程。Rood 治疗方法由三部分组成,即应用运动控制的发育顺序,给予有目的的感觉刺激,达到有目的性的功能活动。

四、本体感神经肌肉促进技术

本体感神经肌肉促进技术(proprioceptive neuromuscular facilitation,PNF）是一种通过治疗性训练达到改善运动控制、肌力、协调和耐力，最终改善功能的方法。它是通过对角线和螺旋形的方式，运动肢体和 / 或脊柱，并利用各种技术组合这些运动，来刺激本体感觉器和其他感觉器官以获得最大的运动控制。

PNF 基本原则：①应更多地利用患者现有的能力，开发潜能来改善患者的功能。②治疗遵循正常的运动发育顺序，首先把注意力集中在头部和颈部运动的发展与促进，然后是躯干，最后是肢体（遵循由近端到远端的规律）。③早期的运动行为受反射活动所控制，成熟的运动行为通过姿势反射机制得到巩固和维持。④运动功能的恢复是一个以屈肌为主导和以伸肌为主导的交替过程，这种屈肌和伸肌运动之间的交互影响是功能性运动所必需的。在治疗中应当仔细观察患者的运动。如果屈肌张力占优势时，就应选择伸肌为主导的活动和刺激伸肌活动的技术，反之亦然。⑤目的导向性活动由来回运动组成。例如，患者吃饭时，不但要能够伸手去夹菜，还要能够把菜放到口中。⑥正常的运动模式依赖主动肌和拮抗肌之间的平衡与协作。⑦运动行为的发展表现为运动姿势总体模式的有次序发展，但并非完全按部就班。因此，所选用的总体模式应当是姿势反射的利用与整合。⑧运动能力的提高有赖于运动学习。⑨利用刺激的频率与动作的重复来促进运动学习，增加肌力与耐力。⑩目的导向性活动，结合促进技术，可促进步行和生活自理活动学习。

五、运动再学习技术

20 世纪 80 年代，澳大利亚物理治疗师 Janet H.Carr 和 Roberta B.Shepherd 为偏瘫患者创立了运动再学习技术（motor relearning program，MRP），强调偏瘫运动功能的恢复过程是运动重新再学习的过程，强调患者主动参与的重要性，强调训练中应用功能性活动和真实环境。MRP 将基本的日常生活活动归纳为七个部分：上肢功能、口腔颜面功能、坐位功能、站位功能、起立、坐下和行走。对于上述每一个功能的训练，都经过四个步骤：观察患者的功能活动，与正常的功能活动进行比较，分析患者的问题，找出妨碍患者进行该项功能活动的因素；针对妨碍因素进行训练；训练整体功能活动；将训练贯穿于患者的日常生活之中。

六、强制诱导运动治疗

强制诱导运动治疗（constraint-induced movement therapy，CIMT）是一套建立在大脑功能重组基础和可塑性基础上的康复新治疗技术，基于习得性失用理论（learned nonuse），通过强制性使用患侧肢体达到偏瘫肢体功能性活动恢复的技术。

七、主动 - 操作性肌电生物反馈疗法

主动 - 操作性肌电生物反馈（active-operative EMG-BF）是利用仪器实时地将人体活动时产生的肌电信号转

换成视觉或听觉信号,反馈到大脑皮质,使人能够及时了解神经系统对肌肉运动的控制情况,并将意向性运动输出与运动方案进行比较,对运动进行指导或改正,从而逐步学会对其进行随意控制与调节的方法。

八、运动想象疗法

运动想象(motor imagery,mental practice)是基于大脑功能可塑性理论及镜像神经元理论基础上的新的康复治疗方法,是指运动活动在大脑中反复地模拟、排练,而不伴有明显的身体活动。运动想象和身体训练相结合,可以促进运动的学习和改善活动能力。Maring 的研究提示运动想象还可以明显地促进新技巧的学习。近年来的研究发现,运动想象还可以改善脑卒中偏瘫患者的运动功能。

运动想象疗法必须与相应的康复性活动结合起来才能取得良好的效果;运动想象疗法需要患者的认知能力无明显障碍,患者不能伴有理解障碍。

(王 强)

第三节 弛缓性瘫痪期的康复

一、偏瘫后康复介入的时机

偏瘫后康复治疗开始的时间,目前尚无统一的说法,大多数学者认为,患者病情稳定 24~48 小时即可开展积极的康复治疗。美国学者 Pat Davies 提出:康复治疗应开始于发病之日,而不是待到康复中心之时。偏瘫患者可以在发病时采用良肢位或抗痉挛体位,并做偏瘫肢体的被动运动,随着其病情的改善,逐渐开展强化、主动的康复训练。

有学者认为,早期科学合理的康复治疗能提高中枢神经系统的可塑性,可以较好地挖掘损伤修复的潜力,促进末端突触再生。有研究称早期进行的外周刺激,恢复性突触比反应性突触增生更为明显。所以现在一般认为:早期开始康复训练将缩短整个康复过程,而卧床2周后再开始康复训练,失用综合征就会十分明显,将明显延缓患者运动功能的恢复进程。

二、良肢位摆放

在脑卒中患者患病早期,临床工作者可以通过利用或抑制某些基础的反射,注意患者在床上正确体位的摆放,来预防和减轻患者的肌张力增高和痉挛模式的发展。但要注意不能长时间摆放固定的体位,要每2小时内变换体位以防止压疮等并发症。

(一) 仰卧位

患者在仰卧位时应取上肢各关节伸展位和下肢各关节的屈曲位。将头向健侧侧屈,患侧肩后放一枕头,使患肩尽可能向前,将伸展的上肢沿身体旁边放在另一个枕头上,略高于躯干,将伸开的手放在枕头上,或前臂旋外靠在枕头外侧。一个枕头或沙袋放在患侧骨盆下抬起骨盆,防止骨盆后缩,髋关节处于旋内和旋外的中立位(图2-1)。

当患者下肢趋向伸直而缺乏屈肌张力时,若早期出现伸肌痉挛,需要在膝关节下用一个小的泡沫垫支撑,使其轻度屈曲。需用一块板放在足底保持踝背伸和外翻。由于仰卧位时紧张性颈反射和迷路反射的影响最强,骶尾部和外踝等骨突出部位受压过多,从而极易发生压疮,所以在临床上并不提倡患者保持长时间的仰卧位。

（二）健侧卧位

这是大多数患者和医务人员最容易接受的体位,头仍由枕头良好支撑以保证舒适。躯干的横轴要基本保持与床的水平面垂直,避免半仰卧或半俯卧,在胸前放枕头在胸前放置枕头,患侧上肢放枕上,使肩屈曲80°~100°为宜,其余各关节处于伸展位;患侧髋关节、膝关节微屈,踝关节于中间位,在两腿之间放置一个薄枕(图2-2)。由于健侧在下,该体位限制了健肢的活动,并不是一个理想的体位。

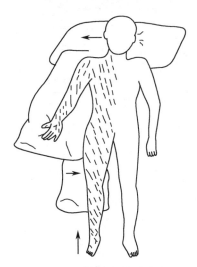

图2-1　偏瘫患者仰卧位

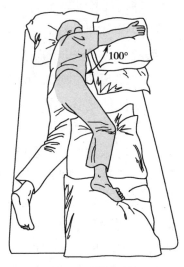

图2-2　健侧卧位

（三）患侧卧位

患侧卧位是最重要的体位,一些医务人员和多数患者由于担心患侧受压,早期多不愿意接受该体位,但实际上此体位对患侧是很好的感觉刺激。

摆放:头处于舒适的体位,躯干稍向后仰,腰背部放枕头支撑以确保患侧肩胛前伸,肩关节屈曲80°~100°,肘伸展、前臂旋外,从背部看肩胛内缘紧贴胸壁,患者无不适感。健侧上肢可放在身体上或后边的枕头上,如果健侧上肢放在前面,患侧不易保持肩胛前伸,患侧下肢可置于屈髋、屈膝和背伸、外翻踝的肢位,健侧下肢放在舒适体位(图2-3)。

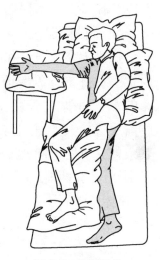

图2-3　患侧卧位

注意事项:床应放平,不主张抬高床头及半坐卧位,此体位受迷路反射的影响使下肢伸肌张力增高。患侧手内不应放任何物体,避免引起抓握反射使指屈肌痉挛。有些患者不能明确自己与周围物体的关系,所以最好使躯干长轴与床边平行,不应斜卧。床上卧位期间应从患侧多给予刺激,特别是有左侧忽略症时,如床头柜摆在患侧(左侧),所有的人员都从患侧接触患者(图2-4)。另外要强调变换体位,任何舒适的体位均不应超过2小时,以防发生压疮。

值得注意的是,床上的正确体位是在早期卧床期强调的问题,当患者能够离开床进行锻炼时,夜间睡眠时则不应强制患者于某一体位,而应以舒适、保证休息为主。

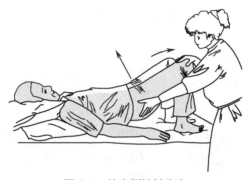

图2-4 从患侧接触患者

三、被动活动

卧床期的被动活动是早期治疗中不可缺少的部分。它可以帮助患者保持运动觉,保持肌肉和软组织弹性,从而保持关节活动度完整、预防关节粘连和挛缩的产生。做被动活动时,患者应于舒适体位,允许关节做最大的活动。多数情况下被动活动可在仰卧位下完成。一般先从近端关节开始,从近至远各个关节依次进行,操作者一手固定关节的近端,另一手活动同一关节的远端,而不能跨越数个关节握住肢体的末端。那样不容易控制关节的确切活动,并可能引起小的损伤。每一个关节均要全范围、全方位、平滑而有节律地进行活动。一般每天2~3次即可,有报道称偏瘫患者若做反复大量的被动活动可引起滑囊炎而致关节疼痛。

四、主动活动遵循的运动功能康复程序

一般偏瘫的康复遵循运动恢复的规律,从被动活动开始,增加感觉的输入,借助于各种神经促进技术,诱发主动活动的出现。异常的肌张力或痉挛是阻碍运动恢复的重要因素,因此早期的康复应尽可能避免痉挛或最大限度地减轻痉挛。运动功能康复的程序一般是由近端到远端,由卧位到坐位再到立位,始于共同运动,进展到分离运动,再向随意运动进展循序渐进。但由于偏瘫的康复是个体化的,因此每一例患者的具体康复方案要依据其康复评定的结果而定。

(一)上肢的训练

1. 肩胛的活动

(1)患者侧卧位,治疗师一手维持患者的上肢于肘伸展肩旋外位,另一手向上、向前移动患者的肩胛骨,但不要向后。

(2)患者仰卧位,治疗师保持患者的上肢于最大屈曲旋外位,然后让患者翻身至侧卧和仰卧,即患者用躯干的活动对抗上肢。当侧卧时,治疗师帮助患者向前移动其肩胛。

2. 肩肘的运动与控制

(1)上肢被动运动

1)患者仰卧位,双手 Bobath 手位,高举超过头部,然后放下,保持肘关节完全伸展,注意双手同等程度旋外。

2)患者仰卧位,双手 Bobath 手位,双手水平向前,然后屈曲肘关节,将双手放在胸前,患侧肘关节尽量向前使得腕关节伸展。

(2)肩的控制

1)患者仰卧位,治疗师将患侧上肢置于屈曲位,患者试着自己保持上肢于此位置,然后小范围移动肩,患者应只在其可控制的范围内移动上肢并反向移动。逐渐扩大运动范围,最后患者能够从体侧举起伸展的上肢。

2)患者在卧位、坐位和站位练习将上肢放下的控制能力,在全过程肘关节伸展,上肢旋外。侧方抬起的控制比前方容易,因为旋外更易保持。能够在放下的各个阶段控制,即能抬起上肢。三角肌的收缩可以通过下述动作易化:突然松开患侧上肢使其落下一点,然后再抬起。

3)另一个刺激主动伸展的技术叫作"拉-推"。握住患者的患侧手保持其腕和手指伸展位,从侧方抬起患侧上肢至水平位或更高,从患侧手处用力快速地拉然后推伸展的上肢。

(3)肘的控制

1)患者仰卧位,患侧上肢外展旋外位,交替练习肘关节屈伸分离运动。

2)患者仰卧位,治疗师将患侧上肢置于屈曲位,鼓励患者主动伸展肘关节,向上推治疗师的手,并进行小范围的肘关节屈曲伸展交替练习。

3)患者仰卧位或坐位,肩屈曲,肘伸展,上肢高于头,让患者手至脸、至对侧肩,再回到脸,然后举起。也可让患者触对侧耳,然后对侧肩和上肢,模仿洗澡时的动作。

4)患者患侧卧位,上肢伸展旋外,肩尽量向前,让患者屈肘,手至口部然后再伸直。这个动作要慢,而且在任一点可以控制。

(4)训练伸展的上肢坐位支撑:患者坐位,患侧手远离身体支撑体重,患者的手应放在侧面或偏后,手要平放,手指要伸展。让患者进行小范围的肘关节的选择性运动,即轻度屈曲与全伸展交替。

3. 上肢功能性活动

(1)坐位,患侧上肢置于桌上,尽量前伸,手指张开,用健侧手摩擦患侧上肢,控制联合反应,自我抑制屈肌痉挛。

(2)患侧上肢抬起,手掌置于头顶。练习交替的肘关节屈曲和伸展。手只是轻轻地放在头顶上,避免向下的压力。肘关节不能向前或向下。患者应像梳头时一样轻轻抚摸头发。

(3)上肢向前向上抬起,肘关节屈曲前臂旋外使得手触及口部。先练习空手,以后练习用勺子等用具。

(4)自动抑制:将患侧手置于桌上,尽量向前,手张开,手掌向下,健侧手进行功能活动,如进餐、写字、画画,控制联合反应。

(5)伸展的上肢负重,肩向前。

(6)患侧擦桌子,内收比外展容易。

(7)从健侧拿起物体放在患侧,躯干旋转。

(8)做第 7 项动作时用患侧上肢支撑身体。抑制联合反应。

(9)双侧运动：滚筒、滚球。

(10)用患侧手握住固定在桌上的棍子，保持肘关节伸直。这是健侧进餐、写字、画画时避免联合反应的很好的方法。

(11)患侧上肢伸展，用健侧手保持其在一定区域内。

(12)健侧上肢举重物时，患侧手保持在一定区域内，重物重量逐渐增加。

(13)健侧上肢举重物时，患侧手握住一个硬纸卷，上肢伸展。

(14)穿衣前先准备衣着，尤其是左侧偏瘫的患者。

（二）躯干训练

1. 体位变化

(1)仰卧翻至侧卧：仰卧屈膝位，双手 Bobath 手位，双侧肘关节伸展，双肩屈曲约 90°，健侧上肢带动患侧上肢左右活动带动翻身。

(2)健侧翻身起坐：Bobath 手位，向健侧翻身，健侧前臂支撑身体，双下肢放至床旁，治疗师帮助患者使其头向患侧屈曲，帮助患者使用患侧下肢下床。

(3)患侧翻身起坐：Bobath 手位，向患侧翻身，患侧前臂支撑，双下肢放至床旁，治疗师帮助患者使其头向健侧屈曲，帮助患者身体向健侧移动。

(4)坐位至卧位：治疗师握住患者的患侧手，使得患侧上肢处于肩关节屈曲约 90°、旋外、水平外展约 45°，肘关节伸展位，患者慢慢躺下时，用健侧上肢支撑身体，然后患者举起健侧下肢至床上,治疗师帮其从膝下抬起患腿。

2. 坐位平衡

(1)重心左右转移:患者无靠背坐位,患足在健足后,双侧平均负重,让患者双手交叉,进行重心的侧方转移和骨盆的旋转。治疗师可从腋下抬起患者的肩胛并使其上肢保持外展旋外位,肘关节伸展,腕关节伸展,如果可能指关节伸展,让患者向患侧移动,再回到中立位。

(2)重心前后转移:患者坐位,治疗师站在患者前面,患者用健侧上肢抱住治疗师的髋部,治疗师将患侧上肢固定于自己的髋部,让患者身体向前倾斜,患者背部必须保持伸展。

(三)下肢训练

1. 床上训练

(1)下肢伸展的控制:患者仰卧屈膝位,治疗师被动屈曲患者的下肢,直到所有的抵抗力消散后让患者慢慢地顺序地伸展下肢,一旦治疗师感觉到患者下肢的抵抗力,停下并让患者略屈膝,再重复伸展。

(2)踝关节主动背伸:患者的患侧踝关节被动背伸外翻,当背伸位阻力消散时,让患者轻轻跖屈。治疗师快速抚摸足趾的跖侧可刺激足趾背伸,可进一步加强踝关节背伸外翻。

(3)膝关节分离运动:患者仰卧位,下肢伸展,治疗师维持患足背伸外翻,让患者进行小范围的膝屈曲伸展交替运动。

(4)患肢从床旁抬至床上:患者仰卧位,患侧下肢屈膝放在床旁,治疗师保持患足背伸和外翻,让患者抬起下肢将足放于床上。

(5)仰卧伸髋位训练伸屈膝:患侧下肢放在床边,患髋伸展,治疗师维持患侧足于背伸位,让患者进行被动或主动的屈膝伸膝运动。

(6)仰卧屈膝位训练伸髋:健侧下肢伸展位,患侧膝屈曲,患侧足平放在床上,患者内收患侧下肢和向前旋转患侧骨盆,达到髋伸展和膝屈曲位。

(7)髋关节内收和外展的控制:患者仰卧屈膝位,进行患侧膝交替内收和外展,并准确地控制这些运动的范围。当患者能够控制时,再保持患侧下肢在中立位稳定,内收和外展健侧下肢。

髋关节内收外展训练可在双桥位、单桥位进行。注意患者的骨盆要保持水平。

2. 坐位训练

(1)下肢内收的训练:患者坐位,双膝并拢向健侧移动,治疗师可以帮助其向前旋转骨盆。治疗师也可以帮助患者抬起患侧下肢交叉至健侧之上。

(2)下肢屈曲伸展训练:患者坐位,治疗师屈曲患侧下肢直至完全屈曲没有阻力,让患者缓慢地放下患侧下肢,若此过程中出现明显阻力,可再重复屈曲,直至患足触及地面而无明显阻力。

(3)坐位向后移动患侧足:患者坐位,患侧足向后移动至椅子下,整个过程足不离开地面。

3. 坐位起立　患者坐位,保持头和躯干直立,双手Bobath手位,上肢伸展,双膝在中线处并拢,双足平行,嘱患者尽量向前倾,双眼平视前方,不要向下看。治疗师可以握住患侧手向前向上拉,也可用膝关节顶住患者的膝关节。从站位到坐位转换时,则动作顺序相反。可以练习起立和坐下的中间阶段。

4. 站立训练　患者坐在高床上,将患侧足放在地上,以健侧臀支撑为主斜坐在床边,健手支撑。患者练习伸膝动作。治疗师帮助患侧足位于背伸位。其后可以练习交替屈伸膝的分离运动。当患者感到安全时,让患者将健侧下肢放下,双足平行,开始双下肢均衡负重,然后练习重心转移,重点是向患侧移动。接下来练习双侧同时屈伸膝关节,随后练习双侧交替屈伸。

(四)步行的训练

1. 患侧负重　当患者独立站立安全时,向患侧移动重心,练习抬起健侧足跟的平衡。患侧下肢完全负重并感觉安全时,练习健侧向前和向后迈步。前后位站立平衡练习,健侧足在前,前后移动重心。整个练习过程中患侧膝关节放松避免过伸。

2. 健侧负重　练习健侧下肢完全负重时,放松患侧膝关节并内收靠近健侧膝关节。练习足趾着地时小范围交替屈伸膝关节。能够完成这一动作后要求患者向前迈步。在迈步之前先让患者放松膝关节轻轻地屈膝,同时骨盆降低,然后将屈曲的膝关节向前迈。

3. 迈步训练　患者双足前后位,健侧尽量向前,髋关节尽量前移至健侧足上,患侧足跟不离开地面。然后患者放松膝关节,屈膝向前,当足跟离地时,足趾应全幅度背伸。然后逆转整个动作,患者将足跟轻轻地放回地面,多次反复练习后患者可向前迈步。

4. 着地控制训练　当将患侧足在前方放下时,患者应学习控制患侧下肢慢慢放下。在患者迈步时治疗师要用手控制患侧足于背伸位,一旦治疗师感到患侧足跖屈而向下压,要求患者再次抬起一会儿,然后再慢慢放下,用以抑制伸肌痉挛。足着地后不负重,练习不负重时向前向后迈小步。患侧足可放在小滑车上练习向前、向后、向侧方移动。也可用体重计练习轻轻着地。练习步行时,先让患者足尖轻轻快速点地,立即抬足,然后再正常的着地负重。

5. 骨盆和肩胛的旋转　肩胛旋转使上肢可以摆动。骨盆旋转抑制下肢痉挛。旋转使得肩胛的下沉和骨盆的上抬减轻或消失。当患者足着地时向后旋转肩胛可以避免足内翻。

6. 前进后退交替　向后步行时患者屈曲膝关节而不必抬骨盆,所以向后步行可以促进向前步行。足尖在身后着地后要慢慢地放下足跟,然后再负重。

五、平衡训练

平衡训练是偏瘫患者早期康复的重要内容,卧床时间越长,平衡反应就越差,因此病情稳定后必须及早开始平衡训练。偏瘫后平衡训练主要是坐位平衡和立位平衡训练,部分患者也需要进行跪位的平衡训练。

(一)坐位平衡训练

1. 重心向患侧倾斜　做向两侧倾斜的活动可先让患者坐在床边进行。治疗师站在患者面前,一手扶托患者颈后部以增加患者的安全感;另一只手帮助患肢向患侧放直至肘关节支撑到治疗床上。治疗师通过自己放在颈后部的前臂向下加压,促进头的直立反应。

当体重通过患侧肘部时,嘱患者继续向患侧用力,此时可刺激肩周肌群的共同收缩,从而加强患侧肩关节的稳定性。在此体位下也可让患者练习耸肩以增加冈上肌的力量。冈上肌作为防止盂肱关节半脱位的主要作用肌,在早期就应该加强它的训练,若耸肩时有肩胛回缩,可再回到卧位练习上肢的前伸、上举,然后进行坐位下的体重转换,指导患者体重从肘部逐渐前移至手掌,继而使身体回到直立位。这一锻炼方法对那些由于中线结构障碍、身体总是倒向患侧者尤其重要。学会肘关节持重就比较容易学会重心向健侧转移。

2. 重心向健侧倾斜　与重心向患侧倾斜的方式相似,使健侧肘关节接触床,但当从健侧回到直立位时,要避免健侧肘关节支撑。治疗师应轻轻握住健侧手背慢慢抬起来避免健侧手向下推的力量使身体坐直,这样才能调动患侧的主动调节能力。随着能力的提高可让患者离开床,坐在凳子上做上述活动。

3. 不伴有上肢支撑的重心转移　治疗师坐在患者的患侧,一只手放在患侧腋下使患侧肩关节向上并拉长患侧躯干肌;另一只手放在健侧躯干侧屈肌上指示侧屈肌收缩,重复进行这一活动,治疗师逐渐减少帮助并鼓励患者主动保持这一体位。

重心向健侧转移时,避免用健手支撑,治疗师的一只手在患侧躯干侧屈肌上加压以刺激其收缩,另一只手向下压患侧肩促进患侧躯干缩短,重心向两侧转移时头部应始终保持直立。

治疗师应逐渐减少帮助,直到站在患者面前只指导上肢活动来引导运动方向。

4. 双腿交叉体重向两侧转移　坐位时双腿交叉使支撑面积进一步减小,在此体位下体重向两侧转移为以后的功能活动如穿、脱鞋袜打下基础。治疗师站在患者面前,用一侧上肢环绕患者肩后,另一只手放在对侧大转子处帮助该侧臀部从床上抬起来。

重复这一动作时,注意患者的头不要抵抗治疗师的上肢。这种体重转换需要向两侧进行,体重总是比较容易转向位于下方的下肢,即患侧下肢交叉在上时体重向健侧移。

上述能力提高后,可让患者坐到长凳上,通过"臀步"练习体重转换。

5. 刺激躯干和头部的自发性平衡反应　治疗师坐在患者面前的凳子上,患者的双足放在治疗师的腿上。治疗师用一只手慢慢将患者的双膝向一侧推,当重心完全移向该侧时,引发躯干和头的平衡反应,为了安全起见,治疗师的另一只手握住患者的健侧上肢,如果患者头和躯干不足以维持平衡,可利用此上肢的外展而不致跌倒。在患者能力提高后可以增加运动速度,并做突然改变方向的活动以引发自发的平衡反应。

6. 双手交叉向前够脚尖　在坐位平衡恢复到Ⅰ级以后,患者应该练习躯干较大范围的主动活动。患者坐在凳子上,双足平放在地上,治疗师引导患者躯干向前双手去摸他的脚尖。

运动的幅度要先小后大,开始时以患者躯干前倾后能回到直立位为宜,并且注意躯干前倾过程中足跟不能离地。

(二)站位平衡训练

站位平衡训练是偏瘫康复治疗中的最重要部分。每例患者都希望恢复行走能力,而站位平衡是正常行走的必要条件。

1. **正确完成起坐过程**　首次站立的患者往往是以重心偏向健侧的姿势起坐,并且体重不能充分前移。由于运动费力,在起坐过程中可加重患侧的痉挛,致使很难完成站立的动作。

从一开始就指导患者以正常的运动模式运动,会使日后的康复更容易更迅速。患者在凳子上坐稳,双足平放在地上,治疗师帮助其双手交叉向前伸够到面前的凳子。凳子所放的位置要使患者的手放在上面时肘关节能伸直,头向前超过足。

此活动练习的是重心前移而不是向下,当患者体重前移患侧足有了持重感后就可逐渐摆脱前面的凳子,把重心提高,向更高、更远的方向触及治疗师的手或其他目标。

经过反复练习,患足有了足够的持重感后,治疗师可将双手放到骨盆两侧向前向上推骨盆并同时鼓励患者站起来。

在起立过程中,髋关节的伸展一定要先于膝关节,这样可以避免膝过伸的产生。一旦产生了膝过伸,患侧持重就很难完成。保证患肢尽可能多地负重,保证双肩足够前移。坐下时上述过程逆转,即先嘱患者屈膝,然后使体重缓慢下落。动作起始时治疗师须帮助患者前移肩和膝。当患者坐下时治疗师帮助其保持患侧负重。患者的双手放在治疗师的胯部。治疗师不要太靠近患者以免影响患者肩关和膝的前移。

要避免坐下过程中患者用力屈髋而膝关节由于伸肌张力的影响不能屈曲,当重心后移后患者臀部突然"跌落"在座位上。

2. 骨盆前、后倾的练习　骨盆的灵活性是站位平衡能力的组成部分。患者站位,双足分开,治疗师坐在他面前的凳子上,用自己的双膝将患者双膝分开使其双腿略外展位。治疗师一手放在患者骶尾处。另一手放在下腹部。

在患者伸髋的同时刺激收腹。为了更多地强调患侧负重,能力好的患者可将健侧下肢抬起来做上述运动。

3. 患肢站立,健肢内收外展　当患者站立时,往往以健侧下肢承受大部分体重的形式站立,即使是治疗师强调体重向患侧移,患者也很难做到,尤其是那些下肢本体感觉障碍的患者,会很难理解体重的转移。因此当患者站稳后,将健侧下肢抬起来做相应的活动,就能较好地完成患侧下肢持重的练习。治疗师坐在患者面前,稍向患侧的一方,用自己的下肢保护患侧下肢,使其持重,然后治疗师一手协助患侧髋关节伸展,在患侧下肢持重的情况下,嘱其做健侧下肢内收和外展的动作。

4. 患肢站立,健肢前后迈步 患者站立位,用健侧下肢向前和向后迈步。迈步时不允许患侧髋关节屈曲,保持髋伸展,不允许患者骨盆侧移太多,保持患者双肩水平。

5. 患肢站立,健肢踏台阶 此方法适用于能力稍好的患者,其膝关节应该没有明显的过伸。治疗师站在患者身后靠患侧边,用一只手拇指用力压臀大肌刺激患侧髋伸展。

髋关节的伸展对矫正膝过伸也有帮助,当患侧下肢关节排列正确后治疗师嘱患者将健侧足迈向面前的台阶。注意在健侧下肢活动过程中患侧下肢要保持稳定,若在此过程中患侧膝关节过伸或足内翻,应重新回到前述的练习。根据患者的能力和逐渐增加患侧下肢持重的程度,台阶可放在前面、侧面、后面,台阶的高度也可在 5~20cm 的范围调整。

6. 站位下练习躯干屈曲和伸展 有些患者站立时身体后仰,不能保持直立,或躯干前倾位使体重不能充分通过下肢,此时可在站位下做躯干的屈伸练习。患者站在与大转子同高的治疗床或桌子前,治疗师位于患侧身后,一只手放在骶尾处,另一只放在胸前,嘱患者慢慢向下将前臂放到桌子上,稍停之后,将前臂抬离桌面将躯干挺直。

治疗师可用自己的手给予协助使躯干伸直,但不应允许患者用上肢支撑使自己直立。在躯干前屈过程中注意患侧足跟不要离开地面。

患者接近立位平衡Ⅱ级后,可以训练从前方、侧方和后方的桌上拿起物体,早期距所拾物体距离较近,不需要迈步,鼓励患者放松不要僵硬。平衡好转后,还可以从地上拾起物体。

这一阶段的练习是在为患者的步行训练做准备。

六、步行前训练和行走能力训练

行走是由连续的行走周期构成的,每一个行走周期都可分为摆动相、支撑相。摆动相是从足跟离地开始至同侧足跟着地结束;支撑相是对侧摆动过程中承受体重的一侧完成的活动。它从足跟着地开始经重心前移至足跟离地结束;双足支撑相为一侧摆动相刚结束,对侧摆动相即将开始的那一刻,占一个行走周期极短的时间。由于行走时支撑面积最小,并且重心是不断移动的,所以行走要求有复杂的平衡反应能力、下肢进行分离运动的能力、患肢足够的持重能力和体重于两下肢之间的转换能力。当经过站位平衡训练后,患肢的持重能力会得到改善。行走能力训练就是综合运用卧位、坐位、站位时已获得的能力进一步提高患者运动能力的过程。

1. **促进髋关节伸展和重心转移**　由于髋关节伸肌控制能力不够,患侧下肢支撑相时出现的典型代偿运动就是髋后突。治疗师站在患者身后,两手掌分别放在两侧臀大肌促进髋关节伸展,用对侧的手向患侧推使体重移向患侧下肢,此时若无膝过伸出现则可让健侧下肢向前迈一小步。

在患侧下肢开始摆动之前将重心移向健侧,患侧髋关节、膝关节放松,在足跟离地后治疗师帮助患侧足跟向内侧倾斜,即在摆动过程中髋关节要旋外。

当下肢屈曲向前摆动时治疗师要沿着股骨长轴方向向前向下压骨盆以防止提髋并帮助体重前移。如果髋关节在充分前伸的情况下完成站相则不会出现膝过伸或下肢的伸肌模式。然后重复上述顺序,以使下肢先完成摆动相,每一个行走周期都要缓慢而准确地练习,患者能力提高后,治疗师逐渐减少手法帮助,可用语言指导并可提高节奏。

2. **帮助躯干旋转促进行走** 有些患者由于肌张力增高的影响,在行走过程中躯干几乎没有旋转,而是侧弯向患侧,使患侧躯干肌进一步缩短,加重了提髋等下肢伸肌模式使行走既不美观又消耗体力。治疗师位于患者身后,双手放在患者双肩上,四指在肩关节前面,拇指在后面。患者行走时,治疗师及时并与迈步节奏一致地将患者迈步下肢对侧的肩向前推,即患侧下肢向前时,治疗师推健侧肩向前,使每一步都有躯干旋转的参与。通过这种方式行走既能增加协调性和行走的平衡能力,同时通过肩关节的前伸可促进对侧髋关节的前伸,以此克服伸肌张力模式。

3. **握住患侧手和患者一起行走** 治疗师握住患侧手,鼓励患者健侧下肢先向前摆动的同时治疗师帮助患侧手摆动向前。根据患者的能力,可在原地用健侧下肢先向前迈一步,同时治疗师帮助患侧手向前摆动或治疗师把患侧手向前摆动鼓励健侧下肢同时摆动,然后患侧手向后,健侧下肢同时向后。治疗师握住患侧手可以避免由于行走用力引起的上肢屈肌痉挛,同时增加其行走的协调性。

4. 帮助屈膝促进行走 为克服下肢的伸肌模式,每一行走周期中治疗师协助患侧下肢屈膝,当健侧下肢向前迈出一步后,治疗师将手放在腘窝处,用拇指刺激膝关节屈肌收缩。治疗师的手感觉到屈肌收缩后协助患侧下肢以屈膝的模式向前摆动,这样可以避免伸肌的过度活动,逐渐培养趋向正常的行走模式。

5. 固定胸椎引导躯干向前 许多患者刚开始行走时,重心不敢前移,躯干向后仰,使下肢向前摆动很困难,即使勉强迈出去重心仍不能跟上。治疗师站在患侧先协助其挺胸,一只手放在胸骨另一只放在胸椎处,然后再鼓励患者向前走,由于治疗师将胸椎固定在伸展位,可使重力线垂直向下利于下肢持重和体重前移。

6. 支撑相开始时刺激髋伸肌 有些患者腿向前摆动足跟着地时髋关节就出现后突,为了避免这种下肢伸肌模式的发生,治疗师要不失时机地刺激髋关节伸肌使其克服髋后突。治疗师位于患者的患侧,用一只手先将患侧上肢前伸至肩关节屈曲80°。另一只手放在患侧髋伸肌处,当患侧足着地时用手快速拍打臀大肌直到髋关节伸展为止。

7. 摆动相开始时刺激髋屈肌 当患侧足向前摆动时,由于髋关节屈肌不能及时被激活,患者试图提髋或髋关节外展以使下肢的直线距离缩短(足离地)达到向前摆动的目的。这样就形成了划圈步态或典型的偏瘫步态。治疗师站在患侧,一只手握住患侧上肢使其前伸至肩关节屈曲80°,在患侧下肢启动摆动相的那一刻用另一只手快速拍打髋关节屈肌直到足跟着地为止。

8. **向前步行**　摆动相髋关节旋内的患者往往同时伴有膝关节伸展、踝关节跖屈并内翻,分别进行逐一关节的矫正很困难。甚至有些患者在静态下可以控制单关节的活动,但当行走时仍然会进入共同运动模式,在这种情况下用一标示物引导患肢的活动会容易些。在地上贴一条胶带或用油漆划一条直线。

患者向前走,每一步都要用脚心横跨在直线上,这样髋关节以旋外的形式向前摆动打破了共同运动模式。治疗师可用手固定患者的胸部带动患者一起走,同时给患者一些安全感。

对躯干旋转不好的患者,治疗师可用双手扶在患者双肩上,根据下肢摆动,协助做相应的躯干旋转。

9. **抱球走**　为了纠正患者在行走过程中总是颈前屈头向下的不良姿势及眼睛不能直视前方的问题,对于下肢控制能力比较好且无本体感觉障碍的患者,可让他双手抱着一个大球向前走。

治疗师站在患侧后方,用手帮助患侧手扶在球上,在患侧足着地时注意观察患侧下肢的控制能力,抱球行走还可以促进患侧肩胛的前伸。

10. **向侧方步行**　向侧方步行需要的肌肉活动有助于改善步态模式,同时为了行走时的安全,不失去平衡,患者也必须获得向侧方迈步的能力,向健侧步行时,治疗师站在患侧,一只手扶住患侧骨盆,另一只手放在健侧肩部,患者向健侧迈一步时患侧下肢从健侧的前面跨过去,在动作过程中试着保持双足平行。然后健侧足再向侧面跨一步,如此持续侧行。

治疗师也可以一手放在健侧髋部,用上肢抵住患者的胸部,当患侧足横跨于健侧足前面时,可使过度活动的健侧躯干放松。

向患侧步行时治疗师紧贴患侧,一只手放在髂嵴上使患侧躯干延长,另一只手放在对侧骨盆使体重侧移至患侧下肢,健下肢从患侧下肢前面向患侧跨,仍要注意双足相互平行,并持续走一条直线。

为了防止膝过伸出现,在活动过程中治疗师要始终帮助髋关节充分后伸。随着患者能力的提高可逐渐减少帮助。

11. **向后步行**　向后步行即倒行可作为膝关节屈肌训练的一个方法,它的运动顺序是屈膝伸髋—足尖着地—足跟着地—患肢持重。

对于没有经过训练的患者往往是先提髋,然后再以伸肌共同运动模式带动患侧下肢向后退,那样膝关节屈肌没有参与此项活动,达不到训练的目的。治疗师坐在患侧能移动的矮凳上,一只手握住患侧足于踝背伸位,另一只手向下压骨盆,然后使膝关节屈曲,患侧下肢向后移一小步。

患者用健侧下肢支撑,体会该动作,当治疗师感觉此动作没有阻力时,要求患者在治疗师引导下向后迈一小步,注意动作过程中不能提髋。

在连续向后走时,为利于患侧下肢在伸髋的情况下持重,用健侧下肢支撑时应使健侧下肢向后移,有足够的位置躯干伸直后,再向后迈患侧下肢。

对于踝背伸能力较好者,不能忽视踝关节跖屈的训练,即在倒行的过程中不强调踝关节于背伸位,而是要跖屈位脚尖先着地,以此来增加患者踝关节的稳定性。

总之,行走能力训练要根据患者的情况从不同角度入手,对肌张力不太高者,先从摆动相开始可使关节活动度和肌力都有改善而不致引起膝过伸。

12. 助行器的使用 助行器根据支撑面积的不同可分为行走架、肘杖、三脚拐、四脚拐和手杖。他们的主要功能是代替患肢承受患者部分体重。它们对于平衡功能的帮助并不大,因此作为偏瘫患者使用助行器就应该相当慎重,因为用健侧手扶住助行器都将引起重心过多地偏向健侧,并加重患侧的回缩。有些患者甚至是身体斜着走,始终位于后边的患侧几乎不承重,导致身体对称性的进一步丧失。所以使用助行器的原则是:只有患者在不使用手杖能行走时才给他手杖。这样助行器就不会过多地影响患侧持重,只是从心理上给患者提供一些安全感。

(王 强)

第四节 痉挛期的康复

一、脑卒中偏瘫患者肌痉挛的特点

脑卒中偏瘫患者的患侧肌群多有不同程度的痉挛,因此患者的姿势和运动都是僵硬而刻板的。上肢表现为典型的屈肌模式,下肢表现为典型的伸肌模式。活动时表现为刻板的共同运动。

典型的痉挛模式如下(图 2-5)。

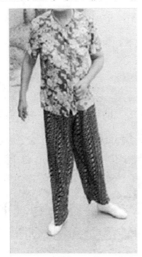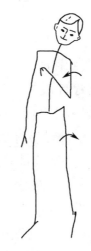

图 2-5 痉挛模式

1. **头部** 头部旋转,面朝健侧,向患侧屈曲。

2. **上肢** 肩胛回缩,肩带下降,肩关节内收、旋内,肘关节屈曲伴前臂旋外(某些病例前臂旋内),腕关节屈曲并向尺侧偏斜手指屈曲、内收。拇指屈曲内收。

3. **躯干** 向患侧侧屈且患侧躯干旋外。

4. **下肢** 患侧骨盆旋外、上提;髋关节伸展、内收、旋内;膝关节伸展;足及足趾屈曲、内收、内翻。

二、康复措施

(一) 预防性康复

1. 对患者进行预防性康复教育,采取抗痉挛体位,保持正常的关节活动度,以预防痉挛引起异常肢位和关节挛缩。

2. 去除加重痉挛的诱因,包括伤害性刺激,如尿路感染、压疮、深静脉血栓、疼痛、膀胱过充盈、骨折、异位骨化、内生足趾甲等。去除精神紧张因素(如焦虑、抑郁)。防止过度用力、疲劳等。

(二) 治疗性锻炼

1. **姿势控制** 通过姿势控制以调节全身的肌紧张。它是利用中枢神经破坏后变得活跃的各种姿势反射(紧张性反射)来抑制某些肌群肌张力增加,如各种抗痉挛姿势。其效果尚难确定。

2. **肌牵张** 持续的牵张兴奋腱器官,通过 I b 类传入纤维及 I b 类抑制性中间神经元抑制该肌肉的收缩(非交互的 I b 抑制),可降低肌张力。任何使痉挛肌受到持续牵张的活动或姿势均可使相应的肌张力降低。不过其效果短暂,有无累积效果尚难肯定。如坐位上肢采取 Bobath 伸展支撑姿势,可降低上肢屈肌肌张力,牵张跟腱可降低腓肠肌肌张力。牵张可采取主动运动、被动运动,特定姿势及器具(起立平台、支架、夹板等)。

Bobath 法抑制痉挛的训练常用技术如下。

(1)控制运动的关键点(key point,KP),对痉挛的部分采用反射抑制模式(reflex-inhibiting pattern,RIP)进行抑制。

(2)痉挛被控制后,让患者进行主动、小范围、不太用力的和不引起痉挛的关节运动。

(3)通过平衡、翻正或防护反应引出运动。

(4)肢体负重并在负重的肢体上取得平衡。

(5)控住和放置以训练对运动的控制。

(6)最后进行各种有意义的日常生活活动训练,逐步向正常运动过渡。

博巴斯技术(Bobath technique)的原则见表2-14。

表 2-14　Bobath 技术的原则

现象	表现	处理的具体方法
正常不应出现而病后出现的	异常的运动模式,如上肢的痉挛模式:内收、旋内、屈肘、前臂旋内、屈腕指、内收拇指;下肢的痉挛模式:外展、旋内、伸髋及膝、踝跖屈、上抬骨盆	RIP 上肢:外展、伸肘、前臂旋外、伸腕指 下肢:内收、旋内、屈髋及膝,背伸踝
	联合反应:如训练下肢屈曲时,同侧上肢出现痉挛和屈曲;健侧手用力时,患侧手屈曲、痉挛等	训练下肢时,用 Bobath 式握手,用健侧手将患侧手伸展;健侧手用力时,将患侧手固定不动等
	异常的姿势反射:常见的有不对称性紧张性颈反射,头转动时,颌向一侧肢体伸展,枕向对侧肢体屈曲;紧张性迷路反射(tonic labyrinthine reflex,TLR):仰卧位促进伸肌,俯卧位促进屈肌等	需伸肘时,头转向肘侧;需促进屈肌时,采用俯卧位;为避免影响伸肌或屈肌的张力,采用侧卧位等
正常应出现而病后减弱或消失的	正常的反应如平衡、伸展防护反应、翻正反应等的减弱和/或消失	在坐位、跪立位、站立位及在摇板或 Bobath 球上训练平衡、伸展防护和翻正等反应

续表

现象	表现	处理的具体方法
正常应出现而病后减弱或消失的	肌张力的减弱和／或消失	采用轻拍、压缩关节、牵张关节等触觉和本体感觉的刺激
	正常的各种运动	先抑制痉挛,然后小范围地、不用力地伸屈关节、在肢体上负重、平衡、进行定位放置和控住训练,成功后再进行日常生活活动训练

(三) 肌电生物反馈

有报道显示肌电生物反馈可减少休息时的痉挛肌活动,减少联合反应,抑制被动牵张时不需要的拮抗肌活动,改善步态及减少运动错误。但尚未发现阳性的运动转换,即生物反馈只能在应用时暂时改善功能能力,缺乏学习的效果,其不能使训练过的运动模式(运动)变得速度更快、幅度更大,也未能使其向不同的运动模式转换。

(四) 外周肌肉或神经电刺激

经皮神经电刺激(transcutaneous electrical nerve stimulation,TENS)的效果尚有争议,不少文献报道其可降低肌痉挛。对腓总神经的经皮电刺激可以减轻小腿三头肌痉挛,使踝关节的被动活动范围增大,也能改善主动活动。一次 TENS 的效果能维持数十分钟,甚至 24 小时。Alfieri 的研究显示电刺激对 85%~100% 的偏瘫患者有效,反复应用可获得持续的效果。但也有相反的结果,可能与刺激模式、应用的方法及痉挛的评价方法不同有关。有一些研究显示功能性电刺激疗法(functional electrical stimulation,FES)可降低偏瘫患者的肌痉挛程度(刺激痉挛肌的拮抗剂),抑制痉挛肌的同时收缩,改善运动控制。

(五)中枢性电刺激

脊髓电刺激可改变脊髓节段机制,改变突触前抑制、牵张反射与抑制痉挛状态和改变 H 反射。

(六)其他

中医针刺按摩、静态或动态夹板、连续管型石膏、支具和矫形器治疗对痉挛也会有一定帮助。

三、药物治疗

(一)全身抗痉挛药物治疗

1. **替扎尼定**(tizanidine)　替扎尼定是咪唑类衍生物,在脊髓或脊髓上水平(脑干网状结构运动系统)具有拮抗中枢 α_2 肾上腺素受体活性的作用,也可与咪唑类受体点位结合。它可抑制脊髓中间神经元突触前末梢兴奋性氨基酸(如谷氨酸和天冬氨酸)的释放,也可促进抑制性神经递质氨基己酸的活性,这些机制使皮质脊髓通路受抑制,抑制来自皮肤、肌肉的感觉信号的传入。在痉挛患者中,替扎尼定可剂量依赖性地降低牵张反射和多突触发射的活性。替扎尼定还可以增强人体 H 反射的抑制,以及降低异常的共同收缩运动。这些作用可改善痉挛患者的症状。

剂量:初始剂量 2~4mg,夜间单次给药,缓慢增量。一般 2~4 天增加 0.5~1 片(4mg/ 片),直到达到治疗目的且副作用最小时维持用药剂量。最大推荐剂量为 36mg/d（没有绝对最大剂量）。

替扎尼定的抗痉挛效果与巴氯芬相似甚至更好。尽管不能直接产生类似 γ- 氨基丁酸（γ-aminobotyric acid, GABA）的作用，但可提高对突触后受体的亲和性，强化突触前抑制，对大多数患者来说，只有在出现较强的镇静作用时才能达到缓解痉挛的目的，因此一般把它与巴氯芬联合应用，既解痉挛也减少镇静副作用，减少各自的药量。然而在替扎尼定、巴氯芬和安慰剂治疗组中，未发现步态或功能评估有差异。在治疗脑卒中或脑外伤致痉挛性偏瘫中，比较替扎尼定与地西泮的疗效，两者降低被动牵伸阻力方面效果相同。但替扎尼定耐受性更好，更易被患者接受。

副作用：嗜睡、低血压、口干、疲乏、眩晕、肌无力、幻视。肝功能不全、青光眼患者禁用，饮酒或使用抗凝药慎用。

2. **巴氯芬**（baclofen） 巴氯芬是突触前抑制的神经递质 GABA 的 β 型受体激动剂，可加强突触前抑制，是最常用的口服抗痉挛药物，但对脑卒中后轻、中度痉挛效果好，重度较差。

本药初始剂量不宜过大，一般为 5mg，每日 2~3 次，每 3 天或 5~7 天增加 5mg，直至出现理想效果后维持。加药间距及药量一般根据患者对药物的耐受和疗效而灵活掌握。推荐最大剂量为 80mg/d，但也有文献报道最大剂量用至 150mg/d，甚至 300mg/d 仍是安全的。服药后 3~7 天起效，2~4 周到高峰。停药应逐渐减量，以防副作用出现。常见副作用有日间镇静、疲劳、无力、恶心、头晕、感觉异常、癫痫发作阈值下降、突然停药出现幻觉、弛张热合并白细胞减少等。

应用时注意事项有①禁忌证：对巴氯芬过敏，2岁以下儿童，帕金森病，终末期肾衰竭；②慎用：合并消化道溃疡、癫痫、精神病、延髓麻痹、呼吸与肝肾功能障碍等疾病；③避免与其他中枢神经抑制剂如乙醇等同服，老年人应减量；④三环类抗抑郁药可增强巴氯芬作用，使肌张力过低；⑤可增强抗高血压药物作用，需要合并用药时应调整抗高血压药物剂量；⑥过量可致中毒症状，如头晕、呼吸抑制甚至昏迷，可予洗胃、活性炭吸附、透析、水杨酸毒扁豆碱静脉注射。

3. 丹曲林（dantrolene）　丹曲林是唯一作用于末梢（肌纤维）水平的抗痉挛药物。通过部分抑制骨骼肌兴奋收缩偶联使钙离子从肌浆网释放，减弱肌肉收缩力。新的研究显示其分子学机制是作用于 ryanodine 受体（雷诺丁受体，骨骼肌肌浆网上主要的钙离子释放通道）后直接或间接抑制 ryanodine 受体，从而降低细胞内钙离子浓度。其对控制阵挛、肌抽搐，减弱深部腱反射及被动运动阻力有效，但对日常生活活动（activities of daily living，ADL）及步行功能的改善尚无一致的结论。

开始用量为 25mg，每日 2 次，如有必要每 5~7 天增加 25~50mg，成人最大剂量为 200~400mg/d。常见副作用有无力、嗜睡、头晕、感觉异常、恶心、腹泻及肝功能损害等。

丹曲林虽是治疗脑卒中后痉挛的常用药物，但绝非理想药物,无力为其主要的问题,且老年人副作用发生的概率较高,尤其是妇女,主要是认知及心血管方面,故而其应用受到限制。

4. **盐酸乙哌立松**(eperisone hydrochloride)　服用该药 20 分钟后,人体肌梭传入神经纤维的活性即被阻滞,同时可以阻断 γ 运动神经元发出的神经冲动,这种作用对人类具有选择性,不直接作用于肌梭;相应的,盐酸乙哌立松也可通过作用于 γ 运动神经元降低肌梭的敏感性,从而达到骨骼肌松弛作用。另外,据报道盐酸乙哌立松具有促进随意运动的作用,如四肢的伸展和屈曲,但不会降低肌力。

除此之外,盐酸乙哌立松具有类 Ca^{2+} 拮抗剂和阻滞肌肉交感神经的作用,直接作用于血管平滑肌,舒张血管、增加血流;还抑制感觉反射,具有止痛的作用。通过上述三个独特的作用阻断肌肉痉挛的恶性循环,改善肌痉挛状态。

通常起始量为成人 25mg/ 次,每日 3 次,饭后口服。3 天后达常规用量 50mg/ 次,每日 3 次。可视年龄、症状控制情况酌情增减,最大剂量不超过 400mg/d。

不良反应主要为困倦、头痛、失眠、恶心、呕吐、食欲减退、腹痛、腹泻、皮疹等,偶有休克现象。因此有药物过敏史、肝功能障碍的患者慎重用药;老年人应适当减量;哺乳期妇女应避免用药,不得已用药时,应停止哺乳。

(二) 神经化学阻滞剂的应用

1. **局部麻醉药物**　疗效短暂,主要用于诊断和试验性治疗。

局部麻醉药的化学结构与局部麻醉作用有密切的关系。局部麻醉药分为酯类和酰胺类两大类。自从发现利多卡因作用快、弥散广、性质稳定等优点后，近年来都偏重于寻找新的酰胺类局部麻醉药。常用的酯类局部麻醉药有普鲁卡因、丁卡因、苯佐卡因、氯普鲁卡因、可卡因等，属于酰胺类的有利多卡因、布比卡因（丁哌卡因）、甲哌卡因、依替卡因、丙胺卡因、地布卡因（辛可卡因）。

2. **化学神经破坏剂**

（1）酚：经皮注射苯酚治疗肌痉挛于 1959 年首次由 Kelley 等提出，苯酚是一种神经崩解剂，贴近周围神经注射后能减少传递至肌肉的神经冲动，从而减轻痉挛。其疗效可持续数月至数年。部分患者需再次阻滞，其副作用包括感觉丧失或迟钝及无力。在鞘内注射时可引起二便失禁、脑脊髓膜炎等。

痉挛肌的拮抗肌的功能训练应在阻滞后立刻开始，每周 3 次，训练连续 4 周后重新评价。训练时可同时对拮抗肌群进行功能性电刺激。电刺激可以增强肌肉力量，并减轻肌肉疲劳。

运动点阻滞有时可出现注射后无效。如发生这种情况，可在几天后重新实施阻滞，一般会达到预期效果

（2）酒精（无水乙醇）：酒精可引起神经持久的损伤，且难以恢复。用于已丧失功能且因痉挛严重而影响护理及清洁者。

3. **神经毒素类**　神经毒素类药物主要限于局限性

痉挛的治疗,目前临床上应用较多的是肉毒毒素(botulinum toxin,BTX)。它是肉毒梭菌在生长繁殖中产生的一种外毒素,属于高分子蛋白的神经毒素,能引起死亡率很高的人和动物中毒。根据肉毒毒素抗原不同,将其分为 A、B、C、D、E、F、G 7 个型,C 型尚分为 C1 和 C2 两个亚型。A 型肉毒毒素研究的最多,也较清楚,20 世纪 70 年代末已被开发并逐渐适用于临床,治疗某些神经肌肉疾病。

(1)肉毒毒素作用机制:作用于周围运动神经末梢,神经肌肉接头即突触处,抑制突触前膜对神经介质 - 乙酰胆碱的释放,引起肌肉松弛性麻痹,即化学去神经作用。

(2)副作用

1)对患者一般状态的影响:全身无力、肌肉酸胀、发热;长期注射一块肌肉,可出现肌萎缩,但也可恢复;胆石症、疼痛;进食无力等。

2)自身抗体形成:在长期使用的患者中抗体的产生率为 3%~22%,剂量越多,抗体产生越大;注射频率越高,抗体产生越多。使用最低有效剂量和坚持不少于 3 个月的注射周期可减少这种抗体的产生。

(3)安全性:BTX 在人类的半数致死量(SD_{50})约为 3 000U。要达到致死剂量是不大可能的,但在半数致死量以下的剂量仍有可能发生明显不良反应。在注射前存在吞咽障碍的患者或者有吞咽风险的患者应使用保守剂量。儿童的剂量受体重的限制,按体重调整。

A 型肉毒毒素(BTXA)的安全性与剂量范围:BTXA

的安全性很好。许多研究仅发现极轻微的副作用,如一过性皮疹、注射部位疼痛。也有提及感冒样症状。还有一研究提到了 BTXA 注射后膀胱的不稳定性。已报道的最严重的副作用是由于 BTXA 过量导致的肌无力。BTXA 的效果持续约 3~6 个月。在注射后 2~3 天才能表现出明显效果。峰值效果出现在注射后 2~6 周。

(4)禁忌证:下列情况应禁用多点局部注射:①妊娠;②注射部位感染;③有过敏反应或哮喘史及对本品过敏;④严重肝、肾功能不全;⑤1 周内使用某些加重神经肌肉接头传递障碍的药物,如奎宁、氨基糖苷类抗生素、吗啡等;⑥神经肌肉接头传递障碍性疾病,如重症肌无力;⑦注射肌群挛缩严重;⑧不能配合治疗。

(5)注射方法:徒手注射、各种肌肉定位注射方法(肌电图、电刺激器、超声)(请参考其他书籍)。

(三)抗痉挛药物鞘内给药

鞘内注射的设备最初是供难治性癌痛患者注入吗啡或可乐定之用。这种新型方法越来越多地应用于口服抗痉挛药物无法取得满意效果的患者。现在鞘内给予抗痉挛药物的方法也可适用于巴氯芬、咪达唑仑、可乐定和吗啡。

四、手术治疗

非手术治疗无效的严重痉挛患者可考虑外科手术治疗,手术治疗包括脑刺激器植入、选择性背根切断术、Bischof 脊髓切断术、脊髓切开术、矫形外科手术等。在偏瘫患者应用较多的是尖足内翻畸形的矫治。单纯的痉挛引起尖足内翻多采用局部药物阻滞或佩戴短下肢支具。对合并明显挛缩,且难以配用短下肢支具而影响步行能力者,可采用跟腱延长术和肌腱移行术等,可明显改善患者的步行能力。由于各肌群的肌张力在较长时期内可能调整变化,故手术应在发病 1~2 年后进行。手术后可出现踝关节不稳定、矫治不完全及再发等,术前对有关肌肉进行详细的检查分析,选择适当的术式非常重要。

（王 强）

第五节 手功能训练

脑卒中后偏瘫患者的手功能损害是其生活活动受限的主要原因之一。文献报道约 55%~75% 偏瘫患者个人生活自理能力下降与其上肢远端(包括腕关节和指关节)功能受限有关。脑卒中患者上肢功能恢复是一个难点,尤其是手功能的训练及功能恢复则更难。

一、手功能预后预测

1. 根据偏瘫侧手指能在关节活动度(range of motion,ROM)内完成协调性屈伸的时间预测手功能恢复程度。

(1)发病当天就能完成,可以恢复为实用手。

(2)发病后 1 个月内完成,多数恢复为实用手,少数为辅助手。

(3)发病后 1~3 个月内完成,少数恢复为辅助手,多数为失用手。

(4)发病后 3 个月仍不能完成,多为失用手。

2. 根据发病时上肢 Brunnstrom 分级预测 6 个月后上肢功能。如发病时上肢能达 Ⅴ～Ⅵ级,6 个月后完全恢复的机会为 93.75%~100%;如仅为Ⅲ级,完全恢复的机会仅为 54.85%。

3. 病程为 4 个月内根据 Brunnstrom 分级预测手功能。

(1) 公式 1 :N/(3+3m/4) ≥ 1,式中 N 为 Brunnstrom 分级;m 为发病后的月数(0.5<m<4)。由此公式可以推测,4 个月内如不能恢复到Ⅳ级,则不可能恢复为实用手。

(2) 公式 2 :N/(1+3m/4),式中 N 为 Brunnstrom 分级;1<m<4。由此公式可以推测,4 个月内如不能恢复到Ⅳ级,则可推断为失用手。

二、手功能的评定

(一)偏瘫上肢功能检查方法及评分标准

包括上肢粗大运动(A)、抓握(G)、圆筒木柱插板(P)及钉子、垫圈插板(PP)。

1. **上肢粗大运动**　受检者取椅子或轮椅坐位,先由主检者示教,为便于理解可先检查非瘫痪侧。共 4 个动作:①上肢前屈;②上肢外展;③手掌碰枕后;④手掌碰后背。①②两个动作测试时后背不能靠在任何物体上,肘关节伸直,腕部抬起。评分标准:0 分,无活动;1 分,肩关节屈曲、外展 <45°;2 分,屈曲、外展 45°~90°;3 分,屈曲、外展 91°~135°;4 分,屈曲、外展 >135°。③④动作测试时,患者尽量取端坐位,手掌碰到要求的部位。评分标准:0 分,无活动;1 分,动作小;2 分,手触及面、头部或臀部;3 分,手指触及枕部或脊柱。

2. **抓握和圆筒木柱插板** 抓握共有 4 个测试动作:①握皮球;②抓起皮球;③抓起铅笔;④抓起毛线针。评分标准分能与不能。圆筒木柱插板是让受试者将放在木板上的 5 个木制圆筒放入洞穴里,并记录所需时间。开始时,受试者将手掌放在木板上,完成课题后手掌放回原地,左右手相互交替各 3 次,取 3 次平均值进行评分。评分标准:0 分,不能完成;1 分,完成时间 30 秒;2 分,完成时间 15~30 秒;3 分,完成时间 8~14 秒;4 分,完成时间 <8 秒。

3. **钉子、垫圈插板** 是将金属小钉子插入插板上的洞里,以评定对装配、包装和机械操作等手工操作的适应性和技巧性。测试 30 秒内插入的个数,左右手交换 3 次,取平均数进行评分。

偏瘫手功能评分(manual function score,MFS)计算公式为:MFS=(0.5A+G+0.5P+0.1PP)×100/16,最高得分为 100 分。

(二)偏瘫手的功能评定

1. 评定内容

(1)用健侧手拿剪刀剪信封时,患侧手能帮助固定信封。

(2)用患侧手悬空拿着钱包,用健侧手拿出硬币。包括拉开、合上拉锁。

(3)用患侧手打伞,要持续 10 秒以上垂直支撑。

(4)用患侧手拿着没有经过特别加工的指甲刀（10cm）剪健侧指甲。

(5)用患侧手扣健侧袖口的扣子。

2. **评定标准**（表 2-15）

表 2-15　评定标准

级别	定义	表现
0	失用手	5 个动作均不能完成
1	辅助手 C	5 个动作只能完成 1 个
2	辅助手 B	5 个动作只能完成 2 个
3	辅助手 A	5 个动作只能完成 3 个
4	实用手 B	5 个动作只能完成 4 个
5	实用手 A	5 个动作均能完成

三、手功能主动性康复训练

手功能主动性康复训练按照上肢肩、肘所应具有的基本动作和手的实用性动作能力的实施，包括以下三个主要方面。

1. 急性期腕关节背伸夹板的使用。

2. 上肢运动功能训练。

3. 手的粗大运动和精细活动训练。

（一）肩、肘的训练

1. 卧位下，当患者处于弛缓性瘫痪期时，为了使患者上肢产生能维持姿势的肌张力，治疗师将患者臂置于所要求的位置并给予支持，使肘伸直。同时佩戴腕关节背伸训练夹板，预防屈曲挛缩。

2. 当患者能够自己将上举伸直的上肢保持 2 秒时，开始训练屈伸肘部，使手掌触及和离开前额（治疗师可帮助前臂旋外）。

3. 当患者能在卧位下进行上肢上举外展 180° 时，保持肘关节伸直，进行坐位训练。坐位下，上肢伸直前屈 90° 推体操棒，维持 10 分钟后，做肩关节外展、内收，肘关节伸直、屈曲运动。

（二）手的训练

1. 卧位下，将患者肩、肘置于床上，诱发前臂旋外、腕关节背伸、拇指和示指的对指运动及手指的集团伸展。

2. 坐位，坐在桌旁，前臂置于桌上，进行伸腕训练。坐位，肘置身边，前臂旋内和旋外。

3. 从桌上拿起一个塑料杯，并把它放在身体另一侧的桌上。用拇指与每一个手指对指，≥ 20 次 /min。用梳子梳头后部的头发。持握加粗的勺子放入口中。

四、偏瘫患者肩痛的预防和治疗

脑卒中后肩关节疼痛常成为妨碍上肢功能训练的重要因素，进而延迟患者远端功能的恢复，甚至由此带来新的功能性残疾。早期预防和及时治疗肩痛也是手功能训练的重要一环。请见第十二章"脑卒中常见并发症及康复"章节详述。

五、手功能的作业疗法

（一）作业疗法处方

1. **治疗目标与项目**　应根据患者的性别、年龄、职业、兴趣及诊断和评定情况,以及所确定的训练目标选定作业疗法训练项目和重点,如若患者的训练目标为改善手的精细功能,可选择插杆训练、编织活动等。

2. 治疗强度　不同的作业疗法项目强度不同,制订处方时需具体规定,并根据训练情况随时调整。

3. 治疗时间和频度　主要根据患者具体情况和循序渐进的原则进行安排,如每次 30~40 分钟,每日 1 次,每周 5 次。

4. 注意事项　进行作业疗法时应注意患者的主动参与;选择治疗内容要遵循因人而异、因地制宜的原则;训练时医务人员或家人的监护和指导很重要,还要注意根据评定结果及时修订治疗处方,最后需强调的是作业疗法应与物理治疗、心理治疗、言语治疗、康复工程等密切结合,方能达到最佳疗效。

(二) 作业活动训练

1. 粗大运动训练

(1)拉锯圆木:根据患者躯干功能情况选择拉锯活动的姿势,按照上肢的抗阻能力选择木料的硬度和木锯的大小、锯齿的粗细。通常情况下,使用平板锯较安全,患者易控制。

(2)投掷飞镖:在木制的圆盘上贴上尼龙搭扣阳面,并画有趣味图案和得分标志,将其挂在墙上作为靶,其头顶部贴有尼龙搭扣阴面,以保证飞镖击中靶面后与其贴牢,击中靶面者记上得分数。这种活动能使上肢各关节均参与运动,有利于关节活动度和肌力的改善,并对协调、控制能力有所帮助。

(3)抓握套筒：应用上肢训练器，此装置是在一块长50cm,宽14cm木板上固定4根垂直的圆棒，另配有白、黑两色塑料套筒各10枚。为增加训练难度，嘱患者每次取出套筒时做上肢上举运动；必要时在手腕加一沙袋。这种训练对脑卒中患者非常重要，也适用于臂丛神经损伤和脑瘫患儿的抓握-放松训练。

2. 精细与协调运动训练

(1)插杆游戏：插杆训练器具的种类很多，应根据训练手指的精细运动程度来选择，以下跳棋的方式进行。在进行此项活动中，反复的抽插动作可提高手的抓、捏能力，而要求患者准确、熟练地将插杆插入孔中则有助于手的灵巧性的改善。为提高患者的协调能力，可让患者用镊子夹持插杆进行此项作业活动。

(2)编织绳索：通过缠绕、抽索、排列、打结、穿珠等动作，可使患者手指小关节运动功能得以改善，尤其是侧捏、对指捏、三指捏等功能，此外，还可改善触觉功能和协调性。

(3)迷宫训练：此项作业活动可训练上肢的细微控制能力，增强眼-手及整个上肢的协调功能。

(三)感觉功能训练

1. 感觉再学习　改善感觉功能的方法选择取决于对于患者病情的诊断和功能评定。患者由于丧失或减弱的痛、温、触觉，缺乏对于自身受到伤害的保护性反应，这时需要对患者和/或家人进行代偿方法的训练和指导，以避免患者因感觉功能的缺失而受伤，称之为感觉再学习。

举例:①捏橡皮泥。每次捏橡皮泥练习时可选择几个题材,逐渐增加造型难度和橡皮泥的硬度。该项活动有助于触觉功能的恢复。②手插砂泥。准备一盆洗净、无杂质的粗沙用于手训练。为增加兴趣,可在砂泥深处埋藏若干玻璃珠或其他小物件,限制一定时间让患者全部摸索出来。在活动中,使患者感觉到触觉刺激,也训练了实体辨别觉。③抛掷球袋。用黄豆、绿豆或玉米粒制成150g重豆袋,这种豆袋轻而光滑,适用于对手的触觉刺激而不伤及手指。训练时可单人训练也可多人一起训练。此项活动可坐在轮椅、椅子上进行,也可与站立平衡训练相结合。

2. **脱敏**　脱敏治疗用于身体某些部位对正常范围内的刺激出现感觉异常过敏或存在不舒服感觉时,旨在减轻过敏部位的不舒适感。通常的脱敏治疗,将物体在皮肤过敏部位进行不同的感觉刺激,物体的质地由柔滑逐步过渡到粗糙。

治疗初期,使用衬垫或夹板等包裹过敏部位,以降低不舒适感。在感觉改善以后逐渐去掉衬垫或夹板等。

训练时对感觉刺激划分不同等级进行脱敏。Hardy等(1982)报道了五阶段分级法。

第一阶段:音叉、石蜡油,按摩。

第二阶段:用振动器进行深部按摩、橡皮擦挤压。

第三阶段:电动按摩、对物体进行质感鉴别。

第四阶段:电动按摩、物体鉴别。

第五阶段:日常活动和工作训练。

3. 对于感觉减弱或缺失的一些代偿方法

(1)定时变换体位。

(2)使用坐垫和鞋垫。

(3)对身体骨突部位进行保护。

(4)包裹具有锐利部位的物体：提箱手柄、抽屉手把、钥匙等。

(5)加倍小心容易引起烫伤或冻伤的物品：使用隔热水杯手柄、使用非金属日常用品等。

(6)冬天穿戴手套。

(7)禁忌将皮肤与物体摩擦。

(8)防止水疱、割伤、瘀青等，如已发生，防止伤口感染，勿对损伤部位过度加压、使用等。

(9)使用其他感觉措施代偿感觉减弱或缺失，如视觉、听觉等。

（王 强）

参 考 文 献

[1] 王茂斌，O'YOUNG B J，WARD C D. 神经康复学 [M]. 北京：人民卫生出版社，2009.

[2] 王茂斌. 脑卒中的康复医疗 [M]. 北京：中国科学技术出版社，2006.

[3] JOHNSTON M V, WILKERSON D L, MANEY M. Evaluation of the quality and outcomes of medical rehabilitation programs [M]//DELISA J A, BRUCE M G, ed. Rehabilitation medicine: principles and practice, 2nd edition. Philadelphia: JB. Lippincott Company, 1993: 240-268.

[4] MILTNER W H R, BAUDER H, SOMMER M, et al. Effects of constraint-induced movement therapy on chronic stroke patients: a replication [J]. Stroke, 1999, 30 (3): 586-592.

[5] KUNKEL A, KOPP B, MULLER G, et al. Constraint-induced movement therapy: a powerful new technique to induce motor recovery in chronic

stroke patients [J]. Arch Phys Med Rehabil, 1999, 80: 624-8628.

[6] MORRIS D, CRAGO J, DELUCA S, et al. Constraint-induced (CI) movement therapy for motor recovery after stroke [J]. Neurorehab, 1997, 9: 29-43.

[7] COVINSKY K E, PALMER R M, FORTINSKY R H, et al. Loss of independence in activities of daily living in older adults hospitalized with medical illnesses: increased vulnerability with age [J]. J Am Geriatr Soc, 2003, 51 (4): 451-458.

[8] CUMMING R G, THOMAS M, SZONYI G, et al. Home visits by an occupational therapist for assessment and modification of environmental hazards: a randomized trial of falls prevention [J]. J Am Geriatr Soc, 1999, 47 (12): 1397-1402.

[9] BANFORD M, KRATZ M, BROWN R, et al. Stroke survivor caregiver education: methods and effectiveness [J]. Phys Occup Ther Geriatr, 2001, 19: 37-51.

第三章

感觉障碍的康复

第一节　概　述

一、感觉的定义

1. **感觉**（sensation）　是人脑对直接作用于感觉感受器（sensory receptors）的客观事物个别属性的反映，个别属性有大小、形状、颜色、坚实度、温度、味道、气味、声音等。

2. **知觉**（perception）　是人脑对直接作用于它的客观事物各个部分和属性的整体反映。知觉是一种基本的心理过程，它比感觉要复杂，并常常和感觉交织在一起。

知觉障碍（失认、失用等）的康复将在其他章节阐述。本章将简要介绍疼痛的康复。

二、感觉的分类

1. **一般感觉**　包含浅感觉、深感觉和复合感觉。浅感觉包括触觉、痛觉、温度觉、压觉，是皮肤和黏膜的感觉；深感觉又称本体感觉，包括关节觉（位置觉、运动觉)、振动觉、深部触觉,是刺激肌腱、肌肉、骨膜和关节的本体感受器(肌梭、腱梭)产生的感觉;复合感觉有实体觉、两点辨别觉、定位觉、图形觉、重量觉等,是大脑综合分析和判断的结果,也称为皮质感觉。

2. **特殊感觉**　包括视觉、听觉、嗅觉、味觉等。

3. **疼痛**　疼痛是躯体感觉、情绪、认知及其他因素相关的一种主观感受,部分具有感觉的主观属性。

三、感觉感受器

(一) 机械感受器

1. **皮肤感觉感受器**(cutaneous sensory receptors)

(1)游离神经末梢(free nerve endings):感受痛、温、触、压、痒等。

(2)毛囊末梢(hair follicle endings):感受触觉和机械运动。

2. **深感觉感受器**(deep sensory receptors)

(1)肌梭(muscle spindle):感受位置和运动感。

(2)高尔基腱器(Golgi tendon organ):感受肌极度牵张时防止肌损伤。

(二) 温度感受器(thermoreceptor)

1. **冷觉**　冷觉感受器。

2. **温觉**　温觉感受器。

(三) 伤害性感受器(nociceptor)

痛觉:游离神经末梢。

(四) 电磁感受器(electromagnetic receptors)

1. **视觉**(vision)　杆状细胞(rods)和锥状细胞(cones)。

2. **听觉**　毛细胞。

（五）化学感受器（chemoreceptor）

1. **味觉**　味觉感受器。

2. **嗅觉**　在嗅上皮中的嗅觉感受器。

四、感觉传导途径

躯干和四肢皮肤的感受器将粗触觉和压觉沿着周围神经传入脊髓，在脊髓层面换元，交叉到对侧前部，组成脊髓丘脑前束上行到丘脑，再换元到达大脑中央后回和旁中央小叶。感受器将痛觉、温度觉沿着周围神经传入脊髓，在脊髓层面换元，交叉到对侧侧方，组成脊髓丘脑侧束上行到丘脑，再换元到达大脑中央后回和旁中央小叶。肌肉、肌腱和关节的本体感觉、精细触觉感受器将本体觉和精细触觉沿着脊髓后索传到延髓薄束核和楔束核，经过内侧丘系等到达丘脑，最后由丘脑上传到大脑中央后回和旁中央小叶。

五、感觉障碍的临床表现

（一）破坏性症状

感觉缺失：指清醒状态下对刺激无反应。有痛觉缺失、温度觉缺失、触觉缺失和深感觉缺失。在同一部位各种感觉（深、浅感觉）均缺失，称为完全性感觉缺失。在同一部位只有某种感觉缺失，而其他感觉存在，称为分离性感觉障碍。

感觉减退：对外界刺激有反应，但敏感性减弱。双侧对比检查更有意义。

(二) 刺激性症状

1. 感觉过敏　轻微刺激引起强烈的感觉。如痛觉过敏,表明感觉系统有刺激性病变。

2. 感觉倒错　对刺激的认识错误。如把触觉刺激误认为痛觉刺激,冷觉误为热觉。

3. 感觉异常　没有明显的外界刺激而自发产生的不正常的感觉,如麻木感、蚁走感、针刺感、烧灼感等,与神经分布方向有关。多为周围神经受压引起。

4. 感觉过度　对外界刺激的感受阈限增高且反应时间延长,对轻微刺激的辨别能力减弱或丧失,只能感受很强的刺激,并需经过很长的潜伏期,才可产生一种不能定位的强烈的不适感。常见于丘脑、脑干或顶叶皮质病变。

5. 疼痛　接受和传导感觉的结构受到刺激而达到一定的强度,或对痛觉正常传导起抑制作用的某些结构受损时,都能发生疼痛。多见于脑实质、周围神经、脊髓后根、脑脊膜和丘脑等部位受累。

6. 局部痛　病变部位的局限性疼痛,见于周围神经炎区域。

7. 放射性痛　神经根或神经干受刺激时,疼痛除发生于局部外,还可沿受累神经支配的感觉区域放射,如坐骨神经痛可放射至足部。

8. 扩散性痛　疼痛向邻近部位扩展,如三叉神经某一支痛时,疼痛可扩展至另一支。

9. 牵涉性痛　因受累内脏的疼痛扩散至脊髓后角,引起支配该内脏的脊髓节段所支配的体表皮肤也发生疼痛,也称感应痛。如心绞痛时的左胸及左上肢内侧疼痛。

10. 烧灼样疼痛 烧灼样的强烈疼痛,见于周围神经的不完全损伤。

六、脑卒中常见的感觉障碍

脑卒中患者大都是脑干及以上层面的损害,会产生相应的感觉障碍。

(一) 脑干损害

1. 延髓外侧 损害脊髓丘脑束和三叉神经脊束、脊束核,引起对侧半身和同侧面部痛觉、温度觉缺失,为交叉性感觉障碍。

2. 脑桥上部、中脑 对侧面部及偏身的深浅感觉障碍。

(二) 丘脑损害

对侧深、浅感觉缺失或减退,深感觉障碍重于浅感觉,远端重于近端,上肢重于下肢,常伴有自发性疼痛、感觉过敏或感觉倒错。

(三) 内囊损害

对侧偏身深、浅感觉障碍,并伴有偏瘫或偏盲,即"三偏征"。

(四) 大脑皮质损害

局部损伤导致对侧单肢出现复合性感觉或皮质感觉障碍,浅感觉正常或轻度障碍。

(许东升 韩 燕)

第二节 感觉功能评定

一、感觉功能评定的目的

检查患者有无感觉障碍及感觉障碍的分布、性质、程度,借此进行病变的定位诊断,并进一步寻找病因。

在感觉反馈减少的情况下,测定其对运动和功能的影响,提供保护措施及感觉训练方案。

二、感觉功能评定的设备

1. 大头针(或尖牙签)若干个。
2. 2 支测试管及试管架。
3. 一些棉花、纸巾或软刷。
4. 4~5 件常见物,如钥匙、钱币、铅笔、汤勺等。
5. 感觉丧失测量器或心电图测径器头、纸夹和尺子。
6. 一套形状、大小相同,重量不同的物件。
7. 几块不同质地的布。
8. 音叉(128/256Hz)。

三、浅感觉的评定方法

1. **轻触觉** 让患者闭目,检查者用棉花或软毛笔对其体表的不同部位依次接触,接触长度 <1cm,询问患者有无感觉,并且在两侧对称的部位进行比较。刺激的动作要轻,刺激不应过频,刺激时间间隔不要有规律。检查四肢时刺激的方向应与长轴平行,检查胸腹部的方向

应与肋骨平行。检查顺序为面部、颈部、上肢、躯干、下肢。

2. 痛觉 让患者闭目,检查者用大头针或尖锐的物品(叩诊锤的针尖、尖牙签)轻轻刺激皮肤,询问患者有无疼痛感觉。先检查面部、上肢、躯干、下肢,然后进行上下和左右的比较,确定刺激的强弱。对痛觉减退的患者要从有障碍的部位向正常的部位检查,而对痛觉过敏的患者要从正常的部位向有障碍的部位检查,这样容易确定异常感觉范围的大小。

3. 压觉 让患者闭眼,检查者以大拇指用力挤压肌肉或肌腱,请患者指出感觉。对瘫痪的患者压觉检查常从有障碍部位到正常的部位。

4. 温度觉 包括冷觉与温觉。冷觉用装有 5~10℃ 的冷水试管,温觉用 40~45℃ 的温水试管。在闭目的情况下交替接触患者皮肤,嘱患者说出冷或热的感觉。选用的试管直径要小。管底面积与皮肤接触面不要过大,接触时间以 2~3 秒为宜,检查时两侧部位要对称。

四、深感觉的评定方法

(一) 关节觉

指关节所处的角度和运动方向的感觉,包括位置觉和运动觉。

1. 位置觉 患者闭目,检查者将患者手指、脚趾或一侧肢体被动摆在一个位置上,让患者说出肢体所处的位置,或用另一侧肢体模仿出相同的角度。

2. 运动觉 患者闭目,检查者以手指夹住患者手指或足趾两侧,上下移动 5° 左右,让患者辨别是否有运动及说出移动方向,如不明确可加大幅度或测试较大关节,让患者说出肢体运动的方向。

患肢做 4~5 次位置的变化,记录准确回答的次数,将检查的次数作为分母.准确模仿出关节位置的次数作为分子记录(如上肢关节觉 4/5)。

(二)振动觉

让患者闭目,用每秒振动 128 或 256 次的音叉置于患者骨骼突出部位,请患者指出音叉有无振动和持续时间,并作两侧、上下对比。检查时常选择的骨突部位有胸骨、锁骨、肩峰、鹰嘴、桡骨小头、尺骨头、棘突、髂前上棘、股骨粗隆、腓骨头、内外踝等。

五、复合感觉的评定方法

复合感觉是大脑皮质(顶叶)对感觉刺激的综合、分析、统一与判断的能力,因此又称为皮质感觉。必须在深、浅感觉均正常时检查才有意义。

1. **两点辨别觉** 患者闭目,用特制的两点辨别尺、双脚规或叩诊锤两尖端同时轻触患者皮肤(两点分开至一定距离),若感到两点时,再缩小距离,直至两接触点被感觉为一点为止。测出两点间最小的距离。两点必须同时刺激,用力相等。正常人全身各部位的数值不同,正常值: 口唇为 2~3mm;指尖为 3~6mm;手掌、足底为 15~20mm;手背、足背为 30mm;胫骨前缘为 40mm;背部为 40~50mm。

2. **图形觉** 患者闭目,用铅笔或火柴棒在患者皮肤上写数字或画图形(如圆形、方形、三角形等),询问患者能否感觉并辨认,也应双侧对照。

3. 实体觉 患者闭目,将日常生活中熟悉的某物品放于患者手中(如火柴盒、刀子、铅笔、手表等),让患者辨认该物并说出名称、大小及形状等。两手比较。

4. 定位觉 患者闭目,检查者用手指或棉签轻触一处皮肤,请患者说出或指出受触的部位,然后测量并记录与刺激部位的距离。正常误差:手部小于 3.5mm,躯干部小于 1cm。

5. 重量识别觉 给患者有一定重量差别的数种物品,请其用单手掂量后比较、判断各物品的轻重。

6. 质地识别觉 分别将棉、毛、丝、橡皮等不同质地的物质放入患者手中,让患者分辨。

六、感觉功能评定的步骤和记录方法

(一) 步骤

向患者介绍检查目的、方法和要求,取得患者的配合。检查前进行检查示范。遮蔽双眼。先检查健侧再检查患侧。目的是在判断患者理解力的同时,建立患者自身的正常标准用于与患侧进行比较。给予刺激,观察患者的反应。患者不能口头表达时,可让其用另一侧进行模仿。

(二) 记录方法

将检查的结果按感觉障碍的种类、程度和范围分别记录在身体感觉分布图上。感觉障碍的程度可按感觉消失、感觉减低、感觉过敏、感觉异常四类分别用虚线、实线、点线、曲线表示,还可根据感觉种类的不同使用不同颜色的笔,如触觉用黑色笔、痛觉用蓝色笔、温度觉用红色笔、本体觉用黄色笔等。影响检查效果的因素有:

1. 患者对所做的检查不太明白,不予以配合。

2. 患者注意力不太集中。

3. 患者有听力和视力障碍。

4. 患者有语言理解和表达障碍。

5. 患者有定向力障碍和失去记忆力。

6. 不精确的测试技巧。

七、感觉功能评定的注意事项

1. 检查者需耐心细致,使患者了解检查方法并充分配合,注意调整患者的注意力。

2. 患者体位合适,检查部位应放松,以提高检查准确性。

3. 先检查正常的一侧,使患者知道什么是"正常"。

4. 让患者闭上眼,或用东西遮上。

5. 在两个测试之间,请患者睁眼,再告诉新的指令。

6. 先检查浅感觉再检查深感觉和皮质感觉。

7. 根据感觉神经和它们支配和分布的皮区去检查。

8. 采取左右、前后、远近端对比的原则,必要时多次重复检查。

9. 避免任何暗示性问话,以获取准确的临床资料。

10. 先检查整个部位,如果一旦找到感觉障碍的部位,就要仔细找出那个部位的范围。

八、感觉功能的量化评定方法

（一）轻触 - 深压觉检查

轻触 - 深压觉检查（light touch-deep pressure）是一种精细的触觉检查，可客观地将触觉障碍分为 5 级，以评定触觉的障碍程度和在康复中的变化。检查时采用塞姆斯塞温斯坦单丝测验，简称单丝检查。单丝为粗细不同的一组笔直的尼龙丝，一端游离，另一端装在手持塑料棒的一端上，丝与棒成直角，丝的规格有 1.65、2.36、2.44、2.83、3.22、3.61、3.84、4.08、4.17、4.31、4.56、4.74、4.93、5.07、5.18、5.46、5.86、5.88、6.45、6.65 共 20 种。其数值既非直径也非长度。测量时为避免受测手移动，可让患者将手背放在预先置于桌子上的一堆油腻子上。用隔帘或其他物品遮住患者双目，检查者持数值最小的单丝开始试验，使丝垂直作用在患者手指掌面皮肤上，不能打滑，预先与患者约定，当患者有触感时即应告知检查者。用 1.65~4.08 号丝时，每号进行 3 次，施加在皮肤上 1.0~1.5 秒，提起 1.0~1.5 秒为 1 次。当丝已弯而患者仍无感觉时，换较大的一号再试，直到连续 2 次丝刚弯曲患者即有感觉时为止，记下该号码，然后查表记录结果。用 4.17~6.65 号丝时，仅需做 1 次。

（二）两点辨别觉的评定

两点辨别觉的评定是测轻触下的两点辨别觉，可用两点辨别设备或伸直的回形针两端进行测定。测定时掌心向上，手背放在预先放在桌子上的油腻子上，以防移动影响结果。然后沿长轴测试，10 次中有 7 次极准确的数值即为结果,也可测 3 次有 2 次报正确为准。掌侧面:两点辨别觉 <6mm 为正常,7~15mm 为部分丧失,>15mm 为完全丧失。两点辨别觉与功能的关系如下。

1. **正常** <6mm,可做上表弦等精细工作。

2. **尚可** 6~10mm,可持小器械(镊子等)。

3. **差** 11~15mm,可持大的器械(锹、锄)。

4. **保护性** 仅有一点感觉,持物有困难。

5. **感觉缺失** 无任何感觉,不能持物。

(三)Fugl-meyer 感觉功能评定量表

Fugl-meyer 感觉功能评定量表的评分标准如下。

1. **上臂、手掌、股部、足底的轻触觉** 0 分:无感觉、感觉麻木;1 分:感觉过度/异常;2 分:感觉正常。共 4 项,最高分 8 分。

2. **量表所示肢体各部位的本体感觉** 0 分:无感觉;1 分:与健侧比,75% 的回答正确;2 分:全部回答正确,与健侧相比没有或只有少许差异。共 7 项,最高分 14 分。

(许东升 韩 燕)

第三节 感觉障碍的康复治疗

感觉训练的前提是在感觉训练前纠正异常的肌紧张,抑制异常姿势和病理运动模式。施加感觉刺激时,必须防止刺激造成的痉挛加重。为获得最佳康复治疗效果,必须取得患者的配合。治疗师与患者应有充分的思想准备,感觉的恢复不可能在短时间内出现。感觉再训练需要成百上千次的重复,因此感觉训练的内容应当包括在每个治疗单元中。每一项训练都要在有和无视觉反馈两种情况下进行。目前常用多感觉训练法结合、感觉和运动训练的结合、患肢和健肢的结合等策略,从而促进感觉功能恢复。根据患者感觉障碍的程度选择适当的训练方法和训练工具,训练要循序渐进、由易到难、由简单到复杂。

脑卒中常导致偏身感觉障碍,对躯体的协调、平衡及运动功能有明显影响。同时由于感觉的丧失和迟钝,还易造成烫伤、创伤及感染等。浅感觉障碍训练以对皮肤施加触觉刺激为主,如痛触觉刺激、冰-温水交替温度刺激、选用恰当的姿势对实物进行触摸筛选等,也可使用 Rood 疗法对患肢进行训练。触觉(浅感觉)和肌肉运动知觉(深感觉)可通过特定量化感觉训练而得以改善。深感觉障碍训练须将感觉训练与运动训练结合起来,如在训练中对关节进行挤压、负重;训练中充分利用健肢引导患肢做出正确的动作并获得自身体会。值得注意的是,目前国内外的研究显示,感觉功能改善可以通过神经环路的重建机制促进运动功能改善。此外,对于使用非特异性皮肤电刺激和经颅磁刺激(transcranial magnetic stimulation,TMS)联合常规康复治疗的疗效,目前已经获得了初步认可。

在临床路径上,可先恢复移动性触觉,再恢复固定性触觉,方法是:用铅笔橡皮头压在治疗部位并来回移动,要求患者注视压点,以视觉协助判断压点的位置,然后闭上眼睛感受压点的触感。反复练习,当患者能够分辨移动性触觉后,可采用按压固定一点的方式训练固定触觉的定位。睁眼 - 闭眼 - 睁眼;先恢复钝觉,后恢复敏锐觉;用不同性质物体作为素材进行识别训练。起初应采用钝性较重的刺激,随着功能的改善,刺激变得越来越轻细,不要采用尖锐的刺激。深感觉训练:早期进行良肢位(抗痉挛体位)训练,患肢关节负重,手法挤压关节,以及 PNF 训练,使中枢神经系统和外周肌腱、关节感受器得到更多输入信号。

(一)感觉再学习技术

可以进行前面"手功能的作业疗法"部分的作业训练。1997,年 Nakada 和 Uchida 首次报道了五阶段感觉再学习方法:第一阶段,对物体的特征进行识别;第二阶段,精确理解不同物体形态差别,要求患者对不同大小和形状的物体进行最大力量的抓握训练;第三阶段,控制抓握物体的力量,可使用压力计进行反馈训练;第四阶段,在活动状态下进行力量控制训练,要求患者在抓握物体时进行肩、肘、腕的活动,同时保持抓握物体的力量;第五阶段:灵活控制训练,训练患者反复抓住并放下物体,抓住物体并保持物体不停在手里变换方位。

可以进行相关的作业训练:①捏橡皮泥。循序渐进,可以逐渐增加对于橡皮泥的造型难度和橡皮泥的硬度。②手插砂泥(或米):准备一盆洗净、无杂质的粗沙用于手训练。为增加触觉和认知功能的协同,可在砂泥深处埋藏若干玻璃珠、花生或其他小物件。限制一定时间让患者全部摸索出来。在活动中,使患者进行触觉刺激训练,也训练了实体辨别觉。③抛掷豆袋。用黄豆、绿豆或玉米粒制成约 150g 重的豆袋,这种豆袋轻而光滑,适用于对手的触觉刺激而不伤及手指。训练时可单人训练也可多人一起训练。此项活动可坐在轮椅、椅子上进行,也可与站立平衡训练相结合。

(二) Rood 感觉运动治疗方法

1. **触觉刺激** 快速擦刷法是用电动刷子在肌肉表面皮肤或相应神经节段皮肤刺激 3~5 秒,可以兴奋肌肉,若刺激后 30 秒无反应,可重复 3~5 次。刺激后 30~40 分钟反应达高峰。在肌肉表面或掌心足底进行轻拍打也可以兴奋肌肉。皮肤表面的轻抚摸和背部骶棘肌的轻压法可以放松肌肉。

2. **温度觉刺激** 冰刺激 3~5 秒可使肌肉兴奋,刺激后 30 秒左右反应由兴奋转为抑制。温热刺激可使肌肉放松。

3. **本体感觉刺激** 快速肌肉牵伸、叩击肌腱或肌腹、肌肉收缩抗阻、用力挤压关节可以兴奋肌肉,轻轻挤压关节、肌腱附着点加压、持续牵拉等可以抑制肌肉,在骨突起处施加压力有兴奋和抑制的双向作用。

4. **特殊的感觉刺激** 听觉、视觉、嗅觉等刺激根据刺激的强弱可起到兴奋或抑制肌肉活动的目的。

(三) 实体觉的训练

应在安静的治疗室中进行,训练过程中要求遮蔽患者双眼。先让患者尽可能通过触摸来识别和描述手中物品的特征,如形状、大小、名称。允许其睁开眼睛。可用健侧手重复上述训练,然后再用患侧手训练。以后,让患者辨认暗箱中的目标物品,连续成功后,在暗箱中增加新物品。可以选择日常生活中经常使用的物件。起初宜选择体积大、形状不相似的物件，然后，逐步升级至体积越来越小、形状越来越相似的物件，并要求患者在限定的时间内完成。质地觉训练之初，让患者触摸质地差别较大，品种、数量较少的一组刺激物。随着功能进展，逐渐缩小质地的差别，扩大刺激物的品种和数量。刺激物可以选用质地粗细不一的砂纸和质地柔软度不一的纺织品。睁眼 - 闭眼 - 睁眼。分辨物体质地（粗糙或平滑）刺激的识别，让患者用手抓取（用足触压）不同形状、大小与质地的物件，要求其仔细体会抓取动作所带来的感觉。可指导患者将手插入砂、豆或冰中进行训练。

（四）功能性感觉训练

功能性感觉训练是影响脑可塑性的重要因素，也为感觉障碍的功能再训练提供了理论依据。通过感受器接收传入性冲动，促进大脑皮质感觉、运动功能的可塑性发展，使丧失的功能重新恢复。适用于能够感觉到针刺、温度变化及压力，但触觉定位、两点分辨及触觉识别功能受损的患者。

训练应在发病后尽早开始，并在功能性活动中进行；每项训练都要在有和无视觉反馈两种情况下进行；既要有难度又不能使患者产生挫折感；要选择安静的环境；要持之以恒；每次治疗时间不宜过长（15 分钟左右），每天 2~4 次；提倡双手同时进行，有利于提高感觉再训练的效果；所使用的物件必须安全、无伤害。可让患者双手操纵坚果、螺栓、钱币、钥匙及其他生活用品，也可以捏橡皮泥、抛接球袋。鼓励患者完成扣纽扣、系鞋带、穿脱衣服等日常生活活动,甚至试着让患者使用工作中常用的工具。如果受累的是优势手,尽早鼓励患者用手写字、用餐具吃饭。但应避免意外损伤的发生。此训练多由作业治疗师完成。

(五) 代偿疗法

由于感觉障碍造成患者缺乏保护性感觉反馈,容易发生烫伤、冻伤、切割伤或压疮等继发性损伤。指导患者保护感觉缺失区域的肢体,教会其必要的安全防护技术以免遭受意外的伤害。例如,告知患者和家属生活中潜在的冷、热源。尽量减少压力和压力重复的次数。

治疗初期,使用衬垫或夹板等包裹过敏部位,以降低不舒适感。包裹具有锐利部位的物体。在感觉改善以后逐渐去掉衬垫或夹板等。还可使用充气床垫、坐垫,床面宜平整,并保持皮肤干燥清洁。

(六) 物理因子治疗

研究表明,经皮电刺激和经颅磁刺激联合感觉功能常规训练有利于促进脑卒中患者感觉功能障碍恢复,尽管两种干预引起感觉障碍恢复的神经机制有一定不同。

(许东升 韩 燕)

第四节 疼痛的评定与康复

一、疼痛的定义

1979 年,国际疼痛学会定义,疼痛是由于实际的或潜在的组织损伤而引起的或用损伤来描述的一种不愉快的感觉和情绪。痛感是躯体感觉、情绪、认知及其他因素相关的一种主观感受。疼痛是一种不愉快的感觉和对实际或潜在的组织损伤刺激所引起的情绪反应。疼痛评定指在疼痛治疗前及过程中利用一定的方法测定和评价受检者的疼痛强度及性质的方法。

二、疼痛的分类

疼痛在时程上分成四种,急性疼痛(<30 天)、慢性疼痛(>6 个月)、亚急性疼痛(30 天至 6 个月)和再发性急性疼痛(间隔较长时间再度发作)。

三、疼痛评定的目的

准确地判定疼痛特征,寻找疼痛与解剖结构之间的联系。确定疼痛对运动功能和日常生活活动能力的影响。为选择最恰当的治疗方法(包括药物)和部位提供依据。用定量的方法判断治疗效果、疼痛的程度和性质变化特点。

四、疼痛的评定方法

1. **一般检查**　包括①了解病史:诱因、部位、性质、程度、时间、变化、缓解因素、与体位的关系、既往史等;②观察:接受和未接受检查时的表情、发音、行走步态、坐姿、行为表现等;③查体:神经、肌肉、关节功能检查;④其他检查:心理评定、影像学、生化检查、肌电图。

2. 疼痛的评估方法

(1)视觉模拟评分法(visual analogue scale,VAS):检查者可使用纸笔或评分尺。要在纸上或尺上划10cm长的直线,按cm/mm分度,直线左端表示无痛,右端表示极痛,中间表示中度疼痛。让患者目测后在直线上用手指、笔做记号或移动评分上游标,在尺的直线上定出某一点,表示疼痛程度。便于前后对比。注意显示清楚、教会患者、保存记录。

(2)压力测痛法:给予一定外力作用于人体皮肤,听取受检者反应的方法称为压力测痛法。根据给予受试部位皮肤的压力强度及反应剧烈程度,以判断疼痛的性质与程度。测痛时,先以手按,找准痛点,将压力测痛计的探头平稳对准痛点,逐渐加力下压,直至引起疼痛。记下指针所指刻度(N 或 kg/cm^2),定为痛阈。继续加压,记下受试者不能耐受时的压力刻度,定为耐痛阈。同时记录所测痛区的体表定位,以便对比。压力测痛主要适用于肌肉系统疼痛的评定。压力测痛法的适应证为需要对疼痛的程度及性质变化(如治疗前后的对比)进行评价的患者或骨骼肌疼痛者。压力测痛法禁忌证为神志不清、感知直线和准确标定能力差或对描述词理解力差者。

(3)麦吉尔疼痛问卷(McGill pain questionnaire,MPQ):疼痛问卷法是应用特定的问卷方式判断疼痛程度及性质的方法。常用的是麦吉尔疼痛问卷。分四大部分,第一部分为疼痛定级指数,含感觉、情感、评估和杂项四大类,共20项,有78个疼痛描述词;第二部分为现在疼痛强度,从无痛到极痛列出 6 个词(无痛、轻痛、中痛、重痛、剧痛、最痛)供选定;第三部分为选词总数,从另一侧面反映受检者对疼痛的表现;第四部分为疼痛情况和持续时间选词,计三项 9 个词;第四部分构成整体,以体现受检者实有疼痛及对疼痛的态度。

3. **疼痛评定的注意事项** 评定应在疼痛较稳定时进行,不要在剧烈疼痛时进行。评定环境的温度不可过冷、过热,以免对疼痛程度造成影响。最好采取一对一评定,避免第三者的干扰。检查者咨询受检者时避免诱导性语言,应根据受检者的主观感受进行评定。评定时应注意疼痛综合征的诊断和鉴别诊断,如识别和区分脑卒中后肩手综合征和中枢性疼痛。

有关疼痛的康复治疗,主要是治疗脑卒中原发病,应用各类药物和综合康复。近年来神经调控技术也取得了明确的疗效,该技术已经得到较广泛的应用。

(许东升 韩 燕)

参 考 文 献

[1]中华医学会神经病学分会神经康复学组,中华医学会神经病学分会脑血管病学组,卫生部脑卒中筛查与防治工程委员会办公室.中国脑卒中康复治疗指南(2011 完全版)[J].中国康复理论与实践,2012,18 (4): 301-318.

[2]DAVID A C, LIN Y L, KELSEY A P, et al. Efficacy of noninvasive brain stimulation for motor rehabilitation after stroke [M]. Stroke Rehabil, Elsevier. 2019: 249-265.

[3]中华医学会神经病学分会神经康复学组.中国脑卒中康复治疗指南(2011 完全版)[J].中国医学前沿杂志(电子版),2012,4 (6): 55-76.

[4]MELZACK R. The McGill Pain Questionnaire: major properties and

scoring methods [J]. Pain, 1975, 1 (3): 277-299.

［5］梁碧莹，唐强. 作业治疗对脑卒中后上肢功能障碍的国内临床应用进展 [J]. 中国康复医学杂志 , 2019, 34 (1): 107-111.

［6］丁文龙，王祖承，陆钦池，等 . 神经、精神系统及感觉器官 [M]. 上海：上海交通大学出版社 , 2010.

第四章

失语症的康复

第一节　失语症的语言障碍

失语症是指因与语言功能有关的脑组织的病变,如脑卒中、脑外伤、脑肿瘤、脑部炎症等,造成患者对人类进行交际符号系统的理解和表达能力的损害,表现为不同程度的听、说、读、写的功能障碍。由于失语症是对符号系统的理解和表达障碍,因此也包括与符号系统有关的其他交际障碍,如应用手势进行交际的能力。失语症患者也可能伴有智能改变,如记忆、逻辑思维、计算、注意力等。

在过去的 20 年中,认知神经心理学(cognitive neuropsychology,CNP)得到很大的发展。通过使用认知神经心理学方法发展起来的语言加工模型,为我们提供了分析语言加工过程是否受损,以及受损水平和损害原因的逻辑思维方法,这种方法解释了许多失语症临床表现产生的原因。下面主要以心理语言加工模型为基本框架(图 4-1),介绍失语症的语言障碍。

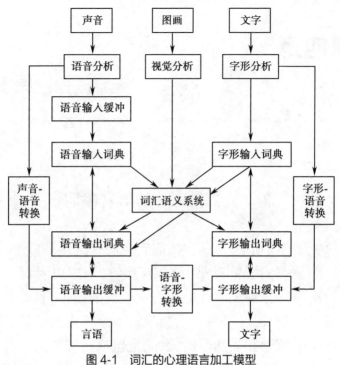

图 4-1 词汇的心理语言加工模型

一、听理解障碍

言语听理解的过程首先是语音感知,通过听觉器官接收外部传入的语音声波信号,并由听神经传递到大脑皮质。其中要经过语音分析、语音输入缓冲即语音保持、语音输入词典和词汇语义系统等模块的加工。失语症的听理解障碍可以表现在上述某一模块或多个模块出现损害,或模块之间的联系减弱或中断,从而表现出不同的听理解障碍。语音分析是指在记忆中音位系统的支持下,对语音信息进行音位识别。由于言语声音的组织方式使我们能够将不同的声音区别开来,发音动作形成了言语区别性特征的基础,每个音位之所以不同是由于它有一个独特的区别特征模式。多数音位有一个以上的区别于其他音位的特征,如 /b/ 和 /t/ 在发音部位和发音方法上有所不同,但 /b/ 和 /p/ 只有一个区别特征,即发音方法不同。

正常人在两个近似音间对听符号的轻度改变格外敏感,如浊辅音和清辅音。当该模块出现问题时,对近似音的异同辨别出现错误,产生音位聋。

语音输入缓冲器是在语音到达时对语音进行暂时的储存,以备延时加工。否则,当下一个音节到达时,前面的语音就会丢失,它给我们提供至少 2 秒钟加工时间。该缓冲器对储存词汇的长度有一定的限度。

语音输入词典将听到的音位信息和声调信息与过去储存在记忆中的音位性印迹的词汇表征相对照,以此辨别出这些音位表示哪个词,然后确定两种音位是否匹配,最后作出决定。该模块受损时,产生词形聋。

词汇语义系统是指一定的音位组合跟一定的概念意义间的相互联系。当字音不能到达语义系统,即从语音输入词典到达语义认知的联系中断,患者不能理解词义,出现听输入的词 - 图匹配困难,表现为词义聋。

二、言语表达障碍

言语词汇表达即言语产生,其过程可分为:词汇语义系统、语音输出词典、语音输出缓冲和语音编码,最后产生语音。

词汇语义系统是指使用词汇表示事物的语义。词汇语义水平的损害可以影响任何需要通达意义的语言任务的操作。因此,在图命名、阅读理解、听理解能力方面都会存在语义错误。

语音输出词典是指语言加工系统中包含着一套语音表征,用于输出,它是词汇语音存储库。语音输出词典储存着个体获得的有关词汇的读音,在此提取恰当的音位形式。

语音输出缓冲是语音的暂时存储器,它具有一定的容量,受到音节长度的影响。语音输出缓冲加工缺陷的主要错误类型是语音相关反应。在命名、复述、朗读全部言语产生作业(全部刺激类型,如词、非词、功能词)出现的错误类型相同。但是,根据任务及刺激类型,反应准确性的程度有变化。

语音编码或音韵编码模型由三个模块构成:韵律框架生成、槽(slot)的构建和音段选择与填充。在韵律框架生成中提取音节的数量和词汇重读(汉语可能是声调)信息。槽的构建确定了词的音位数量和音位序列,并把信息传递给音段选择与填充。这样词的单个音位及它们的顺序依次被提取。

由于韵律框架生成决定了音节数和重读形式,当该模块出现障碍,就会产生音节赘加、遗漏或重读错误;槽的构建决定了音位数,其功能受损表现为音位的赘加或遗漏;音段选择和填充负责音位的提取和音位的排序,其功能受损表现为音位替代、后滞、逆同化和位置置换。语音编码障碍是传导性失语症的突出表现。

产生语音有两个过程,一个是言语运动计划,另一个是言语运动编程。言语运动计划即指定发音器官的运动目标(如圆唇、舌尖抬高)。运动计划的基本单位是音位,每个音位系列有它的空间和时间赋值,在言语产生时提取感觉 - 运动记忆,它们是本体感觉、触觉、听觉印迹与学过的音位联系形成的。该运动计划按音位系列顺序发生,它具有发音特性,而不是肌肉特性。

言语运动编程是对实施运动计划的特定肌群发出命令,或是说将运动计划信息转换成一系列神经冲动,这些神经冲动使恰当的肌肉在恰当的时间收缩。言语运动编程涉及发音器官的运动系列的选择、排序和激活,它限定了肌肉收缩的程度、位置、时间和序列,从而决定了肌肉的张力、运动方向、力量、范围、速度及关节的灵活性和协调性。

失语症患者的言语错误大部分反映了非失语症正常人的言语错误类型。不同的是失语症患者这些错误出现得更频繁。在自发言语中,根据错误与目标词的关系可以主要分为以下几种错语。

1. **语义性错语**　患者说出的词与目标词的意义有关,称为语义性错语,如把"狗"说成"猫""狗窝"。语义性错语可以根据范畴再分为与目标词属于同位或同范畴成员,如把"狗"说成"猫"或上位词"动物"、下位词"灰猎犬",以及联想相关错误,它不具有相关语义特征,如把"狗"说成"狗窝",或把"士兵"说成"战争"。

2. **音位性错语**　错误与目标词的语音有关,称为音位性错语。与目标词相关的语音错误可以是说者所说的语言的词,也可以是非词(说者的语言中不存在的词)。对于音位性错语的标准是在目标词与反应之间的音位至少有 50% 相同。这些错误是在语音形式成功提取后出现的问题(即在音韵编码期间)。

调位错语是汉语错语的另一种类型,患者说出的词与目标词声母和韵母都没有错,但调位错了。如把"鼠"说成"树"。

3. 新词 是指患者本民族语言中没有的词汇。多见于感觉性失语症患者。如把"铅笔"说成"磨小","报纸"说成"被各"。

4. 无关错语 错误与目标词无意义和语音关系,称为无关错语,如"狗"说成"山"或"市场"。这些反应是语言中的词,它们可能是最常见的反应,但是它们是"杂乱语"失语症者的特征之一。如把"大象"命名为"粥"。

5. 多词描述或迂回语 是指当不能提取一个目标词时,有些失语症患者会描述这个事物的属性。如命名图画"睡衣",反应是"你晚上穿的"。对"公共汽车"的反应是"上学用的"。流利型失语症患者可以轻松地产生多词言语,而非流利型、失语法、运动性失语患者,组配句子有困难,只能说一个词或短语。这是由于存在句子产生困难,只能产生单词话语。

6. 持续言语 患者重复前面的反应称为持续言语错误。它可以是一个正确反应或某种类型的错误反应。有些患者在命名时更易出现这类错误。这是持续行为在言语上的表现。

7. 语法缺失 是非流利型失语症患者,尤其是运动性失语症患者的言语表现。他们产生语句非常困难,在自发言语中,常常可以看到他们的言语表达多为实义词,而缺乏语法功能词,如介词、连词等;动词相对较少,言语不能扩展,只能说出几个孤零零的词,表现为典型的电报式言语。

三、复述困难

在心理语言加工模型中,复述有三条通路:词汇通路中的语音通路、语义通路及非词汇的语音转换通路。这些通路在语言加工时被激活,以平行分布和交互作用的方式进行加工。

我们能够复述词并能理解它,是由于存在词汇-语义通路,即听觉分析→语音输入缓冲器→语音输入心理词典→语义认知系统→语音输出心理词典→语音输出缓冲器→言语复述。

我们不但能复述词也能复述非词,还可以复述无意义音及音系列或无意义词组。因此,还存在一个不依赖对听觉储存字码的识别和激活,称之为非词汇性或模仿性通路。它不可能经过语音输入到语音输出词典来完成,可能是直接从听觉分析到言语输出缓冲器(经声音-语音转换)绕开语义系统,这就是语音转换通路。患者不理解所复述字词的意思,但能够复述真字词和非词。经皮质感觉性失语患者有可能通过这条路径,表现出鹦鹉学舌样言语。

经常可以看到有的失语症患者能够复述词,但不理解词的意思,也不能复述非词,因此复述借助的是词汇-

语音通路,即听觉分析→语音输入词典→语音输出词典。

四、阅读障碍

字词的阅读(朗读)存在三条通路。第一条通路:字形视觉识别→字形输入词典→词汇语义系统,即形 - 义通路或词汇 - 语义通路。词汇 - 语义通路不能读非词(字形输入词典中找不到),但它能朗读不规则词;第二条通路:字形视觉识别→字形 / 字素 - 音位转换→语音输出缓冲器,它不使用字形输入词典,称为非词汇通路或字素 - 音位转换通路(grapheme-phoneme correspondences,GPC 通路)。它使用拼写 - 语音规则,只能对规则词进行正确加工,对于不规则词则出现"规则化错读"。这条通路是用来解释朗读可发音的非词和不熟悉的规则真词。拼音文字中存在形(字素)- 音(音位)的对应规则,而由形 - 音规则导致的效应叫规则效应,即对符合形 - 音规则的单词的反应优于不符合规则的单词。第三条朗读通路是词汇 - 语音通路,也被称为直接语音通路,直接从字形输入词典到语音输入和输出词典,是不经过语义系统的直接通路。

在临床上,有些患者不能正确命名汉字、不能朗读,但能准确地进行字 - 图匹配和字的分类,说明他们丧失了形 - 音通路,保留了形 - 义通路;另一些患者不能完成字 - 图匹配,出现了知音不知义的现象,说明他们丧失了形 - 义通路,保留了形 - 音通路。

各种类型的失语症均可伴有阅读障碍,只是表现各异,将在失语症的分类中介绍,这里只介绍以阅读为主要障碍的失读症。

1. **纯失读症** 纯失读症又称为失认性失读症、失读不伴失写症或枕部失读症,也被称为纯词盲。当左枕内侧及胼胝体压部梗死,左枕叶病变破坏了左膝状体 - 初级视皮质通路,从而产生偏盲,由于胼胝体病变使进入右侧大脑半球的视觉词形信息不能到达左侧大脑半球语言区而产生失读。

纯失读症患者有严重的字词失读,常用词相对保留,而阅读字母或数字相对良好。阅读障碍的严重程度不一,丧失读字母和数字能力的病例也有报道。主动书写和听写正常,但几分钟后就不能识别和读出刚刚写的字;抄写较困难。一些患者可以通过手指触摸字形,从体感方面阅读。可有轻度命名困难。

纯失读症患者大多伴有右侧同向偏盲或视野缺损,但也有不伴偏盲的报道。颜色命名困难也是常见的伴随症状,患者不能完成颜色命名或听名指色的视觉 - 言语联系的作业,但无颜色知觉障碍。

纯失读可分为两型:枕内侧型和枕外侧型。枕内侧型是指当左侧大脑半球视觉通路损害致右侧偏盲、左视野信息到达右侧大脑半球后,不能通过胼胝体压部传到左侧角回——书面语言理解中枢,从而产生失读。枕外侧型是指角回(皮质下)白质病变阻断了双侧视觉联合区向左侧角回的投射而产生的失读。

左视野失读和左半错读是特殊形式的纯失读,患者表现为对于左视野呈现的文字或左右结构字的左半部件无法识别,主要是胼胝体压部通路的损害(无右侧偏盲或右侧偏盲但右中央凹视野保留)所致。右视野或字右半部件的信息(在右中央凹视野内)传到左侧大脑半球文字加工中枢可以识别,但左视野或字左半部件信息传到右侧大脑半球后无法通过受损的胼胝体压部通路传到左侧大脑半球而无法识别。

2. **失读伴失写症**　失读伴失写症也称为顶颞叶失读症。其主要症状包括阅读和书写两方面,常伴有不同程度的后部失语症及失算、左右失认等,但以失读和书写的症状更为突出。大多数病变位于颞顶叶交界区。

失读伴失写症的特征是不能认识书面语,包括字母和词,甚至在检查者大声拼出后也不能认识,手指触摸字母也不能阅读,即通过视觉、听觉、触觉都不能阅读。阅读障碍可以是完全的,也可以是部分的。Kertesz 认为该症患者词的阅读比字母阅读要好,且常伴有语义性错读。

书写障碍轻重不一,主要影响自发书写和听写,抄写能力常常保留,常具有临摹性质。

患者的失语症状最常见的是轻度命名困难。除命名困难外,有的患者可伴有左右失认、手指失认、失算症、结构失用症,以及右侧轻偏瘫、偏身感觉障碍、右侧同向偏盲或右上象限盲等。

3. **表层失读症、语音失读症与深层失读症**　阅读和朗读存在三个不同的通路。一条通路是直接从词汇的词形表征激活相关的词汇语音表征;另一条是应用形音转换规则获得语音信息的亚词典或非词典通路,即以规则为基础的 GPC 通路,用以解释读者说出规则的非词的能力(如 carmst);还有一条通路是间接地将词汇的字形表征经由语义系统与语音表征匹配。第一条和第三条通路都属于词汇或词典通路。失读症患者按三条通路之一的选择性受损来分型。

国外的研究发现,表层失读症患者读出规则的词和非词无困难,但读不规则的字词有困难。表层失读症患者可能是因为词汇通路的直接语音通路和语义中介通路受损而 GPC 通路保存,这样他们只能利用保存的形音转换规则即字素-音位转化规则阅读规则的词汇。

语音失读症患者能够阅读一般的词汇,不受规则化的限制,但是不能利用形音对应规则阅读非词。语音失读症患者可能 GPC 通路受损而词典通路完好,因此能够正确阅读在词典中有完好词形及语音表征的词汇,而不能利用形音规则阅读非词或特别低频的规则词。

语义失读症患者的语义系统可能受损,词形表征不通过语义而可以直接匹配到语音表征,他们能够朗读但不能理解词汇。

深层失读症患者的特点为朗读时产生语义性错读(如把"大街"读成"马路")。因此认为深层失读症患者使用了从词形表征到语义,再到语音的间接通路,而词汇通路的语音直接通路和亚词汇的 GPC 通路均受损。仅有语义中介途径保存,而没有语音线索来约束或选择靶词,因此可能出现深层失读症的语义错读等症状。

五、书写障碍

书写有多条通路,一是词汇语义系统→字形输出词典→字形输出缓冲→书写文字。字形输出词典存储着学习后获得的正字法模式,它可以直接从词汇语义系统的字词意义中直接获得正字法(视觉性)模式。词汇语义与字形输出词典之间的联系是自发书写和命名书写的关键。字形输出缓冲是字形提取的临时存储系统,它受构字部件数量的影响,其损害可能会造成部件的替代、遗漏、添加和换位。

听写任务的加工途径是语音输入词典→词汇语义系统→字形输出词典。由于书写时需要选择恰当的部件,因此字形表征必须牢固地保持在短时记忆(字形缓冲)中。

书写的另一条通路是声音-字形转换的语音通路,是把整个字词音位映射为整个字词正字法,也可把音位性节段转化为字母单位(根据音-形转换规则完成,这种语音拼写过程需要将听觉输入的每个音位转换成相应的字母),字形的信息到达字形缓冲器,随后写出文字。当该系统受损时,书写只能通过语词系统(语词视觉形象)进行,因而写成词义相近而语音不正确的词,表现为近义字替代;无关字替代则可能是因为语词系统和语音系统(声音-字母转换)都受损,字的音、义与形完全分离而造成的。

书写是最复杂的语言功能,不同类型失语症患者都伴有不同程度的书写障碍。书写除与其他语言功能有密切关系外,视觉、听觉、视空间功能和运动功能都参与书写过程。因此,大脑不同部位的病变都可使书写能力受损。

1. **构字障碍与字词替代** 高素荣总结了后部失语症患者书写障碍的特点,认为字词层次失语性书写主要表现为构字障碍和字词替代或字词错写。构字障碍根据字形分为部分完成、部分替代、笔画添加或遗漏,以及新字四个类型。部分完成是指只写出正确字的一部分,如写"睡""钥"只写出其偏旁,"捽"字则少写了提手旁,"椅"字少写了木字旁。部分替代是指只写出字的一部分,另一部分被替代,而替代的部分是其他字的一部分,如"吹"字写成"口"字旁加一个"中","喝"字则是"口"加"句"。笔画添加或遗漏是指写出的字多加或减少了1~2笔。新字是指写出的字像汉字,却是患者新创造的字。

字词替代又称字词错写,患者写出正确汉字,但不是要求写的字,而是以另一字代替要求写的字,它包括近形字替代、近义字或反义字替代、近音字替代、无关字替代。近形字替代是指写出的字与要求的字在形态上相似,如"火"写成"头"。近音字替代是指写成的字与要求的字发音相同或相似,如"火柴"的"火"写成"伙","烟"写成"咽"。近义字替代是指写出的字与要求的字意义相近,如"发麻"写成"发病",反义字替代,如把"圆"写成"扁"。无关字替代表现为写出正确汉字,但在形、音、义上与要求的字无关。

对构字障碍和字词替代尚缺乏深入研究。王新德等认为构字障碍与汉字为镶嵌字形有关,且与字的视觉形象记忆障碍有关,回忆字形上发生笔画错误。高素荣认为字词替代主要是回忆字形时在形、音、义上发生了偏离,如同近形、近义、近音错读一样。汉字的阅读是经历形、音、义三个方面在一定的聚合系统中进行选择以区别众多的相似词汇的过程,大脑损伤致失读时,这种正常的聚合选择功能减弱,导致一个字词在某一形态场、语音场、语义场偏移。书写是在阅读的基础上习得的,而在字形回忆中,从形、音、义三个方面选择需要的字形符号,抑制同时浮现的不需要的字形。无关字替代仍属于字词回忆缺陷,只是与要求的字形在形、音、义上无关。

2. **镜像书写**　书写障碍的另一种现象是镜像书写,它是指当左手写字时出现左右逆转的字体(像镜中看到的字)。完全性或部分性镜像书写是我国文字失写症的特征之一。镜像书写多见于左侧大脑半球病变者、右半身瘫痪者、用左手写字者。也可见于右侧大脑半球病变者,左半身瘫痪但程度较轻、仍能用左手写字者。

正常情况下,人们学会用右手写字,但也可学会左手或牙齿咬笔写字。这是由于书写运动-图式能使大脑皮质的其他部位诱发相应的书写动作,例如用左手写字时是通过胼胝体将左侧大脑半球额叶第二回(额中回)与右侧大脑半球的运动皮质联系起来。在正常右手书写练习时可能在右侧大脑半球无意识地形成镜像书写运动-图式。这样健康右利手者左侧大脑半球的书写运动-图式比右侧大脑半球镜像书写运动-图式占优势,所以书写是正常的。但当顶叶或左侧大脑半球病变时,左侧大脑半球的书写运动-图式发生障碍而出现镜像书写。王新德报道1例左侧丘脑出血并累及内囊后肢、出现镜像书写并有丘脑失语症状的患者。他认为丘脑病变本身或丘脑 - 顶叶通路病变使左侧大脑半球的书写运动 - 图式发生障碍，也就是视觉形象发生障碍。这样，右侧大脑半球的镜像书写运动 - 图式占优势而出现镜像书写现象。

3. **表层失写症、语音失写症与深层失写症**　认知神经心理学的信息加工理论认为脑损伤后的书写障碍与阅读的情况相似，可以将书写障碍分为相应的三类。①表层失写症：表现为对不规则词的书写障碍比对规则词的书写障碍要严重，而且其错误反应常为写成了规则词（规则化错写），但可以正确地书写规则的非词。表层失写症使用了音形转换通路，即音形对应规则激活词形的通路（亚词汇音形转换通路）。②语音失写症：其主要表现是不能对非词进行拼写，而对词汇的拼写不受规则性影响。语音失写症可能由于音形规则转换途径受损，而词典通路保留，因此词汇的拼写成绩不受规则性影响，而且不能拼写非词。③深层失写症：是指在拼写中出现大量的语义错误，听写非词有困难。深层失写症使用了经语义系统通过词典表征的词典通路，而语义系统本身有损害。因此，会出现大量的语义替代词。

上述理论和读写特征大都来自西方拼音文字的报道。汉语失语症的失写中存在较多的近音字替代和近义字替代，以及亚词汇替代。汉字属于表意文字，汉语的书写加工是否符合信息加工理论仍有待进一步研究。

（胡瑞萍）

第二节 失语症的分类

20世纪60年代,国外学者提出失语症可以描述为流利型和非流利型。流利型失语症是指发音流畅、不费力、语句较长、语法正常、韵律正常;非流利型失语症是指发音费力、缓慢、不清楚或笨拙。一般来讲,皮质运动前区的损伤可以产生非流利型失语症,因此称为前部失语症。外侧裂后部的损伤可产生流利型失语症,因此称为后部失语症。失语症的分类根据解剖部位分为皮质失语症和皮质下失语症两大类。常见的皮质失语症有运动性失语症[布罗卡失语症(Broca's aphasia)]、感觉性失语症[韦尼克失语症(Wernicke's aphasia)]、传导性失语症、经皮质运动性失语症、经皮质感觉性失语症、经皮质混合性失语症、命名性失语症和完全性失语症八大类型失语症。

一、皮质失语症

(一)运动性失语症

运动性失语症也称为Broca失语症。患者的言语输出是非流利型的,复述差,但听理解相对较好,能够理解一般对话,但理解复杂句法结构的句子有困难。言语缓慢、费力,音韵很差,字词的始发和音素选择损害,以及音素的替代、重复或延长。辅音群的产生比单个辅音困难,辅音比元音的产生困难,起始辅音和不常用词的辅音更困难。错误表现为接近目标音,可见发音位置和发音方法的错误,即言语失用症。大多数患者伴有口面失用症,不能按指令执行涉及口、面、舌等运动的动作,但患者在自发的活动中可以完成以下活动,如咳嗽、吹气、鼓腮、舔嘴唇等。自发言语的语法结构简单,常常表现为电报式言语,即只限于实义词,没有连接词和虚词等语法方面的词汇,甚至缺乏动词,而且表示抽象概念的词很少。书写一般与言语输出差异不大,书写缓慢而费力,缺乏语法功能词,句法简单,甚至不能写出完整的语句。阅读理解能力类似听理解能力,有困难,但比口语表达要好。这类患者通常在大脑前部有较大的病灶,影响到 Broca 区,也可向下影响到邻近的皮质下结构。

(二)感觉性失语症

感觉性失语症也称为 Wernicke 失语症,其特点是言语流利,但听不懂他人的话语。患者的听觉是正常的,完全能够听到声音,但不理解词语的意思,严重的患者只能理解简单的少量日常用语。轻者对复杂的句子理解出现困难。一些患者存在音素感知障碍,不能鉴别语音相似的音素及字词,但患者可以完成部分词 - 图匹配任务,音素辨别困难与理解损害水平可以不一致。自发言语中实义词较少,有些患者滔滔不绝地说,但始终不能清楚地表达自己的意思。说话中夹有数量不等的自造词即新词、语义性错语、无关语词错语、音素性错语等。如果患者的错语较多,没有信息或信息较少,则称为杂乱语(也被称为"词汇色拉")。患者的发音是好的,语句保持正常长度和韵律,说话不费力,不能正确说出物体的名称,复述中错语较多。书写可与言语输出类似,是错语性的,并显示对名词和动词的找词困难,内容空洞,在偏瘫不严重的情况下,可使用右利手书写,保留原笔体。阅读理解能力有时可优于听理解能力。感觉性失语症患者较少有偏瘫。

(三) 传导性失语症

传导性失语症的突出特点是复述与自发言语、书写、听理解等能力相比更为困难。这些患者的自发言语是偏流利的或相对流利,有词语和音素替代及找词、命名困难,音素替代较为多见,可以有音素遗漏、音素赘加、音素位置置换等。在自发性言语中,患者常因试图自我纠正及找词而言语相对缓慢。听理解能力相对较好,阅读理解能力好于听理解能力。复述有明显困难,尤其是词组和语句复述困难更大,重者甚至出现复述单个辅音也十分困难,但在自发言语中可说出由这些辅音组成的词语。可以伴有口面失用症,且持久。

传导性失语症的病变位于左侧大脑半球外侧裂后部,主要累及缘上回或皮质下白质—弓状束,可累及Wernicke区本身。由于左额下回是言语运动编码区,左颞叶是听觉言语解码区,弓状束的病变破坏两者之间的连接,导致言语分析器到言语运动编码区的听觉信息精确解码的传递受损,而听理解能力损害较轻。

国外研究发现弓状束有三种连接方式:一种是位于中间的长纤维,即经典的弓状纤维束,连接额叶和颞叶;第二种是连接颞叶和顶叶的后侧纤维;第三种是连接额叶与顶叶的前侧纤维。因此,在临床上,我们可以看到类似Broca失语症的传导性失语症,多由病灶靠前使弓状纤维的前侧与长纤维同时受损引起。当病灶靠后,使弓状纤维的后侧与长纤维同时受损,则引起像 Wernicke 失语症的传导性失语。

近年来,国外学者在临床上观察到两种传导性失语症的表现,一个是再产生传导性失语症(reproduction conduction aphasia),反映了语音编码的初级缺陷;另一个是复述传导性失语症(repetition conduction aphasia),主要涉及言语工作记忆缺陷。功能影像学研究提示,缘上回与词语工作记忆有关。再产生传导性失语症是左颞上回听觉区的损害造成的音位水平的加工障碍,而复述传导性失语症是顶叶下部结构损害造成的词语工作记忆障碍。这两种类型的传导性失语症与经典的联系中断学说是不同的。

(四)经皮质运动性失语症

经皮质运动性失语症的特点是复述语句、朗读与命名的能力较好,但自发言语的量减少,言语简单,不流利。对话和叙述性言语明显地限制在一两个词内。听理解能力和阅读理解能力相对较好。复述能力相对较好,这些不同于运动性失语症。经皮质运动性失语症的书写缺陷与说话能力相似。一些短的应答性书写是可能的,但自发的记叙性书写则有困难。因皮质损害造成的这类综合征,常由 Broca 区前部和上部或辅助运动区皮质邻近的中、上额叶运动前区损伤引起。但是,皮质下损害也可产生类似症状。

(五)经皮质感觉性失语症

经皮质感觉性失语症的特点是复述相对较好,言语流利,但听理解有困难。尽管言语流利,但在自发言语中常因找词困难而言语中断,有时出现音素和词语替代。这类患者具有感觉性失语症的特点,但有明显的复述能力。模仿性言语也是其主要特征,当问患者问题时,他们往往不回答问题,而是重复检查者的问话。患者可有部分朗读能力,阅读理解能力相对较差。书写往往比自发言语更差,为错语性流畅类型,在听写时可有改善。偏瘫或明显的感觉异常并不常见。病变部位常位于 Wernicke 区后部或上部,但常不侵犯角回和缘上回。

Wernicke 区可能存储着词的表征,在其周边的上部和下部皮质存储着语义表征。当这些区域受到损伤时,听到的词不能通达词义,因此造成理解困难。

(六) 经皮质混合性失语症

经皮质混合性失语症即经皮质运动性失语和经皮质感觉性失语并存。突出特点为系列语言及复述好,其他语言功能均严重障碍或完全丧失。口语表达困难,语量少,找词困难,不能理解口语或严重障碍。被认为是分水岭区较大范围的损伤影响了表达和理解,但保留了外侧裂的重要语言中枢及复述功能。

(七) 命名性失语症

命名性失语症的突出特征是在自发言语中和视物命名时,有明显的找词困难。这类患者在传递信息时常有累赘语,过多地描述一件物品而说不出物品的名称。他们常能够意识到自己需要的词,意思是知道的,但是说不出名字。听理解、阅读理解、朗读和复述能力相对较好。

尽管在自发言语中有严重的找词困难,但言语是相对流利的。皮质语言区或附近区域的损害均可造成命名性失语症。常见的病变位于左额中回和角回。感觉性失语症的患者在恢复期也可表现为这类失语症的特征。

(八) 完全性失语症

完全性失语症也称为球性失语症,语言功能的各个方面受到严重损害。在自然环境中,患者可理解一些关于个人情况的语言信息,但没有交际性言语。在治疗师的帮助下,可数 1~10。可保留一些序列言语和刻板言语或咒骂言语。一般患者常伴有失用症、偏瘫、偏身感觉障碍。虽然患者的面部表情和声调常可传递情感信息,但应用示意动作如手势、点头、摇头等进行交际的能力丧失。通常皮质大面积损伤侵及前、后语言区,以及深部白质的损害均可造成完全性失语症。

二、皮质下失语症

皮质下失语症概念有广义和狭义之分。广义的皮质下失语症是指皮质下所有核团或白质损伤导致的失语症,可以出现 8 种皮质性失语症的症状,可能与皮质下和皮质语言区的功能连接障碍有关。而狭义的皮质下失语症主要分为两类:一类是丘脑性失语症;另一类是由苍白球与尾状核和内囊,尤其是内囊前肢的损害引起的失语症,也被称为基底核性失语症。

丘脑性失语症患者的言语是偏流利的,声调低、音量小,有时有非流利的频繁的词替代、语义性错语和新词。其理解能力损害较轻,有轻至中度的找词困难,复述正常或稍差,可有持续言语,有的症状类似经皮质感觉性失语症。

内囊、基底核区病变引起的失语症的常见主要特征类似经皮质运动性失语症,即自发言语受阻、复述相对完整、轻度命名困难、听理解相对较好。损伤的范围和部位不同,症状可不同。靠前部的损伤,发音差,听理解障碍轻,或出现口吃,甚至可见短暂的缄默;后部的损伤,发音较好,听理解障碍重;较大面积的损伤,可出现完全性失语症的症状。

第三节　失语症的评价

评价是一种诊断方法,通过评价可以对失语症与构音障碍、言语失用症或痴呆导致的语言障碍进行鉴别诊断,也可以对失语症类型进行分类性诊断,如传统的Broca 失语症、Wernicke 失语症、传导性失语症等。

从语言康复的角度看,评价的目的是能够系统地阐明语言功能的强弱,确定受损的功能、程度,明确保留的功能是否可在语言康复中利用,并确立恰当的治疗目标,评价治疗的效果。

根据 ICF 的标准,失语症的评价可以分为两大类:语言功能评价和功能性交往能力评价。

一、语言功能评价

语言功能评价应用完整的测验对失语症个体进行

评价,通常是对严重程度的测量,可用于个体的失语症分类。这种标准化失语症评价包括波士顿诊断性失语检查(Boston diagnostic aphasia examination,BDAE)、明尼苏达失语症鉴别诊断测验、西方失语症成套测验(western aphasia battery,WAB)及失语症筛选测验、Frenchay失语症筛选测验等。

这类测验大部分包括对失语症患者进行词、句、语段水平的语言检查,目的是确定语言障碍的程度,对语言障碍进行失语症分类诊断。可提供进一步详细检查的某些线索,对治疗具有一定程度的指导作用,属于传统的失语症评价方法。

1. **波士顿诊断性失语检查** BDAE(第2版)是美国波士顿大学神经病学系失语症研究中心和波士顿退伍军人管理局医院制定的。根据失语症分类系统,可以对失语症进行鉴别诊断。根据对话和言语作业的录音,设计了失语症严重程度分级;应用对话的录音对言语特征进行分级,包括错语、语法形式、韵律、找词、发音等。27个分测验归为若干组,即听理解、命名、复述、书写、阅读、自动语序、背诵和唱歌。这些测验具有一定范围的长度、语言学的复杂性和语义范畴。BDAE对了解患者残存的语言能力是有价值的,它可以作为治疗师制订治疗程序的依据。此外,在失语症研究中常用它对患者进行分类。

2000年BDAE第3版问世。除了对原来的测题进行了调整、更换和增加了测题外,并增加了语义理解、语音输出、字形输出等语言加工的分测验。它不但保持了原有测验的失语症分类功能、揭示语言障碍各种特征的功能,而且根据测验结果可以推测出语言加工的受损水平,如命名所需的语义通达、语音输出等某个或某些环节受损。

2. **西方失语症成套测验**　WAB 由加拿大西安大略大学临床神经病学系编制。在很大范围内,它是以 BDAE 为基础的。它可对失语症进行鉴别诊断与失语症的严重程度分级。它认为所有的失语症患者都可以根据 8 个传统的失语综合征进行分类,但严格地来讲,只有 2/3 的患者可以进行分类。分类和严重程度分级是根据 4 个语言分测验得出的,这 4 个分测验是自发言语、理解、复述和命名。总结 4 个分测验的结果,最后可以计算出"失语商"。通过阅读和书写、运用、构造测验得出"操作商",根据失语商和操作商可以得出皮质商,使我们能够整体地评价患者的语言和认知功能。

二、功能性交往能力评价

功能性交往能力评价着重了解被试者是否能正常沟通,判断语言障碍对患者生活的影响,并证实治疗的实际效果。

1. **日常生活交往活动检查**(communicative activities in daily living,CADL)　CADL 评价患者在日常环境中,如到诊所看病或去商店买东西,采取任何可能的方式传递信息的能力。测验内容包括 68 个项目,对每个项目的反应分为正确、恰当和错误。对评价康复后的交往能力在实际中的应用是有价值的。

2. **美国言语与听力学会交流能力的功能性评价**（American Speech-Language-Hearing Association functional assessment of communication skills，ASHA-FACS） ASHA-FACS 具有数量和质量量表，它包括日常生活活动的四个方面，评价患者完成这些活动的能力：社会交往（如打电话交流信息）、基本需求的交流（如紧急事件的反应）、读写和数字概念（如理解简单标志）和日常生活计划（如看地图）。该评价具有较好的信度和效度。

3. **功能性交际测验**（functional communication profile，FCP） FCP 目的是了解患者交往障碍所带来的实际交往后果。它根据患者患病前的日常生活交往能力，对现有的能力进行评分。如患者在患病前可书写商务信件，100% 表示正常操作能力，50% 表示目前的操作能力是患病前的一半。在自然交际场合，以非正式对话的方式，观察患者的语言理解、动作、阅读和各种行为，如理财等的能力。

4. **每日交往需求评价**（everyday communication needs assessment） 每日交往需求评价包括一个对话和一个问卷，对话用来评价个人的交往需要，问卷用来评价社会支持和观察。它是在个体的自然环境中评分，这种评价反映了失语症患者和非失语症者之间真正发生了什么，失语者和他的交流伙伴真正需要的是什么，以及康复可以做些什么。

三、国内失语症检查

除了将 WAB 翻译成中文版而得到广泛使用外，国内常用的失语症检查还包括北京大学第一医院神经内科编制的汉语失语症检查、中国康复研究中心根据日本标准失语症检查改编的失语症检查，以及河北省人民医院康复医学科改编的波士顿诊断性失语症检查（第2版）汉语版，也称改良波士顿诊断性失语症检查。

在近20年中，认知神经心理学（cognitive neuropsychology，CNP）得到很大的发展。国际上对失语症的认识已经远远超出了经典的分类。对语言行为功能的诊断已经不是模糊分类（如感觉性失语、运动性失语等），而是功能模块化。通过使用CNP方法发展起来的语言认知加工模型，为我们提供了检查语言加工过程是否受损，以及受损的模块和损害的原因的逻辑思维方法。对许多分类不明确的失语症可以明确语言损害的加工模块，有助于制订更具有针对性的治疗计划。

近年来，国内一些心理语言学研究者和语言治疗师在临床工作中对失语症患者使用了心理语言学的评价方法，如汉语失语症心理语言评价，其将当代认知心理学的研究成果——语言加工模型应用于失语症的评价与治疗，这为汉语失语症评价与治疗提供了更为先进的理念。

（胡瑞萍）

第四节　失语症的治疗

一、失语症治疗的概念

失语症治疗就是促进患者交流能力的获得，这种促进不仅包括患者的口语,也包括患者的听觉、阅读和书写能力的改善,但核心是患者的口语能力的改善。在治疗过程中治疗人员给予语言和交流方面的刺激,使患者作出反应。正确的反应要进行鼓励和强化(正强化),错误的反应要加以更正(负强化),反复进行可以形成正确反应、纠正错误反应。失语症康复的最终目的是利用各种方法改善患者的语言功能和交流能力,使之尽可能像正常人一样生活。

二、失语症治疗的适应证

原则上所有失语症都是适应证;但有明显意识障碍者,情感、行为异常者和精神病患者不适合训练。

三、失语症的治疗原则

综合训练,注重口语。如果听、说、读、写等口语和书写语言有多方面受损,要进行综合训练,但治疗的重点和目标应放在口语的康复训练上。首先从提高患者的听理解能力开始,随着患者听理解能力的改善,再将重点转移到口语训练上。对一些重度患者要重视读和写的训练,因为其他语言模式的改善对口语会有促进作用。

1. **要有针对性** 在针对性治疗前要通过标准的语言功能评定来掌握患者是否存在失语症及失语症的类型和程度,以便明确治疗方向。

2. **因人施治,循序渐进** 从患者残存功能入手,逐步扩大其语言能力。治疗内容要适合患者的文化水平及兴趣,先易后难,由浅入深,由少到多,要逐步增加刺激量。

3. **配合心理治疗,方式灵活多样**　当治疗取得进展时,要及时鼓励患者,使其坚定信心。患者精神饱满时,可适当增加难度;情绪低落时,应缩短治疗时间或选择患者喜欢的题目或停止治疗。

4. **家庭指导和语言环境调整**　医院的训练时间有限,要经常给患者家属进行必要指导,使之配合治疗,会取得更好的效果。另外,要让患者的家庭创造一个好的语言环境,以利于患者语言的巩固和应用。

四、失语症治疗的注意事项

1. **反馈的重要性**　这里所说的"反馈"是指治疗过程中患者对自己的反应有意识地认识。有两种情况,一是对自己所进行的活动有意识客观地把握,另一个是能认识到自己的反应正确与否。

2. **合并症**　由原发病引起的注意力、观察力、抑郁、过度紧张经常存在,在这种情况下,要注意与患者的说话方式并适时调整环境。

3. **确保交流手段**　语言是交流的工具,对于重症失语症患者,要用手势、笔谈、交流板等交流工具,尽量建立基本的交流。基本的交流对失语症患者有很大意义。

4. **要重视患者本人的训练**　一般来说训练效果与训练时间成正比,因此,要充分调动患者及其家属的积极性,配合训练。训练的课题和内容可以一样,让患者自己训练,但要变换形式。

五、失语症治疗的具体方法

(一) Schuell 刺激法

1. 定义与基本原理 Schuell 刺激法(许尔失语症刺激疗法)是指应用强有力的、控制下的、集中的听觉刺激作为基本工具,最大限度地促进患者的语言再组织和恢复。语言的熟练大部分是语言刺激和学习的结果,语言交流过程中的词汇提取和表达需要适宜的刺激去诱发。采取集中的、控制下的听觉刺激所引起的多种语言方式的改善较单一语言方式分别治疗的效果要显著。听觉信息的处理是语言处理中的重要一环。通过对听理解能力的治疗所获得的疗效将扩展到其他语言输入输出通路。在临床实践中,并不是所有的患者都适合听刺激治疗。如听觉通路严重损害的患者对文字或手势表达的信息反应较好,此时治疗的主要刺激通路应该是视觉而不是听觉。

2. Schuell 刺激法的治疗原则 应用刺激法对治疗活动进行设计要遵循刺激法的一般原则。Schuell 和 Brookshire 根据刺激法的原理和临床实践经验提出了刺激法的原则。

(1)应用集中的听觉刺激。听理解能力是失语症的关键一环,听觉刺激要广泛应用。一种语言方式的应用可加强另一种语言方式,将听觉刺激与视觉刺激结合起来将使刺激更为有效。

(2)刺激必须恰当,必须进入大脑。也就是说,给予的刺激可以被患者接收,并在大脑中经过处理,作出反应。设计作业的难度应在患者稍欠缺的水平上。

(3)应用反复的感觉刺激。当单一听觉刺激无效时，多次重复刺激后可变得有效。

(4)每个刺激应激起一个反应，这是判定刺激是否恰当的唯一途径。它为治疗师提供了重要的反馈，以决定是否需要改进刺激。

(5)反应是被激起的，而不是被纠正的或被迫产生的。如果刺激合适就应该有反应。如果反应不恰当，表明患者需要更多的刺激而不是纠正。

(6)激发最大量的反应。大量恰当的反应说明呈现了大量恰当的刺激。大量的反应提供了大量的反馈，并使语言活动得到加强，有利于增强患者进行语言尝试的信心。

(7)采取系统、集中的治疗。治疗要求有一系列的活动计划，使它适合患者的需要，并要考虑患者个人的情况和预后。

(8)每次治疗开始时的作业要相对容易、熟悉，使患者有自我调整和预习的时间，在经历成功后完成更困难的作业。

(9)使用简单的、与患者语言损害有关的、广泛的各种材料作为治疗内容。治疗不必局限于要学的项目上。材料的多样化减少了因少量材料机械重新练习引起的挫折感。

(10)新的训练材料和新的治疗步骤应是患者已熟悉的材料和步骤的扩展。它使患者能够集中在语言处理过程，并可把新材料和对反应的要求造成的影响减少到最小。

3. 治疗活动示例

(1)听理解障碍的治疗:在下面的治疗过程中,治疗师提供听觉刺激,患者作出不同的反应,在训练中需要用图片,图片的数量可以是1~6张,随着患者情况的改善可以增加更多的图片。

由单个词的听理解开始,治疗师可以放一张图片在患者的面前(如:一张钥匙图),或者一个物体(如:钥匙),治疗师指着图片或物体并命名几遍,然后,治疗师说"钥匙""指钥匙"或者"把钥匙递给我"并示意患者指出图片或物体或作出反应。

当确信患者理解了,治疗师可以选另一个词(如:勺子),患者用同样的方式反应,下一步是并排摆放两张图或两个物体(如:钥匙和勺子),由治疗师说出其中一个名称,患者指出相应的图片或物体。

如果患者达到治疗师的要求(90%正确,或者反应很好),治疗师可以用同样方式以其他刺激词进行训练,如果患者在两词之中都不能正确选择的话,治疗师应该返回用单个词进行训练或用其他语言模式促进听觉模式(如:出示印刷体的刺激词,患者抄写,或者治疗师说单词由患者复述)。训练方法如下:

1)完成身体部位的指令(如:向上看、向下看、站起来、坐下、闭上眼睛、睁开眼睛、转身、伸出舌、笑一笑、摘下眼镜、戴上眼镜等);听词指出图片;听词指出身体部位或衣服(如:鼻子、衬衫);听词指出室内的物品。

2)听词指出反义词的图片(如:上、下);听词指出相关意思的图片(如：桌子、椅子);听词指出相同词性的图片(如：钢笔、地毯);听形容词指出相符的图片(如：高、胖);听动词指出相符的图片(如：吃、走);听介词指出相符的图片(如：在……上、在……里)。

3)遵照指令完成睁眼、闭眼、向上、握住、抱、摇、贴、拉长、看、给、点头、移动、转动、摸等动作或者手势(自己完成或用物体完成)。

4)指印刷体字母或数字;指印刷体词;为完成一句话,指出所缺的图片(如：请递给我盐和__);指出表示带草字头单词的图片(如：花、苹果)。

5)功能描述指图或实物(如：可以喝的东西),指出局部摆放的图片或物体(如：你在卧室看到了什么?)

6)指出2个或3个名字(如：尺子、椅子、窗户);指出2个或3个动词(如：走、读、睡觉);通过功能描述指出2项或3项(如：喝、切、洗);分区域指出2项或3项内容(如：你在卧室、客厅、厨房看到什么?);指出其中3项或4项(如：图片、周围环境);按描述指出不同形状和颜色的项目;指出句子中描述的项目)〔如：指出红的方形,指出人们在休闲放松的图片(在许多不同的图片中有一张人们在海边放松的图片)〕;遵循2个物体移动指令(如：把铅笔放在书前面);遵循2个动词指令(如：指一下书,拿起铅笔);按时间先后执行2个动词指令(如：摸梳子以前,拿起杯子)。

7)要求患者用是或否回答：关于图片的问题(如：是女孩在走吗?);关于一般信息的问题(如：鲁迅是作家吗?);涉及听觉记忆广度的问题(如：梨、苹果、桃、小鸡、香蕉全是水果吗?);涉及语义分辨的问题(如:你用球棒打网球吗?);涉及语音分辨的问题;关于句子或从短到长的段落中的专门或一段信息回答。

8)需要患者口语或书写表达:听一篇短或长的文章或一个故事,回答问题或叙述内容。

(2)阅读理解障碍的治疗:在此训练中,由治疗师提供不同内容的视觉刺激,患者以不同的方式回答。

1)图与图匹配:图形匹配;印刷体拼音字母、单词、词组、句子匹配;同类别相似图片(如:椰子树、枫树)匹配。

2)需要患者具有一些听觉理解和口语表达能力:印刷体字词与图或实物匹配;按反义词与图匹配(如:上、下);按语义相关印刷体词与图匹配(如:桌子、椅子);印刷体词组与图匹配(如:刷头发)。

3)读短语填空[如:猫和____(海洋、狗、大厅)];读复杂句填空[如:汽车____(旅行、自动、发动)];印刷体词按要求分类(如:水果、蔬菜)。

4)读简单句,将句子补充完整(可以用诗句或歌词);读复杂句,句子补充完整[如:马有____(腿、耳、尾巴)]。

5)印刷体的句子与图匹配(如:门开着);读简单句用是或否回答(如:10比4少吗?);读复杂句用是或否回答(如:正开着的水是凉的吗?);读句选择[如:中国的一个省是____(黑龙江、朝鲜、6月)];读句子同音词选择[如:他的鞋是(橡胶、香蕉)做的];读句子动词选择[如:妈妈正在____饭(做、生产)];读句子同义词选择

[如:美丽的同义词是____(漂亮、强大)];读句子反义词选择[如:高的反义词是__(胖、长、矮)]。

6)读短句或长句用是或否回答;读短篇或长篇文章,多选题回答;读需要展开回答的句子(如:你觉得北京好吗? 为什么?)。

7)读词或句子并进行定义或说明。

8)读短篇或长篇文章或故事,然后叙述。

7)和8)要求患者用口语或书写回答。

(3)口语表达障碍的治疗:治疗师用不同的方式提供刺激,患者用口语回答,许多听理解和阅读理解的项目可以被换成口语表达的治疗课题。

1)随着治疗师复述,大声读,或叙述自发性言语(如:数字、12生肖、星期一至星期日、月份、拼音);随着治疗师唱或独立唱(如:东方红、生日歌);随着治疗师或独立吟唐诗;随着治疗师复述词、词组和句子。

2)完成相关意义词组(如:美丽又____);完成儿歌韵律(如:小白兔____,两只耳朵____)。

3)用名词完成句子(如:我们睡在____);用动词完成句子(如:饿了的时候,你应____)。

4)命名图片、物体或身体部位;应用相似的刺激完成句子(如:蜜蜂制造____)。

5)治疗人员给出词后,让患者说出相关的词(当与患者的兴趣有关时尤其适用);说反义词(如:上 -__);说同义词(如:好 -__)。

6)用一个词或句子回答问题;用若干个形容词或名词完成句子(如:圣诞老人穿__);回答问题组句,关于自己(如：年龄)、家庭(如：孩子的名字)、普通信息和知识(如：话剧《茶馆》的作者)；用不同词性的词语组句(如：名词，动词)；应用两个特定的词组句(如：找，收音机)；在开头和结尾用特定词或词组来组句(如：如果，他，因为……她)。

7)给看到或听到的刺激下定义；解释某物的功能或介绍人物(如：钢笔、刮脸刀)；描述图片上发生的事；解释在某种情况下应说什么(如：你累了，因此你应该____)；问问题去获得新信息。

8)解释词然后用词造句(如：冬天)。

9)说明一些活动的步骤(如：早餐你如何做鸡蛋？)；给长篇或短篇文章编说要点(如：听到或看到)。

(4)书写表达障碍的治疗：治疗师用不同方式的刺激，患者用文字回答。以上许多用于口语表达障碍的训练方法可以转换成用于书写表达障碍的治疗课题。

1)描摹或抄写(如：线、图形、数字)；按偏旁部首写字。

2)用或无图片刺激时填空(如：他正在写____)。

3)看图写名，身体部位或物体命名。

4)用动词完成句子(如：孩子们__水果)。

5)写功能性信息(如：名字、地址、年龄)，填表格(如：存单、保险等)。

6)看图或物体写句子。

(二)旋律语调疗法

旋律语调疗法也被称为 MIT(melodic intonation therapy)，主要是借助音乐旋律和节奏来促进患者语言功能的恢复,被认为是借助右脑代偿的作用,但也有研究表明仍是左侧大脑半球的激活起到重要作用。

首先是让患者听熟悉的歌曲,自己跟着唱。成功后变成吟诵歌词,最后过渡到以正常节奏说出歌词来。最后就歌词内容进行提问、交流。在歌唱和吟诵时治疗师可以带着患者的手打节奏,增加节奏感,更有利于促进语言的恢复。

(三) 强制性诱导的语言治疗

强制性诱导的语言治疗(constraint-induced language therapy,CILT)同 CIMT 一样,强制性地让失语症患者用口语交流,限制非口语的如手势、点头、摇头、写字等代偿性交流方法。而且强度比较大,每天训练 3 小时以上,每周训练 5 天以上。在语言交流的设计上要恰当,任务不要太难使患者有挫败感。

(四) 新技术、新方法

1. **基于镜像神经元理论的失语症训练法** 镜像神经元是脑内特殊的神经元,它们的特征是当主体观察他人做动作时,这类神经元就会被激活,而且这种激活与其执行该动作时相似,即"动作观察 = 动作执行"。该类神经元把他人的动作映射到自己脑中,因此被称为镜像神经元(mirror neuron)。单春雷小组发现镜像神经元所在的脑区(即 Broca 区)和左顶下小叶(缘上回、角回)恰是重要的语言中枢,而且动作观察同样可以激活 Wernicke 区这一重要听理解中枢,因此该小组通过手动作观察训练失语症患者,结果显示 1~3 周训练后语言功能显著提高,甚至对于 2 年以上处于平台期的患者也是如此。预示着这种基于神经生物学机制的失语症训练方法具有广阔前景。

2. 神经调控技术(也被称为非侵入性脑刺激技术)　包括重复经颅磁刺激(repetitive transcranial magnetic stimulation,rTMS)、经颅直流电刺激(transcranial direct current stimulation,tDCS)等。rTMS 通过刺激频率的不同[高频(≥ 5Hz)可以兴奋而低频(≤ 1Hz)可以抑制大脑皮质活动],而 tDCS 通过电极极性差异(正极兴奋、负极抑制脑皮质)来调节语言皮质的兴奋性,从而改善语言与交流能力。Kapoor 报道,中到高强度的证据表明 rTMS 是治疗非流利性脑卒中后失语症的有效方法,并且干预部位以右侧额下回三角部为主,常用的刺激参数为 1Hz 的低频 rTMS、1 200 个脉冲。

(五) 药物治疗

有研究表明多巴胺能药物溴隐亭、安非他明(苯丙胺),胆碱能药物二苯美伦、多奈哌齐,脑保护性药物吡拉西坦等都可以不同程度地改善失语症患者的命名、理解能力和表达的流畅度。

(六) 促进实用交流能力的治疗

1. 目的　使失语症患者最大限度地利用其残存交流能力有效地与他人发生或建立联系,尤其是日常生活中必要的交流能力。

2. 促进实用交流能力的治疗原则

(1)重视日常性的原则:采用日常交流活动内容为训练课题,选用接近现实生活的训练材料(如:实物、照片、新闻报道等)。

(2)重视传递性的原则:除了用口头语以外,还利用书面语、手势语、画图等代偿手段来传递信息。

(3)调整交流策略的原则:计划应包括促进运用交流策略的训练,使患者学会选择适合不同场合及自身水平的交流方法。

(4)重视交流的原则:设定更接近于实际生活的语境变化引出患者的自发交流反应。

3. 交流效果促进法

(1)适应证:各种类型和程度,尤其是重症失语症。

(2)治疗原则:见表4-1。

表 4-1 交流效果促进法的原则

原则	描述
交换新的未知信息	表达者将对方不知的信息传递给对方。利用多张信息卡,患者和治疗者随机抽卡,然后尝试将卡上信息传递给对方。
自由选择交往手段	不限于口语,如书面语、手势、绘画等手段。
平等分担会话责任	表达与接收者在交流时处于同等地位,会话任务应来回交替进行。
根据信息传递的成功度进行反馈	患者作为表达者、治疗者作为接收者时,要给予适当的反馈,促进患者表达方法的修正和发展。

(3)具体方法:将一叠图片正面向下放在桌上,训练者与患者交替摸取,不让对方看见自己手中图片的内容,利用各种表达方式(如呼名、描述语、手势等)将信息传递给对方。接收者通过重复确认、猜测质问等方式进行适当反馈。

（七）代偿手段的利用和训练

在一些重症患者,特别是用以上的方法无效时,可以考虑用代偿的方法进行交流,主要有手势语、图画和使用交流板的交流方法。

（八）功能性交际治疗

功能性交际治疗(functional communication therapy, FCT)是一种被广泛应用的方法,采用下面的常用交流内容来引出患者的反应(口语、手势)。

如,让患者说名称(你的名字是____)、说问候语,点菜,说地址和电话号码,说家庭成员的名字、职业和爱好,说自己所服务的机构,说自己生长的地方、喜爱的食物、如何喜欢烹饪、喜欢的电影和电视剧、喜欢的假日等,用口语或手势交流均可。

（九）小组治疗

除了一对一的治疗形式以外,另一种治疗形式为小组治疗,这种治疗形式可使语言技能发生更广泛的改变,并可增加失语症患者的心理调节,有利于其回归社会。

1. 言语 - 语言治疗小组 小组成员每天进行言语交流,包括打招呼、辞行,人物辨别,钱、日历的应用,左右辨别,身体部位辨别等。这些小组活动包括心理的、社会的、作业的、阅读和数学等活动。这些治疗活动的意义是强调功能性的、现实生活中的治疗活动。根据情况来决定治疗时间,强化治疗小组可以每天 3 小时,每周 5 次,也可以每周 1~2 次,每次 1~2 小时,与个人治疗相配合。

2. 家庭咨询和支持小组 帮助家庭成员或配偶了

解失语和解决语言问题,了解并帮助患者和家庭成员解决情感问题,常常需要社会和心理工作者的合作。

3. **心理小组** 可以为失语症患者宣泄情感和学习处理心理冲突提供支持气氛,增进个人之间的了解,改善患者的观察能力,并且帮助成员适应离院后的社会情绪,减少孤独感,改善社会融入能力和增加自我意识。内容包括讨论、现实生活中角色扮演、专题演讲、艺术展览。

(十) 失语症的家庭治疗指导

1. 家庭成员或陪护人员能做的事情

(1)坚持与患者说话。

(2)说话之前要使患者的注意力集中。

(3)减慢语速,给患者比较充足的时间理解你的话;使用简短的、意思明确的、易于理解的句子。

(4)开始详细说明你的话题前,先说一些引导式语言(如:在"是回家吃饭还是去饭店吃饭"的话题之前,可以先说,"让我们说说今天的晚餐")。

(5)给失语症患者时间,使他们能准确地表达想说的话。

(6)努力做一个专心的聆听者,要从患者的语调、面部表情和行为中寻找一些线索帮助你理解患者的表达。

(7)对患者要有感情,但不要乱用同情心(如:可以说"我知道你感觉很不幸",不要说成"你真可怜")。

(8)调整言语交流的时间,努力发现每天进行言语训练的最佳时间。

(9)注意伴随失语存在的任何影响交流的因素(听觉

和视觉障碍,药物治疗的需要)。

(10)允许患者在室内和室外活动,允许患者继续做一些简单的家务或劳动(如:照顾宠物,打扫卫生)。

2. 家庭成员或者陪护人员不能做的事情

(1)除非患者要求,否则不要帮助患者完成句子或要说的话。

(2)当患者说话时,不要打断或干扰,否则会扰乱患者的思路,导致患者忘掉要说的话。

(3)不要打破沉默,患者可能需要时间去考虑问题。

(4)和患者说话时不要太随便,需要直视患者。因为患者可能需要你面部的提示去理解所说的内容。

(5)不要用高高在上的态度和患者说话。如果是这样,患者在说话时可能会很紧张,还可能感觉受到侮辱,最后"封闭"自己,不愿说话。

(6)不要以为患者什么都听不懂,而当着患者面和别人说不应让患者听到的话,在很多情况下,患者能听懂。

(7)不要说有关患者的事,好像他或她不在场(如:他过去是一个很有才华的工程师)。

(8)不要只谈论每日的生活琐事,也可以谈论患者的爱好等。

(胡瑞萍　汪 洁)

参 考 文 献

[1] 高素荣,失语症 [M].北京:北京医科大学、中国协和医科大学联合出版社,1993:31-60.

[2] 张庆苏,纪树荣,李胜利,等.中国康复研究中心汉语标准失语症检查量表的信度与效度分析 [J].中国康复理论与实践,2005,11(9):

703-705.

［3］李胜利，肖兰 . 汉语标准失语症检查法的编制与常模 [J]. 中国康复理论与实践 , 2000, 6 (4): 162-164.

［4］汪洁，吴东宇，宋为群 . 应用汉语失语症心理语言评价探查听理解障碍的语言加工受损水平 [J]. 中国康复医学医学杂志 , 2010, 25 (4), 326-331.

［5］汪洁 . 波士顿诊断性失语症检查汉语版的测验量表—105 例患者测验结果的初步总结 [J]. 中国康复理论与实践 , 1996, 2 (3): 111-116.

［6］缪鸿石，朱镛连 . 脑卒中的康复评定和治疗 [M]. 北京 : 华夏出版社 , 1996: 88-94.

［7］CICERONE K D, DAHLBERG C, KALMAR K, et al. Evidence-based cognitive rehabilitation: recommendations for clinical practice [J]. Arch Phys Med Rehabil, 2000, 81 (12): 1596-1615.

［8］柏晓利，熊汉忠，徐忠宝，等 . 失语症患者口语命名障碍中语义错误的原因初探 [J]. 中华神经科杂志 , 2004, 37 (4): 311-314.

［9］韩在柱，舒华，毕彦超，等 . 汉语名词特异性损伤的个案研究 [J]. 心理科学 , 2005, 28 (4): 909-911.

［10］汪洁，屈亚萍，吕艳玲 . 语义语音治疗对重度失语症命名和朗读的影响 [J]. 中国康复医学杂志 , 2008, 23 (5): 402-405.

［11］陈文莉，夏扬，杨玺，等 . 手动作观察训练对脑卒中失语症患者语言功能的影响 [J]. 中国康复医学杂志 , 2014, 29 (2): 141-144.

［12］陈文莉，单春雷 . 非侵入性脑刺激在失语症治疗中的应用 [J]. 中华物理医学与康复杂志 , 2014, 36 (1): 67-71.

［13］周苹，单春雷 . 失语症的药物治疗进展 [J]. 中国康复医学杂志 . 2008, 23 (9): 860-862.

［14］CHEN W, YE Q, JI X, et al. Mirror neuron system based therapy for aphasia rehabilitation [J]. Front Psychol, 2015, 6: 1665.

［15］CHEN W L, YE Q, ZHANG S C, et al. Aphasia rehabilitation based on mirror neuron theory: a randomized-block design study of neuropsychology and functional magnetic resonance imaging [J]. Neural Regen Res, 2019, 14 (6): 1004-1012.

［16］LESSER R, PERKINS L. Cognitive neuropsychology and conversation analysis in aphasia-an introductory casebook [M]. London: Whurr Publishers, 1999: 12-14.

［17］ CODE C. Can the right hemisphere speak? [J]. Brain Lang, 1997, 57 (1): 38-59.

［18］ 汪洁 . 言语失用症与音位性错语的产生机制及鉴别诊断 [J]. 中国康复医学杂志 , 2006, 8 (21): 743-744.

［19］ NICKELS L. 认知神经心理学理论研究与失语症治疗的关系 [J]. 心理科学进展 , 2008, 16 (1): 14-17.

［20］ 李胜利 . 言语治疗学 [M]. 北京 : 华夏出版社 , 2004: 47-73.

［21］ 王茂斌 , O'YOUNG B J, WARD C D. 神经康复学 [M]. 北京 : 人民卫生出版社 , 2009: 395-404.

［22］ KAPOOR A. Repetitive transcranial magnetic stimulation therapy for post-stroke non-fluent aphasia: A critical review [J]. Top Stroke Rehabil, 2017, 24 (7): 547-553.

第五章

构音障碍的康复

脑卒中后最常见的言语障碍是构音障碍。构音是指自胸腔呼出的气流经过声带的振动,再经唇、舌、腭和咽等构音器官的摩擦或阻断等动作以发出语音的过程。当发音器官的运动力量、运动协调性、运动方向等出现异常就可表现出构音障碍。

第一节　构音障碍的分类

广义的构音障碍包括器质性构音障碍,即构音器官的形态、结构异常导致患者无法正常发声,常见如唇腭裂;功能性构音障碍,即患者构音错误,但无法找到确切病因;运动性构音障碍,即狭义的构音障碍。

运动性构音障碍是指由于神经系统疾病导致的与构音相关的肌肉麻痹、肌张力异常、运动不协调,使患者出现呼吸、共鸣、发声、音调与韵律等方面的异常。患者的听理解能力正常,但无法正常地进行口语表达。其原发疾病常见于脑血管病、颅脑外伤、脑肿瘤、帕金森综合征、多发性硬化等。其病理基础为运动障碍。运动性构音障碍根据不同疾病的病变部位不同,而产生不同的一组症状,通常将运动性构音障碍分为以下六种类型。

一、弛缓型构音障碍

弛缓型构音障碍(flaccid dysarthria)是由下运动神经元损伤,如脑神经核、脑神经、周围神经纤维病变或肌病等导致构音肌群的弛缓无力、弛缓性瘫痪或肌萎缩造成的。其特点是说话时鼻音过重,可听到气体自鼻孔逸出声及吸气声。呼气发声时因鼻腔漏气而语句短促、音调低、音量减弱、字音不清,主要由于咽肌软腭瘫痪,呼气压力不足使辅音发音无力,以及舌下神经、面神经支配的舌、唇肌肉活动受损而不能正确地发出语音。伴随症状可有舌肌颤动或束状萎缩;舌肌与口唇动作缓慢及软腭上抬不全;并可见咽肌、软腭瘫痪的代偿性鼻翼收缩和扮怪样面部动作。可伴吞咽困难,进食易呛咳,食物常从鼻孔流出。唇闭合差,唇外展异常,流涎,舌抬高困难或不能抬高,舌在休息状态异常,两侧运动差。

二、痉挛型构音障碍

痉挛型构音障碍(spastic dysarthria)由上运动神经元损伤后构音肌群的肌张力增高及肌力减退所致,如双侧内囊血管病变、痉挛性脑瘫、运动神经元病、多发性硬化等,常伴有吞咽困难和强哭强笑等情绪控制失调。言语特征是说话缓慢费力、字音不清、鼻音较重,缺乏音量控制,音调低、单音调、音质嘶哑,常有用力挤压声,可因声带过分紧张而振动不规则所致。舌交替运动减退,说话时舌、唇运动差,软腭抬高减退。可出现吸吮反射、掌颌反射。

三、运动失调型构音障碍

运动失调型构音障碍(ataxic dysarthria)是因小脑或脑干内传导束病变导致的构音肌群运动范围、运动方向的控制能力降低。通常有以下其中一种表现:一是间歇性的发音障碍,表现为言语无节奏,音高、音量无规律,字音常突然发出;另一种情况是间歇停顿不当,声音延长,音节重音均等,字词之间的间歇延长,言语速度减慢。

四、运动过少型构音障碍

运动过少型构音障碍(hypokinetic dysarthria)系锥体外系病变所致,如帕金森病等,可见构音肌群的不自主运动和肌张力改变,主要是构音肌群强直造成发音低平、单调,可有颤音及第一字音的重复。语音语调差,言语速度加快,有限范围内可见快速言语运动,音量控制差,音量小,发声时间缩短,舌抬高差,说话时舌运动不恰当,流涎。

五、运动过多型构音障碍

运动过多型构音障碍(hyperkinetic dysarthria)也是由于锥体外系病变所致,如舞蹈症、肝豆状核变性、手足徐动症、脑瘫等,造成发音高低、长短、快慢不一,可突然开始或中断,类似运动失调型构音障碍,实为构音肌不自主运动造成。嗓音发哑紧张,音量变化过大,元音歪曲。因言语速度减慢,音调、音量变化降低,词之间的停顿延长,以及不恰当的沉默造成韵律异常。有的学者将运动过多型与运动过少型构音障碍合为一型,称为运动障碍型构音障碍。

六、混合型构音障碍

混合型构音障碍(mixed dysarthria)由上、下运动神经元病变,如肌萎缩侧索硬化、多发性脑卒中等造成。舌抬高、舌交替运动减弱,音调低,声音嘶哑,用力挤压声,鼻音明显,唇运动差,发声时间缩短,言语速度缓慢。由于病变部位不同,可出现不同类型的混合型构音障碍。

(张倩倩 张玉梅)

第二节 构音障碍的评价

构音主要依赖于四个器官:呼吸、腭咽、喉、口面部。因此,呼吸、共鸣、发声器官功能的评估是评价构音障碍的主要方面,本文对目前常用的评价方法进行简要介绍。

一、构音障碍的主观评估

构音障碍的主观评估包括对言语清晰度、可懂度、效率等方面的评估。言语清晰度主要是指听者仅通过讲者发出的语音信号准确获取讲者所传达的信息的程度。可懂度是指听者理解言语的程度,包括讲者传达的信号和该信号发出的额外信息。效率是指传递语音信号的速度,是清晰度和可懂度的重要补充。

1. **英国 Frenchay 构音障碍评估量表**(Frenchay dysarthria assessment,FDA) FDA 是一项包含 10 个项目的评分性测试,其中 8 个项目侧重于观察口腔结构和患者言语功能,包括反应、呼吸、唇、下颌、上腭、舌、声音、可懂度的评判,根据构音障碍的严重程度分为 a~e 5 个等级,经过大约 30 分钟的评估后,由医师进行打分。

2. **改良版 Frenchay 构音障碍评估量表** 河北省人民医院将英国 Frenchay 构音障碍评估进行汉化,是目前国内最常用的构音障碍评估方法,它通过观察构音器官的形态及运动来确定其是否存在器质性异常和运动障碍。

改良版 FDA 从反射、呼吸、颌、唇、舌、腭、喉、言语方面评价构音器官运动障碍的严重程度。反射检查包括咳嗽反射、吞咽反射和流涎;呼吸功能检查以观察静止状态和说话时的呼吸情况为主;唇运动功能检查涉及唇静止状态、唇角外展、唇闭合、唇交替运动和说话时唇的运动;颌功能检查以观察静止状态和说话时颌的运动情况为主;软腭功能检查包括询问进食情况,观察发 /a/ 音时软腭上抬运动,以及说话时鼻漏音和鼻共鸣;喉功能检查包括观察喉持续发声时间、音高、音量调节,以及说话时音质、音量、音高情况;舌功能检查包括观察静止状态舌体的大小,是否有皱缩、震颤,舌伸出速度及交替运动速度。在言语可理解度的检查中提供 50 个词和 50 个语句,评价时各用 10 个,根据检查者可听懂患者读词和读句的数量,判断可理解度,同时在对话中了解患者言语的总体情况,如患者的言语速度,是否有重复、歪曲。该评价法使用9分制记录患者各分测验的结果,可对治疗结果进行前后比较。

3. 中国康复研究中心构音障碍检查表 中国康复研究中心构音障碍检查表是中国康复研究中心结合中国汉语特点,参照日本构音障碍检测法编制的评价量表,自1992年开始应用于临床,该法主要是对构音器官运动功能的检查。

中国康复研究中心构音障碍检查法包括构音器官检查和构音检查。构音器官检查可判断构音器官的形态、异常程度、异常类型、速度及节律变化、运动范围、运动协调性、运动精巧性、正确性、圆滑性等情况。构音检查包括8个项目:错音、错音条件、错误方式、发声方法、错法、被刺激性、构音类似运动、错误类型,可将患者的构音障碍特点进行归纳分析,结合构音运动方式进行总结。这种评价方法能够对构音障碍进行分类并对严重程度作出定性诊断,找出错误的构音及其特点,对构音障碍患者的康复训练有明确指导作用。

二、构音障碍的客观评估

1. 呼吸功能的评估 喉部作为能量转换器将声门下的空气动力能转换为声能,因此,言语的产生与呼吸功能密切相关。呼吸功能的评估包括传统肺功能的检查(如肺活量、肺容量等)和气流动力学评估。

气流动力学评估通过测量发音时喉部的呼吸气流动力相关参数来间接反映嗓音功能,目前它已成为评价构音障碍的重要环节。其中,声门下压力(subglottal pressure,SGP)指发声过程中声门下方区域内由肺供给的气流量的压力,它是重要的气流动力学指标之一。SGP 能反映喉的功能状态,在性别、年龄间无明显差异,与音频及音强有关。常用于测定 SGP 的方法是唇音中断法和不完全气流中断法。气流动力学装置为呼吸气流压力转换器,用于确定呼吸系统的功能和腭咽、喉的功能,可通过示波器观察,也可拍摄照片。

正常人 SGP 为 5~8cmH$_2$O, 如果测试者能产生 5cmH$_2$O 的 SGP 并维持 5 秒,那么就认为测试者发音所需要的呼吸功能正常。此外,气流动力学还有其他重要的参数,如反映声门开闭及声带振动状态的平均气流率(mean phonation flow rate,MFR),反映发声难易的发声阈能(phonation threshold power,PTPw) 和声门阻力(glottal resistance)等,这些可与 SGP 共同分析构音障碍患者的嗓音功能。

2. **共鸣功能评估**　鼻流量和频谱分析是目前共鸣功能评估较为常用的手段。

鼻流量用于检测鼻音功能是否亢进,此法还可通过测量鼻和口的声压水平来计算鼻腔能量的比例、分析鼻咽闭合的能力。常用的参数是平均鼻流量值(mean nasalance scores,MNS),MNS 超过一定程度时,就会使清晰度下降。

频谱分析也可用于共鸣功能的评估。构音器官的损伤会使声音频谱中的一些频率得到共振加强,这些加强的共振频率称为共振峰,共振峰是衡量言语共鸣功能的重要声学参数之一。频谱分析可通过语谱图来观察这些声学参数,对鼻腔共鸣障碍患者进行评估。

3. 发声器官评估 喉功能评估即发声器官功能评估,其客观评价手段目前主要有喉肌电图(laryngeal electromyography,LEMG)和喉镜检查(laryngoscopy)等。

LEMG可通过记录患者在发声、呼吸、吞咽等过程中相应的肌肉电生理状况来判断喉肌及其支配神经的受损程度,为喉运动性发声障碍等喉神经肌肉疾病的诊断、治疗及预后提供科学依据。LEMG还可判断声带振动的稳定性及声门的闭合程度,初步判断病变的范围。

喉镜检查可直接观察喉部、共鸣腔等发声器官的情况,提供发声时构音肌群及其结构的动态画面。动态频闪喉镜作为唯一能看到声带黏膜波移动方式的检查已越来越多的应用于临床,这一方法利用差频原理将声带振动减慢,因而可观察发声时声带的振动特性;它还可将黏膜放大3~5倍,从而能检查到其他喉镜看不到的细小病变。

此外,发音器官评估对构音障碍患者治疗的指导也起到了很大作用。位于喉部的声带是发声的主要器官,电声门图(electroglottography,EGG)及嗓音声学分析是评价发声器官的两种主要方法。EGG可通过声带振动产生的电流量改变进行声门开闭曲线的描记,评判声门的生理功能,无创地评估声门振动运动能力。嗓音声学分析是对嗓音质量的定量描述。

目前,国内外都较为推崇对构音障碍患者的评估采取主观评价量表与客观仪器检查相结合的方式,这种方式不仅可以更直观地评价构音障碍的严重程度,还能更客观地对构音障碍运动特征进行描述,有利于指导后期的康复治疗。

(张倩倩 张玉梅)

第三节 构音障碍的治疗

一、依据不同严重程度制订康复训练模式

(一) 轻度至中度构音障碍的治疗

轻度至中度病变时,有时听不懂或很难听懂及分辨患者的言语。言语的发生受神经和肌肉影响,所以姿势、肌张力、肌力和运动协调的异常都会影响到言语的质量。言语治疗应从改变这些状态开始,这些状态的纠正会促进言语的改善。

关于康复的途径,学者们强调按呼吸→喉→腭和腭咽区→舌体→舌尖→唇→下颌的顺序一个一个地解决。要分析这些结构与言语产生的关系,根据构音器官和构音评定的结果,决定治疗从哪一步开始及先后的顺序。构音器官评定所发现的异常部位便是构音训练的重点部位。

1. **改善构音的训练**

(1) 舌、唇运动训练:通过构音器官检查,可以发现几乎所有患者都存在舌、唇运动不良,它们的运动不良会使所发的音歪曲、置换或难以理解。所以要训练患者唇的张开、闭合、前突、缩回,舌的前伸、后缩、上举、向两

侧等运动。训练时要面对镜子,这样便于患者模仿和纠正动作。对较重患者可以用压舌板和手法协助完成。另外,可以用冰块摩擦面部和唇来促进运动,每次 1~2 分钟,每日 3~4 次。

(2)发音的训练:待患者可以完成以上的动作后,要让其尽量长时间地保持这些动作,如双唇闭合、伸舌等,随后做无声的构音运动,最后轻声地引出靶音。原则是先训练发元音,然后发辅音。辅音先由双唇音开始,如"b、p、m、f"等。待能发辅音后,要训练将已掌握的辅音与元音相结合,也就是发无意义的音节"ba、pa、ma、fa"。这些音比较熟练后,就采取元音加辅音再加元音的形式,最后过渡到单词和句子的训练。在训练发音之前,一定要依据构音检查中构音类似运动的检查结果,掌握了发靶音的构音类似运动后,才能进行此音的训练。如构音检查时发现有明显的置换音,可以通过手法协助使发音准确,然后再纠正其他的音,此方法效果较好。

(3)减慢言语速度:轻至中度的患者可能表现为绝大多数音可以发,但由于痉挛或运动不协调而使多数音成为歪曲音或失韵律。这时可以利用节拍器控制速度,由慢变快,患者随节拍器的节拍发音可以增加言语可懂度。节拍的速度根据患者具体情况决定。如果没有节拍器,也可以由治疗师轻拍桌子,使患者随着节律进行训练。但这种方法不适合重症肌无力的患者,因为会使肌力进一步减弱。

(4)语音分辨训练:患者对音的分辨能力对准确发音很重要,所以要训练患者对音的分辨。首先要能分辨出错音,可以通过口述或放录音,也可采取小组训练形式,由患者说一段话,让其他患者评议,最后由治疗师纠正,此方法效果很好。

(5)利用患者的视觉途径:如患者的理解能力很好,要充分利用其视觉能力,如可以通过画图让患者了解发音的部位和机制,指出其主要问题所在并告诉他准确的发音部位。此外,也可以结合手法促进其准确发音,首先是单音,然后是拼音、四声、词、短句。还可以给患者录音、录像,让患者一起对构音错误进行分析。

2. 克服鼻音化的训练 鼻音化是由于软腭运动不充分,腭咽不能适当闭合,将鼻音以外的音发成鼻音。治疗的目的是加强软腭肌肉的强度。

(1)"推撑"疗法:具体的做法是患者的手放在桌面上向下推;两手掌相对推或两手掌同时向下推,同时发"澳"的声音。随着一组肌肉的突然收缩,其他肌肉也趋向收缩,增加了腭肌的功能。这种疗法与打哈欠和叹息疗法结合应用的效果更好。另外训练发舌后部音如"卡、嘎"等也可加强软腭肌力。

(2)引导气流法:这种方法是引导气流通过口腔,减少鼻漏气。如吹吸管、吹乒乓球、吹喇叭、吹哨子、吹奏乐器、吹蜡烛、吹羽毛、吹纸张,都可以用来集中和引导气流。如用手拿着一张中心有洞或画有靶心的纸接近患者的嘴唇,让患者通过发"呜"声去吹洞或靶心,当患者持续发音时,把纸慢慢向远处移,一方面可以引导气流,另一方面可以训练患者延长吹气。

3. 克服费力音的训练 这种音是由于声带过度内

收所致,听起来喉部充满力量,声音好似从其中挤出来似的。因此,主要的治疗目的是获得容易的发音方式,打哈欠的方法很有效。其方法是让患者处在一种很轻的打哈欠状态时发声,理论上打哈欠可以完全打开声带而停止声带的过度内收。起初让患者打哈欠并伴随有呼气,当成功时,在打哈欠的呼气相再教他发出词和短句。另一种方法是训练患者随着〔xi〕发音,由于此音是由声带的外展产生,因此可以用来克服费力音。

此外,也可以应用头颈部为中心的放松训练。方法是让患者设想他的头是空铁球,让它"掉进"胸腔然后从前到后慢慢旋转,同时发声。这时头颈部放松可以产生较容易的发声方式。头颈、喉的松弛性生物反馈也有良好作用,可以减轻费力音,同时也可以减轻鼻音化构音。另外,咀嚼训练可以使声带放松和产生适当的肌张力,训练患者咀嚼时发声,利用这些运动使患者发出单词、短句和对话。

4. 克服气息音的训练 气息音的产生由声门闭合不充分引起,因此主要克服途径是在发声时关闭声门。上面所述的"推撑"方法可以促进声门闭合;另一种方法是用一个元音或双元音结合辅音和另一个元音发音,再用这种元音和双元音诱导发音的方法来产生词、词组和句子。

5. 语调训练 通过构音检查可以发现患者的音调特征,多数患者表现为音调低或单一音调。训练时要指出患者的音调问题,训练者可以由低到高发音,乐器的音阶变化也可以用来克服单一的音调。另外,也可以用音量音调训练仪(visi-pitch)帮助训练,患者可以通过仪器监视器上的曲线的升降调节音调。

6. **音量训练**　呼吸是发音的动力,自主的呼吸控制对音量的控制和调节也极为重要。因此,要训练患者强有力的呼吸并延长呼气的时间。另外,对儿童可以利用声控的玩具训练,此种训练玩具有控制音量的开关,可将音量由高至低进行调节,可以有效地改善患儿的音量。成人可使用具有监视器的语言训练器,患者在发音时观看监视器的图形变化训练和调节发音的音量。

(二)重度构音障碍的治疗

重度构音障碍是严重的肌肉麻痹使运动功能严重障碍而难以发声,在构音检查的项目中只能完成个别音节的复述和个别音节的部分构音类似运动,而且不充分,构音器官检查中绝大多数的项目均不能完成。这类患者多见于两种情况,一种是处于急性期的患者;另一种见于病程长、病情重并已经形成后遗症或病情逐渐加重的神经退行性疾病的患者,如肌萎缩侧索硬化和多发性硬化等。前一种适合用言语辅助装置确保进行交流的同时利用手法辅助进行呼吸和构音训练;后一种往往适合用各种类型的交流辅助系统以保证交流,构音的训练常常难以起效。

1. **手法**　适合于重度构音障碍无法进行主动运动或自主运动控制很差的患者,通过手法可以使患者逐步自主完成构音运动。

(1)呼吸训练:这类患者往往呼吸很差,特别是呼气相对短而弱,很难在声门下和口腔形成一定的压力,呼吸的训练应视为首要训练项目。训练时可以采用卧位或坐位进行,前者采取仰卧位,双下肢屈曲,腹部放松。告诉患者要放松并平稳地呼吸,治疗师的手平放在患者的上腹部,在呼气末时,随着患者的呼气动作平稳地施加压力,通过横膈的上升运动使呼气相延长,并逐步让患者结合"f、ha"等发音进行。如患者可以坐稳可采用坐位,鼓励患者放松,治疗师的手放在患者胸廓的下部,在呼气末轻轻挤压可以使呼气逐渐延长。注意力量不要过大,老年人或伴有骨质疏松患者不宜采用此法。

(2)舌训练:重度患者舌的运动严重受限,无法完成前伸、后举、上举、侧方运动等。上运动神经元损伤患者的舌为僵硬状态;下运动神经元损伤患者的舌表现为弛缓性瘫痪并存在舌肌的萎缩。治疗时在手法的应用上不同,上运动神经元损伤患者的训练要适当,避免过度训练,否则会出现运动功能下降的现象。具体方法是治疗师戴上指套或用压舌板协助患者做各种舌的运动。

(3)双唇训练:唇的运动对构音很重要,大部分重度患者都存在严重的唇运动障碍,通过手法可以帮助患者做双唇展开、缩拢、前突运动并进行吹、吸及爆破音等运动的训练。下颌肌肉麻痹的患者可能会出现下颌的下垂或偏移而使唇不能闭合,治疗师可以把左手放在颌下,右手放在患者的头部,帮助其做下颌上举和下拉的运动,帮助双唇闭合。唇的训练不仅为患者发双唇音做好准备,还有助于流涎的逐渐减轻或消失。

2. **替代或增强交流系统的应用**　替代或增强交流系统(alternative or augmentative communication system,

ACS)包括很多种类,最简单的是用图片、文字构成的交流板。经过训练,患者通过交流板上的内容表达各种意思。近些年来,随着电子工业的高速发展,许多发达国家已研制了体积小、便于携带和操作的交流器,这些装置有的还可以合成声音,这些在我国还是待开发的领域。另外,可以使用各种类型的交流板,且可根据患者的情况设计交流板,这种方法简单而可行,可以发挥促进交流的作用。

二、音乐疗法

有些研究根据患者的兴趣爱好,选取合适的音乐主题,应用神经音乐疗法,主要包括治疗性歌唱、音节折指法、吟唱法等方式,可充分调动患者情绪。研究发现,音乐可以提高患者的呼吸功能、调整语速、提高舌动作的灵活度,使患者发出清晰的言语;同时,音乐的刺激还可以激发神经肌肉活动;此外,好的音乐刺激还可以帮助患者克服负面的心理情绪。

三、口腔及面部按摩治疗

通过对患者在言语康复训练基础上辅以口腔及面部按摩治疗可使者被动做口唇的粗大运动,有研究发现,使用这种治疗方法后患者的言语清晰度、Frenchay构音障碍评分均优于仅仅采取常规构音训练的患者。可能与面部及口内按摩刺激了患者的感觉系统,强化了中枢与感受器的反射活动,进而激活脑部损伤的感觉及运动区域有关。

四、针灸治疗

使用针刺结合言语康复治疗的研究发现，经治疗后的患者 Frenchay 构音障碍评分优于常规训练的患者。有研究运用通督开喑针刺法治疗脑卒中构音障碍患者，发现针刺头部等主穴可改善构音障碍，其疗效明显优于采用常规康复训练的对照组。采用舌针＋项针＋构音训练治疗，应用改良 Frenchay 构音障碍评价法评估疗效，发现舌针＋项针＋构音训练治疗方法对脑卒中后构音障碍的临床效果确切。

五、计算机辅助系统

近年来，计算机技术的交流辅助系统也处于发展之中，它对于评估和治疗构音障碍具有非常大的优势，规避了主观性的操作误差，提高了临床诊疗效率。有项研究开发了一种基于电子信息技术、自动语音识别技术等的计算机辅助成人言语康复系统，主要训练内容包括声母、韵母、声调的发音练习；当患者掌握了单字的正确发音之后，可进一步开始短语的训练。该康复系统可以帮助患者改善发音障碍的问题。由于其不存在由医师主导康复治疗所存在的主观问题，得到的治疗结果更加客观。

我国研究学者研发了成人听力言语康复系统软件，发现患者声母、韵母发音准确性均高于进行传统人工康复治疗的患者群体，结论表明这种系统在脑卒中后构音障碍的老年患者中具有良好且积极的治疗效果，未来类似的计算机辅助系统软件将有可能大规模地应用于临床工作中。

（张倩倩　张玉梅）

参 考 文 献

［1］丘卫红. 构音障碍的评价及语言治疗 [J]. 中国临床康复, 2004, 28 (9): 6155-6157.

［2］庞子建, 刘恒鑫, 高立群. 成人运动性构音障碍言语清晰度评估的研究进展 [J]. 中国康复理论与实践, 2019, 25 (2): 140-145.

［3］EIGENTLER A, RHOMBERG J, NACHBAUER W, et al. The scale for the assessment and rating of ataxia correlates with dysarthria assessment in Friedreich's ataxia [J]. J Neuro, 2012, 259 (3): 420-426.

［4］何维佳, 李胜利. 运动性构音障碍言语声学水平客观评价的研究进展 [J]. 中国康复理论与实践, 2010, 16 (2): 118-120.

［5］李胜利. 言语治疗学 [M]. 2 版. 北京: 华夏出版社, 2014: 77-97.

［6］李欢. 构音障碍评估研究述评 [J]. 中国特殊教育, 2010,(6): 59-64.

［7］THOPPIL M G, KUMAR C S, KUMAR A, et al. Speech signal analysis and pattern recognition in diagnosis of dysarthria [J]. Ann Indian Acad Neurol, 2017, 20 (4): 352-357.

［8］LEWANDOWSKI A, GILLESPIE A I, KRIDGEN S, et al. Adult normative data for phonatory aerodynamics in connected speech [J]. Laryngoscope, 2018, 128 (4): 909-914.

［9］LUO R, KONG W, WEI X, et al. Development of excised larynx [J]. J Voice, 2020, 34 (1): 38-43.

［10］JIANG J, LEDER C, BICHLER A. Estimating subglottal pressure using incomplete airflow interruption [J]. Laryngoscope, 2006, 116 (1): 89-92.

［11］THIEL C, YANG J, CRAWLEY B, et al. Aerodynamic characteristics of syllable and sentence productions in normal speakers [J]. J Voice, 2018, 33 (3): 297-231.

［12］HOFFMAN M R, RIEVES A L, SURENDER K, et al. Evaluation of auditory and visual feedback for airflow interruption [J]. J Voice, 2013, 27 (2): 149-154.

［13］ PARK M, BAEK W S, LEE E, et al. Nasalance scores for normal korean-speaking adults and children [J]. J Plast Reconstr Aesthet Surg, 2014, 67 (2): 173-177.

［14］ SAPIR S, RAMIG L O, SPIELMAN J L, et al. Formant centralization ratio: a proposal for a new acoustic measure of dysarthric speech [J]. J Speech Lang Hear Res, 2010, 53 (1): 114-125.

［15］ CARRILLO L, ORTIZ K Z. Vocal analysis (auditory-perceptual and acoustic) in dysarthrias [J]. Pro Fono, 2007, 19 (4): 381-386.

［16］ HEMAN-ACKAH Y D, MANDEL S, MANON-ESPAILLAT R, et al. Laryngeal electromyography [J]. Otolaryngol Clin North Am, 2007, 40 (5): 1003-1023, vi-vii.

［17］ VOLK G F, POTOTSCHNIG C, MUELLER A, et al. Teaching laryngeal electromyography [J]. Eur Arch Otorhinolaryngol, 2015, 272 (7): 1713-1718.

［18］ GUGATSCHKA M, KIESLER K, BEHAM A, et al. Hyperplastic epithelial lesions of the vocal folds: combined use of exfoliative cytology and laryngostroboscopy in differential diagnosis [J]. Eur Arch Otorhinolaryngol, 2008, 265 (7): 797-801.

［19］ KRASNODEBSKA P, KRASNODEBSKI W, SZKIELKOWSKA A. Objectification of vocal folds mucosal wave [J]. Otolaryngol Pol, 2018, 72 (5): 24-30.

［20］ 余瑾, 古琨如, 廖铭斌. 音乐治疗运用于构音障碍康复 [J]. 中国康复, 2011, 26 (4): 295-296.

［21］ 任明霞, 张丽芳. 口部运动配合面部按摩疗法改善脑卒中患者构音障碍的疗效观察 [J]. 宁夏医科大学学报, 2018, 40 (3): 357-359.

［22］ 韩晶, 巴玉兰. 针刺结合言语康复治疗脑卒中后构音障碍的临床效果观察 [J]. 医药前沿, 2019, 5: 228.

［23］ 董赟, 郝盼富, 刘梦婷, 等. 通督开喑针刺治疗脑卒中构音障碍的临床研究 [J]. 中医药临床杂志, 2015, 27 (2): 172-174.

［24］ 杨震亚, 牟宏宇, 原猛, 等. 一种成人汉语言语康复评估训练系统及在构音障碍患者的初步应用 [C]. 中国科学院声学研究所纪念建所 50 周年暨第五届学术交流会, 2014, 7: 364-368.

［25］ 许颖, 杨坚, 李洪丽, 等. 成人听力言语康复系统在老年脑卒中构音障碍患者中的临床应用研究 [J]. 老年医学与保健, 2015, 21 (3): 141-143.

第六章

吞咽功能的康复

第一节　吞咽机制

吞咽是最复杂的躯体反射之一,这一复杂动作的完成需要至少 6 对脑神经及 3 对颈神经的参与。吞咽也是复杂的感觉运动行为,涉及口腔、舌、喉、咽、食管肌群的收缩和抑制。吞咽涉及从大脑皮质到延髓不同水平的神经系统。为了使食团从口腔传递到胃,许多脑神经将兴奋或抑制相关的肌肉。

一、神经系统的组织

吞咽的神经系统组织由感觉刺激传入,诱发吞咽反射,到脑干的控制中枢,最后是运动传出。皮质高级中枢可启动和调节自主吞咽。

1. **感觉刺激的传入**　口腔周围感觉信息是通过第 V、IX、X 对脑神经传入的。这些神经接受面部、唇、舌、腭、咽、喉黏膜的感觉刺激。面神经负责舌前 2/3 的味觉,舌咽神经负责舌后 1/3 的味觉。食物的味道(甜、酸、咸、苦)刺激口内味觉感受器,舌的不同部位对不同的味道作出反应。舌尖对甜味最敏感,舌中部和两侧对酸味敏感,舌后部对苦味有反应。舌的各部位对咸味均有反应。

2. **吞咽的触发** 口腔的某些部位对激发吞咽更为敏感。虽然个体之间存在差异,但轻触咽弓前部更易产生吞咽。强刺激咽后壁也可激发吞咽。刺激软腭、腭垂对激发吞咽最不敏感。然而,这些刺激不一定能触发吞咽,有效触发吞咽的比例不超过50%。这些发现提示,仅有外周刺激(反射性吞咽刺激)并不足以产生一致的吞咽动作。随意控制和反射均参与吞咽。单独一种机制难以产生规律性的、及时的吞咽动作。

3. **中枢控制** 除了脑干,大脑皮质对吞咽动作也起到重要作用。研究表明吞咽是多部位、双侧大脑半球皮质支配的。报告最多的部位是感觉/运动皮质、前额皮质、前扣带回、岛叶、顶枕叶和颞叶。吞咽时基底核区、丘脑、小脑和内囊也被激活。

脑干吞咽中枢也称为中枢模式发生器,具有控制和调节吞咽反射的功能。双侧对称存在的中枢包括两个区域:孤束核及其周围网状结构构成背侧区;疑核及其周围网状结构构成腹侧区。双侧呈交叉性紧密联系(抑制对侧运动神经元),以保证吞咽的协调完成。每侧中枢都可协调吞咽过程中的咽期和食管期,并支配同侧吞咽肌及部分对侧括约肌。

延髓吞咽中枢是一个相互之间有机联系的功能性神经元群,有效刺激可兴奋相应运动神经元自动完成协调的抑制和兴奋过程,组织吞咽肌群的模式化顺序运动。所以,吞咽反射是一个自主神经控制的过程。背侧区接受脑神经、吞咽皮质和皮质下的神经传入,综合处理信息后产生一系列按照特定时间顺序排列的兴奋(吞咽肌的顺序活动),兴奋传递到吞咽中枢腹侧区,然后再到疑核吞咽运动神经元和脑桥吞咽神经元,支配吞咽肌群的活动。腹侧区由疑核附近网状结构的延髓吞咽神经元(为中间神经元)和疑核的运动神经元构成。疑核的运动神经元控制咽、喉、食管肌的活动。

延髓两侧的吞咽中枢和它们的广泛联系对理解Wallenberg综合征中的吞咽障碍的性质非常重要。一侧延髓梗死主要影响孤束核,尤其是疑核。MRI显示一侧延髓梗死造成吞咽困难和误吸的患者,其延髓嘴和背外侧也受到影响。延髓(下)橄榄核3/4处横切面可见小脑下动脉梗死几乎均等地影响了孤束核和疑核。虽然延髓梗死的损害是单侧的,但它对口咽吞咽的影响是双侧的,可能是因为疑核内和周围的前运动神经元及它们之间的联系受到损害。因此,与吞咽相关的双侧运动神经池及与对侧疑核之间的联系受到破坏,是导致Wallenberg综合征中吞咽困难产生的原因。之后,一侧残留的前运动神经元和延髓对侧中枢开始执行和克服这种严重的、长期持续的吞咽困难。

4. **运动** 三叉神经、面神经、舌咽神经、迷走神经、副神经、舌下神经和3对颈神经控制正常吞咽过程中的主要肌群。迷走神经支配大多数软腭肌、咽肌和环咽肌,参与软腭上抬、声带闭合和会厌折返盖住喉口。下咽部喉上神经支配区感受器的压力刺激可能是诱发吞咽的关键因素。来自颈上神经节的交感神经也参与支配咽肌和环咽肌。迷走神经也是环咽肌的主要支配神经。正常静息状态下,环咽肌处于收缩状态,切断迷走神经将使环咽肌不能放松,产生严重的吞咽障碍。面神经、舌咽神经参与腮腺、颌下腺的唾液分泌。它们源于脑干的上、下泌涎核。这些脑神经和肌肉的顺序激活与抑制产生正常吞咽过程。表6-1列出了参与吞咽的脑神经的功能。

与吞咽有关的脑神经损伤主要导致咽肌推进力弱、喉关闭不全、环咽肌功能障碍和咽期延长,而吞咽触发障碍却较少见。

表 6-1 参与吞咽的脑神经

名称	功能	支配的肌群与器官
三叉神经	感觉	面、颞、耳、眼、鼻、口、牙、牙龈
	运动	咀嚼肌、二腹肌前腹、下颌舌骨肌
面神经	运动	面部表情肌、二腹肌后腹、茎突舌骨肌
	感觉	舌前 2/3 的味觉
	副交感神经	上下颌唾液腺、泪腺、腭腺
舌咽神经	感觉	咽、腭、舌后部黏膜
		舌后部 1/3 的味觉
	运动	茎突咽肌
	副交感神经	腮腺、舌、咽的小腺体;主动脉窦压力感受器

续表

名称	功能	支配的肌群与器官
迷走神经	感觉	咽、喉、支气管、肺、心脏、食管、胃、肾的黏膜
	运动	食管、心脏、胃、气管、肠、喉、咽
副神经颅内分支	运动	腭垂、腭、咽缩肌(迷走神经咽支)
脊神经分支	运动	胸锁乳突肌、斜方肌
舌下神经	运动	舌骨舌肌、茎突舌骨肌、颏舌肌

迷走神经损伤能对吞咽造成破坏性影响,可导致咽缩肌和声带麻痹、声门关闭不全和咳嗽减弱等。杓状软骨肌肌力减弱可引起喉关闭不全和误吸。咽丛内喉返神经分支损伤致使食管上括约肌(upper esophageal sphincter,UES)顺应性下降,舌根部和会厌感觉减退则导致食团提前进入咽部而误吸。喉上神经支配喉部的感觉,损伤时不能感觉到进入喉部的分泌物及食物残渣,使得正常的气道保护反射不能及时启动,这些异物就会进入气管而导致肺炎。

三叉神经运动核腹侧是吞咽皮质-皮质下通路的一部分,中继吞咽信息,损伤后可导致吞咽皮质下通路中断,出现吞咽困难。运动核损伤可使口肌力弱,咽期时间延长。三叉神经脊束核受损时,口腔、口底、牙龈、舌、软腭的黏膜感觉减退,导致主动吞咽触发困难而增加误吸危险。

舌下神经损伤可造成口腔期的吞咽困难;面神经核

损伤致唇或面肌功能障碍可影响口腔准备期和口腔自主(推进)期。唇不能将食物维持在口中,导致食物流出或流涎。面颊部不能与舌的活动相协调,影响食团在口腔内的推进。

5. **吞咽反射** 吞咽反射是重要的生理反射之一。适宜的感觉刺激如压力刺激经过第Ⅴ、Ⅸ、Ⅹ对脑神经传入,到达脑干吞咽中枢,进入孤束核。其间的中间神经元再与位于脑干腹侧的疑核相联系,疑核控制与吞咽有关的运动神经元的顺序活动,并控制食管的活动。产生的运动信号仍由三叉神经、面神经、舌咽神经、迷走神经、舌下神经传出。周围感觉也同时传入大脑皮质。当喉咽部感觉减退(该部位的感觉由迷走神经的分支喉上神经支配,咽反射的感觉由舌咽神经支配),不能感觉到进入喉咽部的分泌物及食物残渣,使得正常的咽喉气道保护反射不能恰当地启动,这些异物就会进入气管导致肺炎。

二、吞咽分期

食团由口腔传送到胃的过程可分为五个期。它们是认知期、准备期、口腔期、咽期和食管期。参与各期的解剖结构协同运动完成一个有效的吞咽。

1. **认知期** 认识摄取食物的硬度、一口量、温度、味道、决定进食速度和食量,同时预测口腔处理方法,以及摄食程序的编制。在食团到达前,患者通过视觉、嗅觉感知食物。这种外周刺激与高位神经中枢(食欲、食品等)的影响的结合激活脑干吞咽中枢。

2. **准备期**　准备期是指摄入食物至完成咀嚼的过程,为吞咽食物做准备的阶段。食物置于口腔内,食物的存在刺激味觉、触觉、温度觉感受器。三叉神经负责食物搅拌控制,舌下神经可避免食物咀嚼时落入气管,面神经主司口唇闭合。食物接触到口腔前半部时,双唇闭合,舌感觉味道,上下颌开始咀嚼,这些动作受大脑皮质的调控可几乎同时进行。此时,必须有适当的面颊、舌力量,依据食物的温度、数量、黏稠度等作出适当反应。在咀嚼时,软腭可以随时与舌根直接接触,形成舌腭连接,防止食物提前漏入咽部。如果软腭无力,可能出现舌腭连接减弱,食物提前漏入咽部。尤其是液体,造成吞咽前误吸。

3. **口腔期**　口腔期是将食团送至咽部的过程。口腔期受大脑皮层的随意控制,它的时间取决于味道、环境、饥饿程度、动机和觉醒程度。口腔期一经开始,舌尖即开始向舌上方运动,把食团向后送。几乎同时,软腭开始抬高,舌后部下降,舌根稍稍前移,将食团送到咽部。软腭上升,可与向内前方突出的咽后壁相接,封锁上咽与中咽的间隙,形成鼻咽腔闭锁。口腔底部的舌骨上肌群对舌上抬尤其重要,特别是吞咽固体食物时。在该期,唇、面颊(口轮匝肌、颊肌,面神经支配)对防止食物或液体从口腔溢出非常重要。

一般认为,吞咽启动的传入神经是三叉神经下颌支、舌咽神经、迷走神经,尤其是迷走神经喉上支。这些神经可激活舌体、会厌、咽弓和咽壁等。在动物实验中,接触、化学刺激、电刺激可以诱发吞咽。

4. **咽期**　尽管从一种食团到另一种食团,从正常人到患者口咽感觉输入的位置、时间和密度是不同的,但是一旦启动吞咽,后续的运动快速、顺序发生,产生吞咽反射。

咽期的起始标志着吞咽动作反射的开始。它代表"无折返",就是说,这部分吞咽反射一旦开始,它就会继续,直到全部动作完成。

在这个阶段,食团进入咽部,并向下传送,直到进入UES处。

食团由舌后部送入咽是通过舌有力的向上隆起实现的。腭咽的封闭和喉的上抬几乎是同步发生。而UES的开放和呼吸道的关闭也几乎同步。食团所受到的压力从舌开始,当食团的尾端到达舌根和咽壁时,舌根和咽壁彼此靠近直到完全接触,这个动作提供了施加于食团上压力的来源。

在吞咽过程中,由于口腔底部的肌肉牵引,舌骨和喉上抬并前移,前移的动作使UES开放。在正常人可见到喉结的上下移动。

5. **食管期**　在吞咽的食管期,食团由UES处送到胃。这是通过食管上1/3处平滑肌和横纹肌的收缩产生的蠕动波及食管下2/3平滑肌的收缩实现的。在这一活动中,平滑肌的协作是重要的,该期不受吞咽中枢控制。

（刘中良）

第二节 吞咽障碍的临床表现

根据吞咽障碍发生的不同阶段,可将吞咽障碍分为:口腔期吞咽障碍、咽期吞咽障碍和食管期吞咽障碍。

一、口腔期吞咽障碍

口腔期吞咽障碍通常破坏该期的两个基本动作的完成,即咀嚼和食物成形、进入咽腔前食团的准备。该期功能的损害程度取决于神经肌肉病变的类型和严重程度。口腔期吞咽障碍的特征是流涎、食物在患侧面颊堆积或食物嵌塞于硬腭,食物咀嚼不当、哽噎或咳嗽。可伴发经鼻反流、构音障碍,味觉、温度觉、触觉和实体觉减退或丧失。流涎的原因有三个:一是唾液分泌超过了正常吞咽唾液的速度,出现淤积,多余的唾液由口内流出;二是感觉减退,尤其是口前部和舌前部感觉减退,造成流涎;三是舌肌瘫痪或面肌功能障碍引起唾液堆积、流涎。

唇闭合减退时,食物或液体会从口中流出。如果患者经口呼吸,应检查鼻腔是否有堵塞。唇的张力减退或面肌无力可使食物落入口腔前部或一侧齿与面颊之间。

在吞咽反射开始前,食团通常保持在舌与硬腭之间。如果患者唇闭合不恰当,有的患者会试图把食物推出口腔。

糊状物通常是以食团状进入口腔,患者的舌必须能够把食团保持成黏合的团状。当食团在口腔保持期间，软腭向下拉，防止食物过早落入咽腔。舌运动或协调运动减退时，食物经咀嚼后会遍布口腔，造成食团形成困难。

食团在口腔传递时落入口腔前部或一侧齿与面颊之间表明舌不能形成杯状把食团保持在其中。舌环绕食团形成杯状需要舌尖封住齿龈边缘的前部，舌的两侧封住两侧齿龈。当这种封闭遭到破坏，食物就会落到齿龈外，造成口腔残渣。

舌前 2/3 运动异常，可导致食物的抬举、成形和推进困难，舌来回做无效运动，食物滞留在口腔一侧或溢出，而不能送到口腔后部，表现为反复试图吞咽、咽启动延迟或困难和分次吞咽。

舌运动范围受限或肌力减退，可造成舌面残渣。如果食物变得黏稠，残渣反而增多，表明舌的力量减弱。

正常时舌由前向后接触硬腭，同时食团向后移动。舌抬高减退可造成食团在口腔内分散或黏在硬腭上。

正常吞咽时，舌在食团周围形成杯状，并抬高，沿着硬腭挤压直到食团到达咽部的吞咽触发点。如果这一系列的舌成形、挤压动作受到破坏，吞咽由前到后的运动就会受到破坏。这种损害造成食团的分散，残渣可能提前落入咽，并有误吸的危险。

进食时如果一口量大时吞咽正常，而一口量小时吞咽异常，表明口腔期吞咽有问题。

吞咽失用症（apraxia of swallow）可以与口面失用症同时存在，见于左侧大脑半球卒中患者。吞咽失用症的患者舌的活动范围较好,但吞咽时舌前后运动困难。典型表现是当给予食物时舌出现搜寻动作或对食物无反应。这类患者自己进食(自发吞咽)比遵循指令吞咽更好。此外还表现为口腔转运轻度延迟(3~5 秒)。

口腔期吞咽障碍一般影响流质食物或纤维较多的食物(如牛肉)的吞咽。流质食物需要较多的口内控制,如缺乏适当的控制,食物就会在吞咽动作始发前流入咽部或被吸入,引发吞咽前误吸。半流质和黏稠性食物较易控制,对口腔期吞咽障碍患者较适合。

二、咽期吞咽障碍

由于参与咽期的肌肉运动的有效性和准确性损害可造成吞咽时呼吸短暂停顿及气道保护障碍,最常见的症状是呛咳,并可伴有经鼻反流、误吸、气喘、吞咽触发延迟,咽喉感觉减退或丧失、音质沙哑、呕吐反射减退或消失。还可伴有构音障碍,或 UES 失弛缓,即 UES 不能适当松弛,食团在输送过程中停滞。患者主诉吞咽时食物堵塞,并能指出颈上部堵塞的部位。

误吸(aspiration)是指食物或液体在声带水平以下进入气管,它可发生在吞咽前、吞咽中或吞咽后。渗漏(penetration)是指食物或液体进入声带水平以上的喉前庭。隐性误吸(silent aspiration)或无症状性误吸是指食物或液体进入声带水平以下的气道而不出现咳嗽或任何外部体征。一般情况下,在喉口附近会厌谷和梨状隐窝内的食物,通过反复吞咽可以被清除。如果这些隐窝内的食物存留下来,在吞咽后有可能溢出,进入喉引起误吸。

咽期吞咽障碍的患者吞咽流质食物更困难，半流质食物较易控制。单纯环咽肌失弛缓患者相反。

对于年轻人，当食团的前缘位于前咽部时就会触发吞咽；对于老年人，只有当食团的前缘在下颌下缘越过舌基部时才能触发吞咽。如果食团到达该点时不能触发吞咽，称为吞咽反射延迟。吞咽反射延迟增加了误吸的危险。这种患者进食稀薄的流质食物最困难。通过吞咽造影检查和纤维喉镜吞咽功能检查可以测定吞咽反射延迟的时间。吞咽反射延迟必须与食团提前落入咽相区别。食团提前落入咽是发生在口腔准备期或口腔传递时，涉及食团的破碎。

腭咽闭合减退即软腭不能正常接触咽后壁或上咽缩肌收缩力弱，可导致咽部食物滞留，造成食物反流进入鼻腔。如果这种反流发生在吞咽期间，它可以在吞咽反射开始后立即发生。

一侧咽肌无力可造成患侧留有残渣，双侧无力造成双侧残渣。这时咽缩肌不能将食物充分挤压通过咽部，导致食物滞留在咽部。咽部感觉异常，或咽肌运动紊乱和／或收缩力减弱，则吞咽反射延迟。正常人可以有少量残渣存留在咽壁上。如果吞咽后留有明显的残渣，患者就会有更大的误吸危险，因为在吞咽完成后残渣会落入气道。

一旦食团到达舌基部的水平，舌基部就会向后运动，而后部咽壁会向前运动，这就产生了一个压力梯度，推动食团向下。如果舌后部运动不充分，在会厌谷可留有残渣。当吞咽完成后,会误吸残渣。

舌骨喉复合体上抬对咽期吞咽时气道保护至关重要。它有助于杓状软骨向会厌根部的并拢,促进喉前庭的闭合。舌骨的向前运动和喉上抬有助于环咽肌的开放,使食物或液体进入食管。

舌骨喉复合体上抬的病理性减退和延迟是误吸的最常见原因。在舌骨和胸骨之间的韧带及肌肉附着甲状软骨与环状软骨,因此上抬舌骨的舌骨上肌群可以上抬喉,并对抗了舌骨下肌群的运动。

喉闭合减退是因真声带和假声带不能恰当闭合,在吞咽时,或吞咽完成后引起咳嗽、渗透或误吸,以及发音困难。

喉前部运动减退、环咽肌功能障碍及狭窄均可造成梨状隐窝残渣淤积。吞咽后梨状隐窝的残渣应清除。在老年人可以观察到少量淤积,这在临床上无明显意义。

UES顺应性降低和打开不完全(即失弛缓)会导致吞咽后咽部食物残留和误吸,患者主诉食物哽在喉部。咽推进力量减弱会导致食团诱发的扩张放松的力量减弱,从而引起吞咽困难。UES的扩张放松和咽推进力若不协调也会出现吞咽困难。

咽部遍及残渣是因咽部压力普遍存在障碍,并伴有舌基部运动减退,以及咽壁运动减退。

三、食管期吞咽障碍

食管期吞咽障碍是指食物已转运至食管后向下输

送有障碍。任何食管协调性收缩的障碍都可以引起输送异常,如食管无蠕动、食管反流、食管痉挛。食管期吞咽障碍的患者常主诉固体食物卡住了,常能指出症状部位,但流质食物无问题。

反流是指食物或液体从胃、食管、咽向上反流。食管下部的括约肌松弛可造成胃内容物向食管的反流;食管上部括约肌不能松弛可造成食管向咽部的反流;食管向咽部反流的原因包括肿瘤、食管狭窄等。

(刘中良)

第三节　吞咽障碍的检查与评价

吞咽障碍仪器检查有多种方法,如吞咽造影检查、纤维喉镜、高分辨率咽腔测压检查、吞咽超声检查、肌电图等。吞咽造影检查和纤维喉镜是临床较常用的方法,其中吞咽造影检查被认为是诊断吞咽障碍的"金标准"。高分辨率咽腔测压检查则特别适用于口咽部及环咽肌功能障碍导致的吞咽困难者。临床上可根据患者的实际情况选用合适的检查方法。

一、吞咽造影检查

吞咽造影检查是全面检查吞咽功能的有效方法,尤其是咽期和食管期。吞咽造影检查中每例患者要进行至少三种质地的食物的吞咽检查。临床上常用硫酸钡混悬液调制造影食物,可用 200mg 硫酸钡加入到286ml 水中,调制成液体钡剂,再使用适量增稠剂调制成不同性状的食物,包括稀流质、浓流质、糊状食物和固体食物。也可采用表 6-2 中列举的方法配制吞咽食物。造影剂食物检查的先后顺序要根据临床评价的结果决定,原则上先糊状,后液体和固体,量由少到多,可分次给 1ml、3ml、5ml、10ml、20ml 食物,观察患者吞咽情况。

表 6-2 钡餐检查食物的配制

钡餐	配制方法
液体	60% 钡液
钡酸奶	酸奶中掺入钡液
钡果冻	1% 果冻:软果冻 2% 果冻:普通果冻,可让患者咀嚼并观察 3% 果冻:模拟较硬食品,可用勺子切成小块食用
钡饼干	使用加入钡酸奶的苏打饼干

吞咽造影检查分别采取垂直坐位及 30°、60° 半坐卧位。根据正位和侧位观察患者的整个吞咽过程,包括口腔期、咽期和食管期。吞咽造影检查对观察吞咽反射、软腭、舌骨、舌根的活动,喉头的上抬及闭锁,咽壁的蠕动,梨状隐窝及会厌谷的残留物非常有用。根据患者体征,每次吞咽后可继续观察口腔和咽,看是否存在食物滞留、残留、反流、溢出、渗漏和误吸等异常,以及了解咽缩肌和环咽肌的功能状况。通过造影可注意患者是否能通过空吞咽或低头吞咽清除残渣。一旦发现问题,通过造影检查也能确认哪种补偿方法(体位

调节、食物形态、残渣去除法等)有效。通过吞咽造影检查,可确切掌握吞咽障碍与患者体位、食物形态等的相应关系。

对于造影结果除了以上的定性分析,还可通过吞咽造影数字化采集与分析系统对其进行定量分析和数据管理。通过与胃肠造影机的连接,吞咽造影数字化采集系统可实时采集造影视频流,并将该视频导入分析系统。导入系统后可自动识别录制过程中录入的患者基本信息,在系统内对该患者的个人信息和视频资料进行建档和进一步的分析。分析系统可以对吞咽过程中的时间学和运动学参数进行逐帧量化分析,包括舌骨位移、UES开放程度、喉上移幅度和咽部收缩情况等参数。吞咽造影数字化采集和分析系统为吞咽障碍的科研和临床的量化分析提供了帮助。

二、纤维喉镜检查

纤维喉镜检查患者取坐位,在鼻黏膜上不使用表面麻醉剂和血管收缩药,让纤维内镜进入鼻孔;先检查舌基部、咽部、喉部,再通过发音、吞咽等动作评估咽喉部的运动情况。再让患者通过食用染成蓝色的乳蛋粉、牛奶和固体食团进行比较,以评定患者的吞咽情况,即检查咽壁、喉和会厌运动,观测咽期吞咽活动速度,记录会厌谷和梨状隐窝是否存在残留,记录误吸情况,评价咽期吞咽障碍、误吸危险性、代偿吞咽方法的疗效,观察反流的情况,确定最初摄食状况(经口或非经口)、恢复经口摄食的时机和选择何种食团稠度以达到最佳的吞咽功能。

三、高分辨率咽腔测压检查

高分辨率咽腔压力测量(high-resolution manometry, HRM)是采用带有压力微感受器的高反应频率腔内测压导管,接触咽壁或食管壁后,可直接感受肌肉收缩压力,并将信息以电信号的方式传导至计算机进行整合和分析。

在吞咽障碍评估中,HRM 能够评估咽期吞咽肌群收缩和松弛的幅度和时间,反映吞咽肌肉的协调性。还可以通过评估咽和食管运动、压力和协调性,量化咽部空间结构和时间动态的变化,反映吞咽肌群的功能状态。在 HRM 操作中,可对不同的吞咽姿势、吞咽动作和食物进行比较,适合咽部功能障碍导致吞咽困难的患者。

四、吞咽障碍的临床检查

(一) 吞咽障碍的临床检查

吞咽障碍的临床检查包括完整的病史、症状,与吞咽有关的运动、感觉系统的检查。询问病史时,应注意患者的神经系统疾病史,如脑卒中、脑外伤、中枢神经系统感染及是否曾患吸入性肺炎等。还应记录手术史,尤其是头颈部手术。此外,所应用的药物,如有镇静催眠作用、使肌力减退、使口腔黏膜干燥、影响定向力或运动的药物,也可影响吞咽。

症状描述包括吞咽障碍发生的频率,即每天发生次数,或是每次饮水或进食均有发生。何时发生,是发生在吞咽前、吞咽中还是吞咽后。症状加重的食物性状如流质、半流质、固体食物等。吞咽时伴随的症状,如梗阻,可因环咽肌不能松弛、喉抬高不完全、食管咽憩室、肿瘤、狭窄等引起。鼻腔反流是腭咽功能不全或无力的伴随症状。口臭,尤其是伴随梗阻时,提示食管咽憩室。咀嚼障碍、口腔不卫生、口腔食物滞留、肿瘤和感染等也可造成口臭。

神经源性吞咽障碍的患者常有食物或液体误吸。误吸可由吞咽控制障碍、吞咽反射延迟或消失、喉关闭不全、咽蠕动减退、一侧咽麻痹、喉抬高不够或环咽肌功能障碍造成。胃食管反流和胃灼热可能提示胃食管括约肌功能不全。胃容物反流,特别是在夜间,可导致吸入性肺炎。

临床检查应首先评价患者的意识状态和能否合作。通过检查面部表情及咀嚼或咬牙时触摸咬肌和颞肌来了解两侧面、口、颈部肌肉是否对称或无力。下颌向一侧运动,了解对侧翼外肌的功能。

注意观察患者是否在咀嚼或吞咽时存在脑干水平的原始反射,如吸吮或咬合。这些病理反射常见于双侧额叶损伤的患者,它提示由高级中枢到脑干反射中枢执行抑制性冲动的神经纤维受到破坏。

在口腔检查时,注意口内是否有残渣、异常活动及口干或流涎。手指戴上指套,触摸硬腭、齿龈、扁桃体窝和舌,有助于发现赘生物,观察舌肌是否有萎缩、束状条纹。检查舌肌肌力的方法是检查者将手指置于口外,当患者伸舌时,用手指抵抗舌的外伸。分别刺激两侧咽后壁,出现呕吐反射,并可见腭咽肌收缩,观察两侧反射是否对称。

(二) 饮水试验

床边检查可采用饮水试验来发现吞咽异常及其程度。洼田俊夫提出的饮水试验是经典的床边检查方法,可以先让患者单次喝下 2~3 勺水,如无问题,再让患者按习惯自己喝下 30ml 温水,观察所需时间及呛咳等情况。该试验将吞咽功能分为五级。

Ⅰ级:30ml 温水能顺利地 1 次咽下。

Ⅱ级:分 2 次以上不呛地咽下。

Ⅲ级:能 1 次咽下,但有呛咳。

Ⅳ级:分成 2 次以上吞咽,有呛咳。

Ⅴ级:屡屡呛咳,全部咽下有困难。

诊断标准:正常,Ⅰ级,5 秒内完成;可疑,Ⅰ级,5 秒以上完成或Ⅱ级;异常,Ⅲ、Ⅳ、Ⅴ级。

(三) 反复唾液吞咽检查

1. **目的**　测定随意性吞咽反射引发是否存在。

2. **方法**　坐位,反复快速吞咽 30 秒。口腔干燥可于舌面注入 1ml 水后再吞咽。

3. **评价**　正常高龄者≥ 3 次 /30 秒。

4. **注意**　有意识障碍、高级脑功能障碍而不能听指令者,可在口腔和咽部做冷按摩,观察吞咽动作和时间。

(四) 冷按摩引发吞咽测试

1. **方法**　棉棒蘸上冰水;将口唇、舌尖、舌面、舌后部、口腔内黏膜充分湿润；轻微刺激吞咽反射引发部位（腭弓、舌根、咽后壁）。

2. **观察**　刺激至吞咽发生的时间。①≤3秒：临床跟踪；②3~5秒：饮水测试；③>5秒：仔细检查。此项测试出现呛咳，即有吞咽障碍。

（五）染料测试

方法：给患者进食一定量的染色食物，染色剂可以选择果绿或者亚甲蓝等。患者吞咽后，通过观察或使吸痰器在气管切开患者气管套管中抽吸，确认是否有染色食物，若有可疑染色食物应安排进行吞咽造影检查，进一步诊断。

对于吞咽障碍患者尤其是气管切开患者来说，染料测试是临床筛查患者有无误吸的重要方法。

（六）颈部听诊法

方法：把听诊器放在颈部，在吞咽食物的过程中听诊咽部产生的声音，并通过对声音音调、持续长短及呼吸音音调、产生时间的分析来判断患者吞咽障碍情况。正常表现为食物经口腔运送后启动吞咽，吞咽期呼吸暂停，吞咽后立即呼气，伴有清楚的吸气声和音质声。

据报道，脑卒中后的误吸与发声障碍有很高的相关性。湿性沙哑音质可能是由于咽喉部唾液的聚积造成的。发声障碍不仅是喉功能障碍的表现，而且是上呼吸道无力或非口腔进食患者咽部干燥的继发结果。

吞咽呼吸音异常结果分析如下。①吞咽音延长、反复：舌运送障碍、咽缩肌乏力、喉上抬困难或环咽肌失弛缓；②湿啰音、呛咳音：咽腔残留，渗漏或误吸；③吞咽音中夹杂呼吸音：呼吸吞咽模式失调，误吸，渗漏。

（七）进食评估调查工具 -10

进食评估调查工具 -10（eating assessment tool-10，EAT-10）有助于识别误吸和隐性误吸及异常吞咽的体征，其与饮水试验同测，可提高筛查的敏感度和特异度。该量表有 10 项问题，每项评分为 5 个等级（0 分无障碍、1 分轻度障碍、2 分中度障碍、3 分重度障碍、4 分严重障碍），若每项评分超过 3 分，则可能存在吞咽效率和安全问题。

量表 10 个问题如下：①我的吞咽问题已经使我体重减轻；②我的吞咽问题影响到我在外就餐；③吞咽液体费力；④吞咽固体食物费力；⑤吞咽药片（丸）费力；⑥吞咽时有疼痛；⑦我的吞咽问题影响到我享用食物时的快感；⑧我吞咽时有食物卡在喉咙里的感觉；⑨我吃东西时会咳嗽；⑩我吞咽时感到紧张。

（八）口面功能评价

对口面肌肉的运动、肌力及控制的评价（表 6-3），可使检查者对反射性活动与有目的的运动相对照。如假性延髓麻痹的患者，唇运动无力，舌后部不能抬高，但反射性吞咽时，唇闭合、舌后部与硬腭接触恰当，可进行功能性吞咽。

表 6-3　口面运动功能的检查

部位	动作	部位	动作
唇	闭合	舌	伸舌
	给阻力闭合		给阻力伸舌
	唇角上抬		舌尖上抬
	给阻力唇角上抬		给阻力舌尖上抬
	噘嘴		舌根抬高
	给阻力噘嘴		给阻力舌根抬高
下颌	张嘴		伸舌双侧运动
	给阻力张嘴		给阻力伸舌双侧运动
		软腭	发声时抬高

评分:0= 正常;1= 轻度;2= 中度;3= 重度。

舌感觉功能检查时,患者闭目,评价面、唇、口内的痛觉(锐、钝);用舌舔冷、热水,检查温度觉;用棉球蘸上酸或甜味食品碰触舌的不同部位,检查味觉的辨别力。

口腔反射活动检查(表 6-4)可观察到不同类型的反射性行为。前 7 项是原始口腔反射。在某些情况下,即使反射模式存在,还是可以允许口腔进食(如张口、吸吮、咀嚼、反射性吞咽完整);另一些情况下,进食是有障碍的(如强烈的咬合、反射性吞咽启动延缓)。

表 6-4　口腔反射活动的检查

反射名称	刺激	反应	评价 (+,-)
口面反射	在口周强烈拍打	噘唇呈圆形	
唇反射	拍打口角或轻触	双唇噘起或闭唇	
搜寻反射	轻触唇或口角	唇运动,转头试图使刺激物入口	
张嘴反射	将刺激物(勺子、压舌板、手指)送向口	张嘴	
咬合反射	刺激物置于牙齿之间,尤其是磨牙之间	紧咬刺激物	
吸吮反射及咀嚼反射	手指放入口中再拉出	舌有节律的伸出和缩回,伴有咀嚼运动,有淤积的唾液	
咀嚼反射	拍打牙齿和齿龈;将食物或其他刺激物置于口中	颌上下运动;吸吮、咀嚼或吞咽系列动作	
咽反射	压舌板或棉签轻触咽后壁	反射性吞咽动作	
吞咽反射	让患者吞咽唾液或含服 1~2ml 水	吞咽系列动作或咳嗽	

　　原始口腔反射的存在,表明上运动神经元的损害,使高级脑中枢对脑干反射中枢的抑制性冲动得以释放,因此出现原始反射。

(九) 进食试验

　　进食试验是临床检查吞咽功能的一个简便方法。

它只适合于意识清楚、能够遵循指令、病情稳定、运动控制较好的患者。不适合进行进食试验的患者包括重度智力障碍、严重的肺部疾患和保护性咳嗽反射缺失。

在进食时观察患者的进食能力可以了解患者的进食速度、对食物的反应。如果进行正式评价，应使用最不易误吸的食物，如菜泥，根据患者的耐受力，逐步增加食物的控制难度，如半固体食物、软固体食物、常规食物。液体的控制难度顺序是：黏稠状食物、蜂蜜状食物、稀薄状食物、水状液体。

观察患者进食过程评估吞咽情况，可进行容积 - 黏度吞咽测试（the volume-viscosity swallow test，V-VST）。该测试从稠液体浓度开始，容量从 5ml 到 10ml 到 20ml 逐渐增加，视患者情况进行稀液体黏度和布丁黏度测试。测试过程中通过咳嗽、大于 3% 的氧饱和度下降和音色改变来判断是否存在安全问题，通过零碎的吞咽和口咽部残留来判断是否存在吞咽有效性下降。

在进食中，治疗师要密切观察喉的功能。咳嗽是常见症状之一。正常吞咽时，渗漏的食物在喉上抬时可以被清除，通常不会产生咳嗽。但是，当误吸的食物落入真声带以下，正常情况会出现咳嗽，它可将误吸的食物咳出。它是一种防止误吸的保护机制。咳嗽无力更多出现在误吸的患者。吞咽前咳嗽提示舌咽控制差或吞咽反射始发延迟，食物过早流入咽喉部；吞咽中咳嗽提示声带闭合差；吞咽后咳嗽有可能是食物残渣落入气道、咽喉蠕动差或食管上括约肌功能障碍。观察喉上抬时,可用手指触摸喉结,感觉患者吞咽时喉结的上下运动。舌骨上抬减退可造成咽期吞咽障碍,增加了会厌谷和咽滞留,这些因素增加了误吸的危险。

当患者完成进食试验后,可根据患者经口进食情况,采用功能性经口摄食分级(functional oral intake scale,FOIS)间接判定患者的吞咽功能,其分级方法如下。

1级:不能经口进食。

2级:依赖管饲进食,尝试以最小量进食食物或液体。

3级:依赖管饲进食,经口进食单一质地的食物或液体。

4级:完全经口进食单一质地的食物。

5级:完全经口进食多种质地的食物,但需要特殊的准备或代偿。

6级:完全经口进食,不需要特殊的准备,但有特殊的食物限制。

7级:完全经口进食,没有特殊的食物限制。

对于吞咽功能状态或障碍严重程度,日本学者才藤荣一教授提出了7级法。

7级:正常范围。摄食咽下没有困难,没有康复医学治疗的必要。

6级:轻度问题。摄食咽下有轻度问题,摄食时有必要改变食物的形态,如因咀嚼不充分需要吃软食,但是口腔残留的很少,不误咽。这种程度不一定要进行咽下训练。

5 级：口腔问题。主要是吞咽口腔期的中度或重度障碍，需要加工食团的形态，吃饭的时间延长，口腔内残留食物增多，摄食吞咽时需要他人的提示或者监视，没有误咽，这种程度是吞咽训练的适应证。

4 级：机会误咽。用一般的方法摄食吞咽有误咽，通过调整姿势或一口量和吞咽代偿方法可以充分地防止误咽。包括吞咽造影没有误咽，仅有一些咽部残留，水和营养主要经口腔摄取，有时吃饭需要调整食物，有时需要间歇性地补给静脉营养，如果用这种方法可以保证患者的营养供给，就需要积极地进行吞咽训练。

3 级：水的误咽。可发生水的误咽，使用防止误咽法也不能控制，改变食物形态有一定的效果，吃饭只能吃选择性食物，并且摄取的能量不充分。多数情况下需要静脉营养，全身长期的营养管理需要考虑胃造瘘。如果能采取适当的摄食吞咽方法，同样可以保证水分和营养的供给，可能进行直接摄食训练。

2 级：食物误咽。吞咽食物有误咽情况、改变食物的形态没有效果、水和营养基本上由静脉供给应积极地进行胃造瘘，因单纯的静脉营养就可以保证患者的生命稳定性，间接摄食训练可随时进行，直接训练需要在专门机构中进行。

1 级：唾液误咽。唾液产生误咽的患者有必要进行持续的静脉营养，并发症的发生率很高，不能试行直接训练。

（温璐璐　张廷碧　兰　月）

第四节　吞咽障碍的治疗

在采取治疗措施前,要对患者的吞咽功能进行详细的检查,分析造成吞咽障碍的原因,确定吞咽障碍发生的环节,这样才能使治疗有的放矢。治疗采用一对一的训练为主,训练形式包括口腔感觉刺激、口腔运动训练、吞咽手法、摄食直接训练、导管球囊扩张术、吞咽电磁刺激治疗等。根据患者的不同情况,采用一种或多种治疗技术,尽可能地使患者的吞咽功能恢复正常。

一、口腔感觉刺激训练技术

(一)感觉促进综合训练

患者开始吞咽之前给予感觉刺激,使其能够快速地启动吞咽,称感觉促进法。增加感觉输入方法既是代偿方法,也是吞咽功能恢复的治疗方法,对于吞咽失用、食物感觉失认、口腔期吞咽启动延迟、口腔本体感觉降低、咽期吞咽启动延迟的患者,一般适合在进食/吞咽前增加其口腔感觉。其方法如下。

1. 把食物送入口中时,增加汤匙下压舌部的力量。

2. 给予感觉较强的食物,例如,冰冷的食团,有触感的食团(果酱),或有强烈味道的食团。

3. 给予需要咀嚼的食团,借助咀嚼运动提供最初的口腔刺激。对于咽期启动延迟或咽肌收缩无力患者,食团大小应适宜,因此类患者常需 2~3 次吞咽才能将食团咽下。如果食团体积过大、通过的速度过快,食物即会滞留于咽并可能发生误吸。此类患者进食时要小口慢咽以避免误吸的发生。

4. 鼓励患者自己动手进食,这样做可使患者得到更多的感觉刺激。对于吞咽失用、食物感觉失认的患者,更要鼓励患者多自己动手进食。

(二)冷刺激训练

冰棉棒刺激或冰水漱口是一种特别的感觉刺激,此法适用于口腔感觉较差患者。进食前以冷水进行口腔内清洁;或冷热食物交替进食;或将冰棉棒置于患者口内前咽弓处并平稳地做垂直方向的摩擦4~5次,然后做一次空吞咽或让患者进食吞咽,如出现呕吐反射,则应中止。冷刺激具有以下作用:①提高感知食团的敏感度;②减少口腔过多的唾液分泌;③通过刺激,给予脑皮质和脑干一个警戒性的感知刺激,提高对进食吞咽的注意力。

(三)气脉冲感觉刺激

使用手动挤压气囊,对口腔舌咽神经支配的扁桃体周围区域给予气脉冲刺激的治疗方法称为气脉冲刺激治疗。通过气动吞咽可改善吞咽功能。对于咽反射消失或吞咽启动延迟患者,传统治疗常用按摩、温度觉刺激等方法,但对于唾液分泌较多而又无处理过多唾液能力的患者,此方法容易增加其误吸风险。使用创新性技术气脉冲感觉刺激治疗,在不增加唾液分泌的同时,可加快启动吞咽、增加吞咽的安全性。与电刺激治疗相比,气脉冲刺激治疗简单、安全,被认为是吞咽障碍创新性治疗方法之一,尤其适合儿童吞咽障碍患者。

操作时,将普通气囊连接导气管,将导气管头端置于患者腭舌弓、舌根部、咽后壁、K 点(见 K 点刺激),通过输液管调节阀避免患者咬住导气管,治疗师快速按压气囊,每秒 3~4 次,引出吞咽动作或送气后嘱患者做主动吞咽。

(四)K 点刺激

K 点(K Point)由日本言语治疗师小岛千枝子教授发现,并以她的英文名字第一个字母 K 命名,目前在中国已经得到推广并广泛应用。K 点位于磨牙后三角的高度,在腭舌弓和翼突下颌帆的凹陷处。临床上主要应用于上运动神经元损伤所致的口腔期牙关紧闭或张口困难、吞咽启动延迟的患者。可用小岛勺或棉签直接刺激 K 点诱发患者的张口和吞咽启动,同时为口颜面训练和口腔护理创造良好条件。

(五)改良振动棒深感觉训练

利用改良振动棒感觉训练可为口腔提供口腔振动感觉刺激,通过振动刺激深感觉的传入反射性强化运动传出,从而改善口腔颜面运动功能。

操作时,将振动棒的头部放于口腔需要刺激的部位,如唇、颊、舌、咽后壁、软腭等,开启电源振动,可滑动振动棒头部振动需要刺激的部位,直到被刺激的部位产生动作或感觉。

二、口腔运动训练技术

1. 口腔器官运动体操 徒手或借助简单小工具做

唇、舌的练习,借以加强唇、舌、上下颌的运动控制、稳定性、协调及力量,提高进食时的咀嚼功能,进而改善吞咽功能。

训练方法包括:①唇的运动练习;②下颌、面部及颊部运动训练;③舌、软腭的力量及运动训练。

2. 舌压抗阻反馈训练 舌压抗阻反馈训练是一种可以直接客观地将患者舌上抬抗阻能力通过压力值显示的正反馈训练技术。操作时根据患者舌的功能水平选择球囊内注水量,往导管中的球囊内注入适量水后接于舌压抗阻反馈仪接口处,把球囊放于患者的舌中部。嘱患者舌部放松,记录显示屏的压力值(基线值);嘱患者舌中部用力上抵硬腭,舌体上抬挤压注水球囊,此时显示屏可显示瞬间压力值;嘱患者眼睛看显示屏的数值,舌持续用力上抬给球囊加压并保持在目标值以上,同时治疗师记录舌压抗阻反馈仪显示屏的数据变化,每次训练以保持 5 秒以上为宜,并尽量延长抗阻训练时间。

该方法能促进患者的舌肌运动传出,增强舌上抬肌力及耐力,可以较快速地提高舌肌力量。此外,根据患者舌肌功能水平变化设定不同目标值,在训练中的正反馈可最大限度调动患者主观能动性,从而改善吞咽动作协调性,重新建立吞咽反射神经通路。该方法在治疗吞咽动作不协调、咽反射消失和吞咽启动延迟方面具有良好的疗效。

3. Masako 吞咽训练法 Masako 吞咽训练法又称为舌制动吞咽法。操作时嘱患者舌略向外伸,用牙齿轻轻咬住舌头或操作者戴手套帮助患者固定舌头,嘱患者吞咽。通过对舌的制动,使咽后壁向前运动与舌根部相贴近,可增加咽的压力、舌根的力量,延长舌根与咽后壁的接触时间,促进咽后壁肌群代偿性向前运动。此方法适用于咽腔压力不足、咽后壁向前运动较弱的患者。

但是,此吞咽训练法存在三个不良后果:①气道闭合时间缩短;②吞咽后食物残留增加;③咽吞咽启动更加延迟。这三个不良后果会增加渗漏或误吸的危险,因此在使用这一吞咽法时应注意,Masako 吞咽训练法不能运用于直接进食食物过程中。

三、吞咽手法技术

吞咽手法目的是通过增加患者口、舌、咽等结构本身运动范围、增强运动力度来增强患者对感觉和运动协调性的自主控制,避免误吸、保护气道的徒手操作训练方法。这些方法需要一定的技巧和多次锻炼,且需消耗较多体力,所以应在治疗师的指导和密切观察下进行。吞咽手法不适用于有严重的认知或语言障碍者。常见的方法有以下几种。

(一) 声门上吞咽法

声门上吞咽法是在吞咽前及吞咽时通过关闭气道以防止食物及液体误吸,吞咽后嘱患者立即咳嗽以清除残留在声带处食物的一项气道保护技术,第一次应用时可在吞咽造影检查或在床边检查时进行。

操作方法:①深吸一口气后屏住气;②将食团放在口腔内吞咽位置;③保持屏气状态,同时做吞咽动作

(1~2 次);④吞咽后吸气前立即咳嗽;⑤再次吞咽。

实施声门上吞咽法前需先让患者做吞唾液练习,在没有食物的情形下,患者能正确遵从上述步骤成功练习数次后再给予食团进行练习。若以上方法不能立即关闭声门,则应反复训练喉肌内收(即闭气)。

(二)超声门上吞咽法

超声门上吞咽法目的是让患者在吞咽前或吞咽时将杓状软骨向前倾至会厌软骨底部,并让假声带紧密闭合,使呼吸道入口主动关闭。

操作方法:吸气并且紧紧地屏气,用力将气向下压。当吞咽时持续保持屏气及将气向下压,当吞咽结束时立即咳嗽。

适应证:呼吸道入口闭合不足的患者,特别是做过喉声门上切除术的患者。超声门上吞咽法可增加喉部上抬的速度,这对于颈部做过放射治疗的患者特别有帮助。

(三)用力吞咽法

用力吞咽法主要是为了在咽期吞咽时增加舌根向后的运动而制定。多次干吞,使剩余在咽喉的少量食物被清除干净,并借此改善会厌软骨清除食团的能力。

操作方法:当吞咽时,所有的咽喉肌肉一起用力挤压。这样可以使舌在口中沿着硬腭向后的每一点及舌根部都产生压力。

每次食团吞咽后,也可采用空吞咽即反复几次空吞唾液的方法,将口中食团吞咽下去。

当咽喉部已有食物残留,如继续进食,则残留积聚增多,容易引起误吸。因此,采用此方法使食团全部咽下之后再进食,亦可每次吞咽后饮少量的水(1~2ml)后再继续吞咽,这样既有利于刺激诱发吞咽反射,又能达到除去咽部残留食物的目的,称为"交互吞咽"。

(四)门德尔松手法

门德尔松手法为了增加喉部上抬的幅度与时间而设计,并借此增加环咽肌开放的时间与宽度的一种气道保护治疗方法。此手法可以改善整体吞咽的协调性。具体操作方法如下。

1. 对于喉部可以上抬的患者,当吞咽唾液时,让患者感觉有喉部上抬并保持数秒;或吞咽时让患者以舌尖顶住硬腭、屏住呼吸并保持数秒,同时使示指置于甲状软骨上方、中指置于环状软骨上以感受喉部上抬。

2. 对于喉部上抬无力的患者,治疗师用手上推其喉部来促进吞咽。即只要喉部开始抬高,治疗师即可用置于环状软骨下方的示指与拇指上推喉部并固定。

注意要先让患者感到喉部上抬,当上抬逐渐诱发出来后,再让患者借助外力帮助,有意识地保持上抬位置,此法可增加吞咽时喉部提升幅度并延长提升后的保持时间,因而也能增加环咽肌开放的程度和时间,起到治疗的作用。

(五)吞咽训练方法的比较

上述吞咽训练旨在帮助自主控制某方面的吞咽机制,但侧重点不同:①声门上吞咽法用来关闭吞咽前或吞咽时真声带处的呼吸道;②超声门上吞咽法用来关闭吞咽前或吞咽时呼吸道入口;③用力吞咽法用来增加吞咽时舌根部后缩力量,可以把咽部残留食物清除干净;④门德尔松手法用来增加喉部上抬的幅度与时长,借此增加环咽肌开放的程度与时间。吞咽手法具体适应证及作用见表6-5。

表6-5 吞咽训练方法的适应证及作用

吞咽训练方法	适应证	作用
声门上吞咽法	声带关闭减少或延迟	保持随时屏气常可在吞咽前或吞咽中关闭声带
	咽期吞咽延迟	在其延迟之前或延迟时关闭声带
超声门上吞咽法	气道入口关闭减少	努力屏气使杓状软骨向前倾斜,在吞咽之前或吞咽时关闭屏气道入口
用力吞咽法	舌根向后的运动减少	增加舌根后部运动
门德尔松手法	喉运动减少	开启食管上括约肌,延长和保持喉部上抬的时间,延长食管上括约肌开放时间
	吞咽不协调	促进吞咽正常化

四、球囊导管扩张技术

球囊导管扩张技术是20世纪80年代中期发展起来的介入技术,其操作简单、损伤小,安全实用,近40年来被广泛使用。窦祖林团队于2005年在国内率先创新性地使用改良式球囊导管扩张技术治疗脑干病损后环咽肌不开放或开放不完全,10年的临床实践表明球囊导管扩张技术具有最佳的成本 - 效益、无创简便安全,疗效确切,在国内得到普遍应用。

该技术主要采用适当号数球囊导管经鼻孔或口腔插至胸部食管处,用分级注水或注气的方式充盈球囊,通过间歇性牵拉环咽肌,激活脑干与大脑的神经网络调控,恢复吞咽功能。

(一) 适应证

1. 神经系统疾病导致的环咽肌功能障碍、吞咽动作不协调;咽部感觉功能减退导致的吞咽反射延迟。

2. 头颈部放射治疗导致环咽肌纤维化形成狭窄;头颈部癌症术后瘢痕增生导致食管狭窄。

(二) 禁忌证

1. 鼻腔、口腔或咽部黏膜不完整或充血严重、出血者。

2. 呕吐反射敏感或亢进者。

3. 头颈部癌症复发者。

4. 食管急性炎症期。

5. 未得到有效控制的高血压或心肺功能严重不全者。

6. 其他影响治疗的病情未稳定者。

(三) 扩张方法

1. **操作人员** 一般由 2 名专业治疗师合作完成此项治疗操作,一名为操作者,另一名为助手。

2. **材料** 12~14 号乳胶球囊导尿管、水、10ml 注射器等。

3. **准备工作** 插入前先注水使球囊充盈,检查球囊是否完好无损,然后抽出水后备用。

4. 操作步骤

(1)由助手按插鼻饲管操作常规将备用的导管(儿童6~10号,成人12~14号)经鼻孔插入食管中,确定导管进入食管并完全穿过环咽肌后,将导管交给操作者原位保持。

(2)助手将抽满10ml水(冰水或温水)的注射器与尿管相连接,向尿管内注水6~9ml,使球囊扩张(直径22~27mm),顶住针栓防止水逆流回针筒。

(3)操作者将尿管缓慢向外拉出,直到有卡住感觉或拉不动时,用记号笔在鼻孔处导管上作出标记(长度18~23cm),此处相当于环咽肌下缘,再次扩张时作为参考点。

用手体会球囊通过环咽肌或狭窄处的阻力,确定注水基值,即初次扩张时球囊扩张到多大体积才能通过狭窄处;体会尿管被拉长时的弹性感觉与球囊滑过环咽肌时的手感有何不同。

(4)操作者嘱助手抽出适量水(根据环咽肌紧张程度),球囊拉出通过环咽肌下缘后,操作者应尽量控制球囊置于食管狭窄处,持续保持1~2分钟后拉出阻力锐减或有滑过感觉时,此时球囊已脱出环咽肌上缘。嘱助手迅速抽出球囊中的水。其目的是避免窒息,保证安全。

(5)操作者再将尿管从咽腔插入食管中,重复操作5~8次,自下而上地缓慢移动球囊,充分牵拉环咽肌,降低肌张力。

一般每天1次,需时约半小时。环咽肌的球囊容积每天增加0.5~1.0ml较为适合。

（四）注意事项

1. 扩张前要做内镜检查确认舌、软腭、咽喉无进行性器质性病变。

2. 扩张前插管及上下提拉时，移动导管容易引起鼻黏膜处疼痛、打喷嚏等不适，影响插管进程，因此插管前可用棉签蘸 1% 丁卡因插入鼻孔行局部麻醉以降低鼻黏膜的敏感性。

3. 留置气管套管患者，必要时在扩张前做电视内镜进行吞咽功能检查，确认舌、软腭、咽喉有无进行性器质性病变、结构异常、水肿等，如果有，要做相应处理后再进行扩张操作。

4. 对于喉部上抬无力的患者，操作者需把手指置于患者舌骨上下肌群做暗示或抗阻力运动，扩张时可结合吞咽手法训练，如门德尔松法。

5. 雾化吸入扩张后，可给予地塞米松 +α- 糜蛋白酶 + 庆大霉素雾化吸入，防止黏膜水肿，减少黏液分泌。

6. 遇到以下情况无法插管时需作调整。驼背，可去掉导丝；咽腔变形，去掉导丝或边插边改变导管方向；鼻咽癌食管入口僵硬，用钢丝导丝；婴幼儿哭闹，用钢丝导丝。

7. 终止扩张治疗标准

（1）吞咽动作引出：吞咽功能改善，患者可以经口进食。

（2）主动扩张：一般注水量不等，吞咽功能改善。

（3）被动扩张：一般注水量达 10ml 并顺利通过环咽肌时或吞咽功能改善。

五、摄食直接训练

经过间接吞咽功能训练以后,患者可逐步进入摄食直接训练。摄食直接训练是指采取相应的措施直接经口进食。措施包括进食环境选择、食物选择及调配、食团入口位置、一口量及进食速度、进食体位及姿势调整等,进食时注意进食前后患者处置,做好观察与记录。

（一）一般考虑

1. 适应证　患者意识状态清醒,格拉斯哥昏迷评分（Glasgow coma score,GCS）≥ 12 分,全身状态稳定,能产生吞咽反射,少量误咽食物能通过随意咳嗽咳出。

2. 了解患者吞咽功能,根据临床筛查、临床评估及吞咽造影检查制订适合患者的进食处方。

（二）进食准备

1. 进食环境　应尽可能尊重患者的饮食文化。进餐的环境要安静、舒适,进餐时不要大声说话,让患者尽量保持轻松、愉快的心情,以促进食欲、减少呛咳、增加进食的安全性。

2. 食物的选择　食物的种类及比例选择,以均衡营养为主,可适当考虑特殊营养成分的补充,如肠内营养素等（表 6-6）。食物质地应根据吞咽障碍的程度,本着先易后难的原则来选择准备食物,糊状食物不易引起误吸,液状食物容易引起误吸,进食顺序是先糊状食物,吞咽功能明显改善后逐渐过渡到软饭等食物,最后可进食普通食物和液体食物。容易吞咽的食物应符合以下要求:①密度均匀;②黏性适当、不易松散;③有一定硬度,通过咽和食管时易变形且很少在黏膜上残留;④稠的食物比稀的食物安全,因为它能较满意地刺激触觉、压觉和唾液分泌,使吞咽变得容易;⑤还要兼顾食物的色、香、味及温度等。

表 6-6　食物质地黏稠度改变法实施要点

吞咽障碍异常情况	适合的食物质地	应避免的食物质地
舌运动受限	开始时吃浓流质,食物质地均一,硬度较低,黏稠度不宜过高	糊状食物,硬度高的食物
舌的协调性不足	浓稠液体	糊状食物,不容易形成食团的食物
舌的力量不足	稀液体,黏附性低,硬度低的食物	大量糊状食物,黏度高、黏附性强的食物
舌根部后缩不足	稀液体,黏附性低,硬度低的食物	高黏稠性食物
咽期吞咽延迟	浓稠液体和食物	稀液体和流质
呼吸道闭合不足,误吸风险高	布丁和糊状食物	稀液体和流质
喉部上抬不足/环咽肌功能紊乱	稀液体	很浓稠和高黏稠性食物
咽壁收缩不足,残留较多	稀液体,黏附性低的食物	很浓稠和高黏稠性食物

(三) 进食的要求

1. **食团在口中位置**　进食时应把食物放在口腔最能感觉食物的位置,以促进食物在口腔中保持及输送。

最好把食物放在健侧舌后部或健侧颊部,这样有利于食物的吞咽。这种做法不仅适合部分或全部舌、颊、口、面部有感觉障碍的患者,也适合所有面舌肌肉力量弱的患者。

2. **一口量及进食速度** 一口量,即最适于吞咽的每次进食入口量。对患者进行摄食训练时,如果一口量过多,食物将从口中漏出或引起咽残留导致误吸;过少,则会因刺激强度不够,难以诱发吞咽反射。一般正常人一口量为:①稀液体 5~20ml;②果酱或布丁 5~7ml;③浓稠泥状食物 3~5ml;④肉团平均为 2ml。先以少量试之(稀液体 1~4ml),然后参考国际标准分级酌情增加。为防止吞咽时食物误吸入气管,可结合声门上吞咽法训练,在吞咽时使声带闭合更好后再吞咽,吞咽后立即咳嗽,可除去残留在咽喉部的食物残渣。

食团的大小和进食速度对某些患者能否顺利吞咽有一定影响。某些咽期启动吞咽延迟或咽缩肌无力的患者常需 2~3 次吞咽才能将食团咽下,如食团过大、进食速度过快,食物容易滞留于咽并发生误吸。因此,咽缩肌无力的患者慎用或禁用大食团。另外,根据患者吞咽功能情况,指导患者改变和适应饮食习惯,进食速度过快时提醒放慢,以防误咽。

(四) 进食体位及姿势调整

研究证明,对于不同类型吞咽障碍患者,吞咽姿势的改变可改善或消除吞咽时的误吸症状。临床实践中,最好在吞咽造影检查下,先观察有效的吞咽姿势,然后再选取这种有效姿势进行训练。培养良好的进食习惯也至关重要,最好定时、定量,能坐起来就不要躺着,能在餐桌边就不要在床上。开始训练时应选择既有代偿作用且又安全的体位,具体包括躯干姿势和头部姿势。

1. 躯干姿势

(1)半坐卧位姿势:对于不能坐位的患者可采用床上半坐卧位,一般至少取躯干 30° 仰卧位,头部前屈,偏瘫侧肩部以枕垫起,喂食者位于患者健侧。此时进行训练,食物不易从口中漏出、有利于食团向舌根运送,还可以减少向鼻腔逆流及误咽的危险。

(2)坐位姿势:对于身体控制良好的患者可采用坐位进食,进食时双脚面平稳接触地面,双膝关节屈曲90°,躯干挺直,前方放一个高度适宜的餐桌,双上肢自然放于桌面,食物放于桌上,让患者视觉能看到食物,以食物的色、香、味促进患者食欲。

2. 头部姿势

(1)低头吞咽:是指下颌与胸骨柄部接触。低头吞咽能使口咽解剖结构变窄,使舌骨与喉之间的距离缩短;同时会厌软骨接近咽后壁,使它们之间距离缩小,会厌软骨与杓状软骨之间的距离也减小,从而使呼吸道入口变窄。低头吞咽适用于吞咽时气道保护功能欠缺的患者。对延迟启动咽期吞咽、舌根部后缩不足、呼吸道入口闭合不足患者是一个较好的选择。

(2)仰头吞咽:能使口咽的解剖位置变宽。仰头吞咽可影响咽食管段结构尤其能增加食管内压力,缩短食管段的舒张时间。适用于有口或舌功能缺损的患者,食团较容易进入咽部。仰头吞咽对于口咽腔运送慢的患者是一项很有用的代偿技术。

（3）头颈部旋转：头颈部向患侧旋转可以关闭该侧梨状隐窝，使食团移向患侧，并且有利于关闭该侧气道。头颈部前倾并向患侧旋转，是关闭气道最有效的方法。适用于单侧咽功能减弱（单侧咽部有残留物）的患者。

（4）头颈部侧屈：头颈部向健侧倾，使食团由于重力的作用移向健侧，同时，该侧梨状隐窝变窄，挤出残留物，对侧梨状隐窝变浅，咽部产生高效蠕动式运动，可去除残留物。头颈部向患侧倾，可使患侧梨状隐窝变窄，挤出残留物。适用于一侧舌肌和咽肌麻痹的患者。

（五）进食前后处置

正常人每 2 分钟左右会自然产生吞咽一次，把口腔及咽分泌物吞入食管处理，进食后，口腔及咽如有残留物患者会有异物感，正常人能反射性咳出及清除，而吞咽障碍患者口腔及咽感觉、反射差，尤其环咽肌功能障碍患者唾液无法进入食管，通常容易流进呼吸道；进食后残留在口腔及咽的食物容也易随呼吸进入呼吸道，导致潜在性的肺部感染。

1. **口腔与咽的清洁**　进食前后口腔与咽的清洁对于吞咽障碍患者预防肺部感染是一项重要措施。进食前后痰液及分泌物的清理能很好地预防肺部感染，促进患者康复。

2. **进食记录**　为了详细了解患者进食前后情况，观察进食效果，我们在临床上设计了一份进食记录表，进行每餐记录以了解患者进食的动态变化。通过对所记录信息的分析，有助于医师、护士、治疗师更精准实施个体化治疗方案,达到患者安全有效进食的目的。

(六) 进食注意事项

1. 意识不清、疲倦或不合作者切勿喂食。

2. 痰多患者进食前应清除痰液后再进食。

3. 有义齿的患者进食时应戴上后再进食。

4. 对于口腔感觉差的患者,当把食物送入口时,可适当增加汤匙下压舌部的力量,有助于刺激患者的感觉。

5. 耐力差患者宜少吃多餐。

6. 如患者有认知障碍,可适当给予口令提示。

7. 如患者出现呛咳,应停止进食。

8. 进食药物可用凝固粉调制成适合患者吞咽的性状;患者如果吞咽固体食物有困难,说明其不能有效地吞下大粒的药片或胶囊。

9. 进餐后保持口腔清洁,及时进行口腔护理。

10. 餐后指导患者坐位或半坐卧位休息至少 30~40 分钟。

11. 对家人及陪护人员进行详细的健康教育。

12. 教会患者及陪护人员防误吸急救知识。

六、吞咽障碍的电磁刺激治疗

(一) 神经肌肉低频电刺激

目前比较常用的是美国生产的 Vitalstim 电刺激治疗仪,它是一种专门针对吞咽障碍进行治疗的低频电刺激器。主要用于辅助强化肌力,帮助喉提升,增加咽肌收缩力量与速度,增加感觉反馈和时序性。患者接受刺激同时做空吞咽或进食的效果更佳。

1. **治疗参数** 其刺激参数为双向方波,波宽700ms,输出强度0~15mA,频率为变频固定,在30~80Hz范围可调,有固定通断比,治疗时间为每次30~60分钟,每天1~2次,每周5次。

2. **适应证** 各种原因所致神经性吞咽障碍是该项治疗的首选适应证,其次是头颈、肺部癌症术后的面、颈部肌肉障碍。

(二)感应电疗法

近年来,感应电疗法刺激舌肌等口腔内结构来防治舌肌萎缩的临床应用逐渐被推广,并取得较好效果。

1. **治疗处方** 频率50~100Hz,有效波宽0.1~1.0ms,刺激时间3~5秒,间歇时间5~10秒,电流强度以引起靶肌肉明显收缩为准,对于不能耐受者,建议尽量达到运动阈值及以上,每次治疗时间15~30分钟,每天1次,18~20次为一疗程。

2. **电极放置** 大小10cm×10cm的方形辅助电极置于颈后,刺激电极置于要刺激的肌肉部位。

3. **刺激部位**

(1)颊肌刺激:根据颊肌的肌肉走向,在口腔外和口腔内分别进行颊肌肌肉方向的移动刺激,有利于改善颊肌力量和刺激腮腺分泌唾液。

(2)唇肌刺激:对上唇方肌、下唇方肌的运动及两侧地仓穴进行刺激,一般采用固定法,有利于增强闭唇功能和包裹食物的能力。

(3)舌肌刺激:包括舌内肌群和舌外肌群的刺激。

舌内肌群一般以后前方向移动刺激舌上纵肌和左右方向移动刺激舌横肌,具有改善舌活动度的功能;对于舌后缩无力的患者,可以移动或固定刺激舌后 1/3 处,对于舌上抬不能的患者,可在舌前 1/3 处刺激;部分舌肌萎缩的患者,可考虑刺激舌下纵肌。舌外肌群主要以下颌舌骨肌、二腹肌前腹为刺激靶点。

(4)软腭、咽后壁刺激:对于真性延髓麻痹的患者,尤其是存在软腭、咽后壁纤维化的患者,可由下到上分别刺激腭舌弓、腭咽弓和咽后壁,具有改善软腭上抬和咽后壁前移的功能,减少鼻漏和食物渗漏的风险,以及提高食团运送的功能。

(5)咽缩肌刺激:对于喉上抬不足的患者,可移动或固定刺激甲状舌骨肌;对于有误吸风险的患者,可刺激天突穴。

(三)肌电生物反馈训练

肌电生物反馈训练是指在尝试吞咽的过程中,使用表面肌电生物反馈来帮助患者提高吞咽能力,与此同时,患者还可通过渐进的吞咽来获得即刻语音、动画反馈的一种治疗方法。

操作时把表面肌电电极置于颈前舌骨与甲状软骨上缘之间,电脑肌电生物反馈训练仪能无创探测到吞咽时喉上抬肌肉收缩的幅度,并实时显示在电脑屏幕上,当肌电信号水平超过预先设定的阈值时,通过肌电触发刺激器提供一次有功能活动的肌肉收缩,并通过语音提示及时给予患者鼓励。

目前国内运用较多的是一种情景互动式电刺激训

练,它融合了表面肌电生物反馈治疗和交互游戏技术,患者可通过吞咽动作训练完成趣味性游戏。生物反馈游戏训练模式开始前,先采集患者吞咽肌肌电信号,通过图像或数据可实时反映肌肉收缩力量强弱,并据此设置适当游戏和训练难度。游戏训练模式包括吞咽肌力训练游戏、耐力和持久性训练游戏、吞咽肌肉协调性训练游戏,以及吞咽肌肉爆发力训练。游戏过程中采集肌电信号,通过蓝牙将信号传递至掌上电脑,以控制游戏。

该方法通过患者视觉反馈模仿及正常吞咽模式再学习来强化舌骨上下集群的收缩运动。对于运动和协调性降低所致生理性吞咽障碍的患者可作为首选,如脑卒中或脑外伤相关的神经性吞咽障碍,吞咽造影检查明确咽部有残留物的患者。但解剖结构破坏导致的吞咽障碍(如头颈部癌症导致)的功能恢复较难。

(四)经颅直流电刺激

经颅直流电刺激(transcranial direct current stimulation, tDCS)是一种利用恒定、低强度直流电调节大脑皮质神经元活动的非侵入性脑刺激技术。其作用机制是依靠不同的刺激极性作用引起静息膜电位超极化或者去极化改变,从而调节大脑皮质兴奋性。阳极刺激提高皮质的兴奋性,阴极刺激降低皮质的兴奋性。

1. **操作方法**

(1)制订治疗方案:根据患者病情,确定疗程及治疗部位(放置电极的部位)。根据目前临床研究表明,阳极刺激能够改善脑卒中吞咽障碍患者的吞咽功能。

（2）治疗操作

1）清洁治疗部位：治疗前，建议患者洗澡、洗头，清洁治疗部位，如果治疗部位有油脂，应用医用乙醇进行脱脂和清洁。

2）电极放置：将衬垫用饱和盐水浸泡后拧干，选择大小适当的电极片（常用 5cm×7cm），将电极片装入布衬垫中，参考电极放置在肩部，刺激电极放置位置采取国际脑电图 10-20 标准定位系统进行定位。电极用绑带固定压紧。

3）开机操作：根据患者耐受程度调节电流大小，5cm×7cm 电极片建议调到临床经验值 1.2~1.4mA。当治疗效果不明显时，可增加刺激强度或调整治疗部位；当患者不能耐受时，先下调治疗强度，待患者适应后，再往上调，一次刺激时间建议为 20 分钟。

2. 适应证　①脑卒中后偏瘫、认知障碍、言语障碍、吞咽障碍患者；②阿尔茨海默病、帕金森病患者。

3. 禁忌证　①使用植入式电子装置（如心脏起搏器）的患者；②颅内有金属植入器件的患者；③发热、电解质紊乱或生命体征不稳定患者；④妊娠妇女、儿童；⑤有局部皮肤损伤或炎症的患者；⑥有出血倾向的患者；⑦有颅内压增高的患者；⑧存在严重心脏疾病或其他内科疾病的患者；⑨急性大面积脑梗死的患者；⑩癫痫患者及服用可以引起癫痫药物者；⑪治疗区域有带有金属部件的植入器件的患者；⑫刺激区域有痛觉过敏的患者。

（五）经颅磁刺激

1. 概念　经颅磁刺激（transcranial magnetic stimulation,TMS)是一种利用时变的脉冲磁场作用于中枢神经系统(主要是大脑),改变皮质神经细胞膜电位,使之产生感应电流,影响脑内代谢和神经电活动,从而引起一系列生理生化反应的刺激技术。重复性TMS(repetitive TMS,rTMS)是一种安全、无创、高效的神经调控技术,其直接作用于大脑皮质,调节皮质兴奋性,通过神经网络调节远离刺激部位的大脑结构的兴奋性。rTMS已广泛用于因大脑皮质及皮质下病变所致吞咽障碍患者的干预治疗中,且能通过在靶肌群记录到的运动诱发电位(motor evoked potential,MEP)定量评估运动皮质投射通路的兴奋性改变。

2. TMS 优势

(1)与经颅直流电刺激相比,更容易实现颅脑深部刺激。表面电场值相同情况下,40mm深处感应电流电场值比表面电刺激产生电场值大10倍。

(2)人体不适感较小:①不直接刺激神经;②对电阻很大的头皮、骨骼组织而言,产生感应电流甚微;③基本无不适感。

(3)与人体表面接触,属于无创的评估与治疗方法。

3. 适应证与禁忌证

(1)适应证:脑卒中后吞咽障碍患者。

(2)禁忌证:经颅磁刺激的各种绝对或相对禁忌证,包括但不限于:①有癫痫发作史或强阳性癫痫家族史患者;②严重躯体疾病的患者;③严重乙醇滥用者;④有颅脑手术者,脑内有金属植入者;⑤植入心脏起搏器的患者。

4. **操作步骤**

(1)测量运动阈值:在治疗前用单脉冲刺激测定受试者静息运动阈值。以右手第一背侧骨间肌为例,线圈放置在左侧大脑半球初级运动皮质进行刺激,运动阈值的确定以能在肌电图记录到 $50\mu V$ 的运动诱发电位的最小刺激强度为准。

(2)吞咽功能区定位

1)传统定位方法定位:有研究使用经颅磁刺激在人脑上对吞咽肌进行定位,发现吞咽肌的皮质代表区位于大脑半球前外侧,大约为颅顶点前 $(3\pm2)cm$,侧方 $(8\pm3)cm$ 处。参与吞咽活动的肌肉在脑感觉运动皮质中按照躯体定位排列位置为:口肌靠外侧,咽肌和食管肌靠内侧。

2)通过磁刺激定位帽定位:佩戴磁刺激定位帽,将磁刺激定位帽上鼻枕线置于患者头部正中线(矢状线)上,将磁刺激定位帽上的 Cz 点(鼻枕线与颞顶线焦点)置于患者眉心与枕后粗隆点连线(鼻枕线上)中点上。吞咽初级皮质区大约在 M1 区的靠前外侧,头面部标志的下方。

3)通过神经立体定位导航系统实现精准刺激:将事先获取的受试者 T_1 加权头颅 MR 结构像输入导航系统,根据 MRI 薄层结构确定目标的皮质区,用指针对准目标点,显示出矢状位、冠状位、水平位的三维坐标及其到刺激点的距离,再将 MRI 上对应的坐标距离输入到定位系统中,被试者与自身影像进行匹配。导航系统附带的支架上有 3 个摄像头,可以通过闪烁的远红外灯检测位置,同时计算目标物与支架之间的空间距离。这样,保证同一个摄像头内有3个LED光线落在线圈和头部时,就可显示出线圈与头部的位置,在同一个参考系统内完成功能区定位。

(3)刺激部位选择:功能定位完成后,将头部位置指示器固定在受试者头上,打开标记好的位点数据文件,将8字形线圈放置于受试者头顶,确保线圈与受试者头皮表面相切,在系统提示下移动线圈,并调整线圈方向、角度,当线圈焦点与标记好的位点的三维坐标均配对通过后,固定线圈位置并在可视化的状态下开始TMS精准刺激。

(4)刺激模式及参数选择:根据患者的病变部位、病程长短、大脑皮质兴奋性的不同,相应选择合适的刺激模式和参数。常用的治疗方案见表6-7。

表6-7 TMS刺激模式及参数

刺激部位	病程/m	频率/Hz	强度/%RMT	串刺激时间/s	串间隔时间/s	脉冲数
健侧舌骨上运动皮质区(大脑半球卒中)	>6	1	120	/	/	1 200
健侧大脑吞咽皮质区(大脑半球卒中)	>1	5	90	10	50	300
患侧大脑吞咽皮质区(大脑半球卒中)	<1	3	120	10	50	500
双侧食管运动皮质区(脑干卒中)	<1	3	130	10	50	300

续表

刺激部位	病程/m	频率/Hz	强度/%RMT	串刺激时间/s	串间隔时间/s	脉冲数
双侧舌骨上运动皮质区(大脑半球卒中)	<2	10	90	5	55	500

5. 临床治疗应用的问题 临床应用表明,采用rTMS治疗吞咽障碍已取得较好的效果。吞咽障碍刺激方案呈现多样性,对吞咽功能康复均起促进作用。

基于目前证据可以认为,rTMS治疗脑卒中后吞咽障碍的疗效优于单纯常规康复、药物治疗或经颅直流电刺激治疗,且双侧大脑刺激的效果最优。但是影响其治疗效果的因素众多,除了患者脑组织损伤严重程度及病程外,还有TMS自身参数、频率、刺激部位,这些并没有统一的标准,何种参数对治疗最有效仍需进一步研究。

(温璐璐 张廷碧 兰 月)

参 考 文 献

[1] BALOU M. Effects of postural changes on pharyngeal swallow coordination utilizing manometry [C]. 19th DRS Annual Meeting, USA, Sun Antonio, 2011.

[2] BÜLOW M, OLSSON R, EKBERG O. Videomanometric analysis of supraglottic swallow, effortful swallow, and chin tuck in patients with pharyngeal dysfunction [J]. Dysphagia, 1999, 14 (2): 67-72.

[3] CLAVÉ P, ARREOLA V, ROMEA M, et al. Accuracy of the volume-viscosity swallow test for clinical screening of oropharyngeal dysphagia

and aspiration [J]. Clin Nutr, 2008, 27 (6): 806-815.

[4] EBIHARA S, KOHZUKI M, SUMI Y, et al. Sensory stimulation to improve swallowing reflex and prevent aspiration pneumonia in elderly dysphagic people [J]. J Pharmacol Sci, 2011, 115 (2): 99-104.

[5] HUMBERT I A, JOEL S. Tactile, gustatory, and visual biofeedback stimuli modulate neural substrates of deglutition [J]. Neuroimage, 2012, 59 (2): 1485-1490.

[6] JEFFERSON S, MISTRY S, SINGH S, et al. Characterizing the application of transcranial direct current stimulation in human pharyngeal motor correx [J]. Am J Physiol Gastrointest Liver Physiol, 2009, 297 (6): 1035-1040.

[7] KHEDR E M, ABO-ELFETOH N. Therapeutic role of rTMS on recovery of dysphagia in patients with lateral medullary syndrome and brainstem infarction [J]. J Neurol Neurosurg Psychiatry, 2010, 81 (5): 495-499.

[8] LAMVIK K, MACRAE P, DOELTGEN S, et al. Normative data for pharyngeal pressure generation during saliva, bolus, and effortful saliva swallowing across age and gender [J]. Speech Lang Hear, 2014, 17 (4): 210-215.

[9] LAN Y, XU G, DOU Z, et al. The correlation between manometric and videofluoroscopic measurements of the swallowing function in brainstem stroke patients with dysphagia [J]. J Clin Gastroenterol, 2015, 49 (1): 24-30.

[10] LOGEMANN J A, VEIS S, COLANGELO L. A screening procedure for oropharyngeal dysphagia [J]. Dysphagia, 1999, 14 (1): 44-51.

[11] MANO T, KATSUNO M, BANNO H, et al. Head lift exercise improves swallowing dysfunction in spinal and bulbar muscular atrophy [J]. Eur Neurol, 2015, 74 (5-6): 251-258.

[12] OHMAE Y, OGURA M, KITAHARA S, et al. Effects of head rotation on pharyngeal function during normal swallow [J]. Ann Otol Rhinol Laryngol, 1998, 107 (4): 344-348.

[13] PARK E, KIM M S, CHANG W H, et al. Effects of bilateral repetitive transcranial magnetic stimulation on post-stroke dysphagia [J]. Brain Stimul, 2017, 10 (1): 75-82.

[14] ROSENBEK J C, ROBBINS J, WILLFORD W O, et al. Comparing treatment intensities of tactile-thermal application [J]. Dysphagia, 1998,

13 (1): 1-9.

［15］ RYU J S, PARK D, KANG J Y. Application and interpretation of high-resolution manometry for pharyngeal dysphagia [J]. J Neurogastroenterol Motil, 2015, 21 (2): 283-287.

［16］ SIMONS A, HAMDY S. The use of brain stimulation in dysphagia management [J]. Dysphagia, 2017, 32 (2): 209-215.

［17］ 大西幸子, 孙启良. 摄食 - 吞咽障碍康复实用技术 [M]. 北京 : 中国医药科技出版社, 2000.

［18］ 窦祖林, 万桂芳. 吞咽障碍康复技术 [M]. 北京 : 电子工业出版社, 2019.

［19］ 窦祖林. 吞咽障碍评估与治疗 [M]. 2 版. 北京 : 人民卫生出版社, 2017.

［20］ 窦祖林, 廖家华, 宋为群. 经颅磁刺激技术基础与临床应用 [M]. 北京 : 人民卫生出版社, 2012.

［21］ 兰月, 窦祖林, 万桂芳, 等. 球囊扩张术治疗脑干病变后环咽肌失弛缓症的疗效研究 [J]. 中华物理医学与康复杂志, 2009, 31 (12): 835-838.

［22］ 丘卫红, 窦祖林, 万桂芳, 等. 球囊扩张术治疗吞咽功能障碍的疗效观察 [J]. 中华物理医学与康复杂志, 2007, 29 (12): 825-828.

［23］ 张新颜, 闫福岭, 郭怡箐, 等. 卒中后吞咽障碍的筛查工具 [J]. 国际脑血管病杂志, 2012, 20 (6): 456-460.

第七章

认知障碍的康复

第一节 认知功能的定义及评估

一、认知功能概念

认知功能是大脑的高级功能之一,广义上是指人脑反映、分析和认识客观事物的特点与联系,并揭示事物对人的意义与作用的心理活动。具体地说,包括感知觉、注意、记忆、表象、思维和语言等心理过程。脑卒中常可造成患者的认知功能障碍,进而导致对外界环境的感知和适应困难,发生生活和社会适应性障碍。

二、认知功能筛查

当患者意识清楚时,可以通过简易精神状态检查量表(mini mental status examination,MMSE)(表 7-1)和蒙特利尔认知评估量表(Montreal cognitive assessment scale,MoCA)进行认知功能筛查。

筛查如果有异常,可以进行更为深入细致的认知功能评定,具体评定方法在以下相关章节具体介绍。除了从功能水平评定认知功能受损情况外,还要考虑从活动和参与的角度去了解,推荐应用 WHO 最新出版的 ICF 中的相关条目来评定。

表 7-1　简易精神状态检查量表(MMSE)

评定项目	评分	评定项目	评分
1. 今年是哪一年?		18. 72-7= ?	
2. 现在是什么季节?		19. 回忆:皮球	
3. 今天是几号?		20. 回忆:国旗	
4. 今天是星期几?		21. 回忆:树木	
5. 现在是几月份?		22. 辨认:手表	
6. 你现在在哪一省(市)?		23. 辨认:铅笔	
7. 你现在在哪一县(区)?		24. 复述:四十四只石狮子	
8. 你现在在哪一乡(镇、街道)?		25. 按卡片文字做动作(闭上您的眼睛)	
9. 你现在在哪一层楼上?		26. 听指令1:用右手拿纸	
10. 这里是什么地方?		27. 听指令2:将纸对折	
11. 复述:皮球		28. 听指令3:将纸放在大腿上	
12. 复述:国旗		29. 写一句完整的句子	
13. 复述:树木		30. 临摹:按样画图	
14. 100-7= ?			
15. 93-7= ?			
16. 86-7= ?			
17. 79-7= ?			

注：每题 1 分，回答错误给 0 分。在排除语言沟通、精神情绪或配合度等影响因素情况下，如果文盲 <17 分、小学文化程度患者 <20 分、中学及以上文化程度患者 <24 分，考虑可能有认知功能减退。

（宋为群　胡　洁）

第二节　注意障碍的康复

一、注意障碍

在确定意识清醒的状态下，首先进行的认知功能检查的项目就是注意力的检查。在评定记忆、语言、抽象思维、定向、空间结构等复杂的功能前，必须要清楚知道患者维持注意的持续时间。注意力涣散的患者在检查中很难正确理解测试中的指令，无法得到正确的评价结果。

注意力是指不被其他的内部刺激和外部环境刺激所干扰，对特异刺激产生注意的能力。注意力必须是在清醒的状态下才能建立。注意力集中是指对某种刺激能保持较长时间的注意，这是非常重要的。

（一）解剖定位

注意力主要是由脑干的上行激活系统和边缘系统及皮质间相互作用而产生的。它使人能排除干扰而集中到特定的事物上。排除干扰的能力是由大脑皮质完成的，注意过程的统合部分是由边缘系统完成的，网状激活系统的功能目前还不是很清楚。脑的很多部位的损伤都会引起注意障碍。一般认为丘脑、内囊后肢及其他皮质下结构的损害往往会引起注意障碍。右侧大脑半球病变比左侧大脑半球病变对注意的影响更大。

(二) 注意力四大特征

1. **警觉水平**　即对刺激的一般接受性和对应答的准备性,是注意力强度水平的特性。

2. **集中功能**　即在多个刺激中将注意力集中在特定刺激上的能力。

3. **分散功能**　即自然而然地将注意力转移到其他方面的特性,在同时进行几个作业时,能将注意力合理分配的能力。

4. **持续性**　即评价注意力的持续能力。

二、注意障碍的分类

基本注意力障碍可简单分为:①警觉水平障碍;②集中注意障碍;③分散注意障碍;④持续注意障碍。这种分类是人为的,不同类别注意之间有重叠成分。这种划分十分简单,有利于被专家和其他相关人员理解。

1. **警觉水平障碍**　可以表现为经常打哈欠、嗜睡、觉醒或者警醒困难,患者表现为对任务没有兴趣、缺乏动机。患者不能在有内部或外部的提示线索刺激下增加他们唤醒的水平,不能对刺激甚至危险信号作出应答(例如:一个扔过来的球)。

2. **集中注意障碍**　也被称为选择性注意障碍。指个体对某一刺激集中注意而忽视其他非相关的内部或外部刺激的能力出现问题。许多患者常常报告他们有高度分心的问题。具体一点说,他们在有其他声音、图像或动作干扰时,不能将注意力集中于某一特定的任务或谈话。例如患者在自己的孩子过于吵闹或过于活泼时不能读报纸或看电视。高度的分心表明保持注意力并将之集中于感兴趣的刺激(如教师的讲课或电视节目)的能力下降,也可能是抑制、延迟和停止应答,以及抵抗无关事件干扰的能力下降的表现。患者在所处环境中每次有新的刺激,甚至很细小的无关刺激,也会使患者的注意力被干扰,出现中断。

3. **分散注意障碍** 简单地说是指一个人在某一时间同时注意多个事物的能力,也就是说在多个任务或刺激之间切换注意力的能力。例如,患者常常会诉说不能同时注意在准备一顿饭过程中涉及的所有事情(如什么时候烧土豆、什么时候把肉放在烤架上等),不能同时完成多项的工作职责(如在看一份报告的同时往电脑中录入数据),或者不能在听报告的同时记笔记。患者经常声称他们不能在同一时间做不同的事情,他们往往要求将他们所要做的事情列出来(如工作任务、家务杂事、学术活动等),然后一个一个地去做。需要注意的是,分散注意障碍和集中注意障碍可能独立存在。就是说,有些患者当他们的孩子在厨房吵闹时他们仍然可以做饭(集中注意较好),但他们不能同时做多个任务(如同时煮粥、炒菜和布置餐桌)。相反,其他一些患者可同时做多个任务(如准备一顿饭),但不能有孩子们在厨房中吵闹。

4. **持续注意障碍** 持续注意指的是个体对给定刺激的注意力保持的时间长度。患者经常诉说他们不能在整个一堂课、一个电视节目或特定的工作任务过程中保持注意力。为了维持注意力,这些患者需要更频繁地休息或经常更换简短的任务。持续注意的问题在日常生活的各个方面可能体现得更明显(如工作、学校、家庭和休闲方面)。并且相对于其他人来说,这种障碍对某些职业可能有影响(例如空中交通管制人员、质控人员和工厂精细组装人员等)。

三、康复评定

(一) 警觉水平的检查

1. **行为观察**　警觉水平多数通过观察获得,例如:受试者是否无精打采以致睡着? 他们是否对受试环境感兴趣,表现为四处张望和主动询问? 在患者与临床医师初次会面时唤醒度是否会增加? 一些警示性的信息或事物能否提高他们的警觉性?

2. **等速拍击试验**　要求被试者在 5 分钟内以每秒 1 次的速度进行连续拍击的试验。让患者用健手拿铅笔敲击桌子练习 10 秒钟,测验时检查者记录每个 10 秒钟内的敲击数量,5 分钟共 30 个记录量,30 个时段的平均敲击数和其标准差就是该测验的反应倾向度、反应不稳定程度。

(二) 集中功能的检查

1. **行为观察**　患者是否常常被环境中的刺激所干扰(如噪声、人或物的移动),或者他们是否走神。

2. **听运动检查法**　是将 5 种类似音以不规则形式排列,如"啪、它、呀、哈、啦"五个类似音,并以每秒 1 个音的速度读出。受试者听到目的音作出一个反应,敲桌子或者按键。要求每分钟有 10 个目的音,共测 5 分钟,算出正答率和命中率。正答率 = 正答数 /50；命中率 = 正答数 / 总反应数,与正常人对照。

(三) 分散功能的检查

1. **行为观察** 康复训练时,从一个动作转换到另一个动作是否有困难? 能否同时做多件事情,例如一边听一边做笔记。

2. **字母划销试验** 检查用纸上无规律地排列着 36 个字母,其中有 10 个大写字母,其他均是小写,字母间大多是空一个间隔,只有 4 个地方是空两个间隔。测试 A 是将大写文字划掉,测试 B 是将大写文字和空两个间隔的前面的一个字母划掉。对其速度、误反应个数,以及正反应的漏掉个数进行评价。

(四) 持续性的检查

1. **行为观察** 患者是否难以在较长的一段时间范围内保持静坐? 他们看起来是否经常走神?

2. **划销测验** 给受试者一支笔,要求其以最快的速度,准确地划掉指定的数字或字母。例如划去下列数字中的 "3" 和 "5":

81650912981276653982158776457689876353251985
13274323218732764559872658458742198343184319
78432198732765329875329853298763769532809769

记录正确的划销个数与错误的划销个数,并记录划销时间。根据下列公式计算持久性或稳定性指数。

指数 =(总查阅字符数 / 划销时间)×

[(正确划销数－错误划销数)/应划销数]

3. 连减或连加 7 的测验 可以用 100 减 7,也可以用 7 连加。在测试中测试语很重要,应该说 7 加 7 等于几, 再加 7 呢, 再加 7……而不是 14 加 7 呢, 21 加 7 呢……连减 7 也是一样。本测验受智力、教育程度、计算能力、记忆力等多方面因素的约束,特异性不强。但对信息处理能力的判定却非常敏感,它可以为患者回归社会提供参考。

四、注意的康复训练

(一) 改进注意障碍的一般方法

制订康复计划应根据下面几个因素进行调整:第一,应考虑患者工作环境的任务要求,分清轻重主次及所处社会关系。例如让患者做"较简单"文件分选工作,这对分散注意要求低,但是却有时间要求,尽管表面上看可以,实际上可能不合适。因为这种患者信息加工速度慢,应该安排没有时间限制的工作。第二,应该对患者的注意障碍进行分类,对不同的注意障碍给予不同策略。当然,患者其他认知障碍(如记忆力、洞察力)也可能会影响到患者的康复效果。如果康复措施没有明显效果,需要考虑更换策略。第三,对患者的个性、动机及洞察力加以考虑,这对患者能够多大程度地利用康复策略也非常重要。

干预措施:①外部因素,如改变周围环境、改变患者家属的期望值、对重要相关人员的专门培训等。②内部因素,如试图提高或恢复注意能力、指导代偿措施。就改进日常注意功能来说,康复措施的潜力是有限的。但注意障碍的康复措施具有重要作用,它有利于患者认清自己注意方面的障碍,帮助他们在日常生活中作出适当的决定,避免作出错误的选择。

(二) 改进注意障碍的专门策略

1. **改进警觉水平的方法** 警觉障碍最初一般用药物治疗(如甲基芬尼啶)。心理治疗可提高药物治疗的效果,也有可能改善集中注意的程度。要避免使用降低警觉水平的药物。

根据警觉水平安排活动,要注意让患者经常休息或小睡,以保证患者得到充足的休息。每日记录治疗所能维持的时间,建议对患者的任何进步予以表扬。在有信息特别是新的信息出现时提醒患者。鼓励患者尽可能采用直立姿势。房间中(及治疗者衣着)避免使用单调的颜色。用大量照片装饰患者房间也可能有帮助。

在患者警觉水平最高时安排高警觉要求的任务,如在警觉水平最高时安排"最不感兴趣"的工作。任务可以经常更换,对于新的刺激给予患者提示,这样容易被接受或作出反应。

2. **提高集中注意的方法**

视觉注意训练:在训练过程中,要求患者与治疗人员保持目光接触,训练患者注视固定和追视移动的目标。另外,也可以采用形状或数字划销作业。按照要求划销指定的形状或数字。随着症状的改善,选择要求注意保持时间较长的作业进行训练,也可以进行类似形式的听觉注意训练。

　　改善集中注意障碍的最有效的策略可能是重新安排环境,以减少干扰因素(如噪声、人员拥挤等)。将注意不集中的患者安排在安静的环境中进行康复训练,可使用耳塞、住小卧室、使用消除噪声的设施等。当干扰即将来临时提醒患者,要求他们尝试忽视这种干扰,这对他们可能会有帮助。在与患者交谈时客气地要求他们集中注意,这也可能有帮助。表扬和奖励集中注意的行为,鼓励患者尝试减少注意力不集中的行为。

　　3. 改善分散注意的方法　对于分散注意障碍的患者,基本的训练方法就是准备两种不同的作业,当治疗人员发出"变"的指令时,患者就要停止当前的作业而改做另一项作业。例如,可以轮换划销奇数或偶数作业。

　　改善患者在分散注意方面的障碍,最简单的代偿策略是一次只完成一个任务,从而最大限度地减少改变注意的要求。

　　总的来说,多个任务不应该同时进行。应给这方面有障碍的患者提供书面指导,将康复任务或工作分解成几个部分来完成。

　　4. 改善持续注意的方法　为提高注意技巧,在康复的过程中应给患者提供足够的休息时间。在工作环境中,也应该给有持续注意障碍的人安排足够的休息时间以提高效率。

　　可以由其他人(如家庭成员、治疗人员)监视患者的工作效率。如果发现患者的注意力发生转移,可以提示其回到相关的任务中来。

将任务的持续时间安排得短一些。将有趣的和无趣的活动交错安排,这样有助于延长患者保持注意力的时间。

应对患者持续注意方面的进步加以表扬。

(宋为群　胡　洁)

第三节　记忆障碍的康复

一、记忆障碍的概念

记忆障碍往往是脑卒中患者最常见的主诉症状之一。脑卒中患者中记忆障碍多与注意障碍有关。记忆障碍除了器质性病变的原因外,也与抑郁、焦虑、紧张等情绪异常有关。记忆障碍检查需要患者最大限度地配合和努力,如有情绪障碍的患者的测试成绩往往较差,在很多情况下抑郁症被误诊为记忆障碍,所以鉴别诊断非常重要。

记忆过程的不同侧面与脑神经解剖学结构和神经通路有密切关系。一般认为,前额损害会引起短时记忆障碍:颞叶、海马、乳头体等与短时记忆有关,其中海马起着由短时记忆过渡到长期记忆的作用。记忆过程主要由编码、储存、提取三个部分组成。根据提取内容的时间长短,又分为瞬时记忆、短时记忆、长时记忆、近期记忆、远期记忆。近期记忆和远期记忆的提取与脑边缘系统有关,但确切的部位还不是很清楚。所有的记忆无论是视觉记忆、言语记忆、触觉记忆等,几乎都与新皮质有关。下面是记忆的几个相关概念。

1. **瞬时记忆**　1~2 秒内提取信息的能力。

2. **短时记忆**　1 分钟以内的记忆。

3. **长时记忆**　1 分钟以上的记忆。

4. **近期记忆**　提取几天内发生事情的能力。严格的近期记忆是获得新的信息内容后的一段时间（几分钟至几天），对信息内容的提取能力。

5. **远期记忆**　提取数年前发生事情的能力。

6. **遗忘**　多表示一般的记忆功能障碍。

7. **顺行性遗忘**　脑损伤后不能学习新的知识，记不住新信息。

8. **逆行性遗忘**　不能提取脑损伤前发生的事情。

二、记忆障碍的评定

脑卒中患者的多个记忆环节和系统都会受到累及，最后出现全面记忆力衰退。脑卒中的认知康复要求对患者的记忆状况进行客观的评定。下面介绍两种标准化的记忆测试。

1. **韦氏记忆测验**　韦氏记忆测验是应用较广的成套记忆测验，也是神经心理测验之一。中国标准化量表由龚耀先等再次修订，可用于 7 岁以上儿童及成人。有甲、乙两套，便于进行前后比较。测试工具是韦克斯勒记忆量表（Wechsler memory scale，WMS）。测试内容包括 10 项分测验，分测验 A~C 测长时记忆，D~I 测短时记忆，J 测瞬时记忆。记忆商（memory quotient，MQ）表示记忆的总水平。本测验也有助于鉴别器质性和功能性记忆障碍。评分将 10 个分测验的原始分数（raw score）通过分别查等值量表分表转换为量表分（scaled score），相加即为全量表分。将全量表分按年龄组查全量表分的等值 MQ 表，可得到受试者的 MQ。

2. **临床记忆测验** 由许淑莲等根据国外单项测验编制的成套记忆量表，用于成人（20~90 岁）。也有甲、乙两套。由于临床所见记忆障碍以近期记忆障碍或学习新事物困难为多见，故该量表各分测验都是检查持续数分钟的一次性记忆或学习能力。测试工具是临床记忆量表，测试内容包括 5 个分测验：①指向记忆；②联想学习；③图像自由回忆；④无意义图形再认；⑤人像特点回忆。评分方法是将 5 个分测验的原始分数，分别查等值量表分表换算成量表分，相加即为总量表分。根据年龄查总量表分的等值 MQ 表可得到受试者的 MQ。记忆障碍的评定主要从言语记忆和视觉记忆两大方面进行的。

三、记忆障碍的康复训练

（一）改善记忆障碍的一般方法

记忆障碍可明显影响患者康复的整个过程，限制患者获得独立的能力。多种康复策略在记忆障碍康复中已广泛使用，也获得了不同程度的疗效。应用这些康复策略的人员涉及多个学科，包括心理学家、言语治疗师、物理治疗师、作业治疗师、护士、内科医师、社会工作者等，他们共同组成康复小组，一起实施康复治疗。

记忆障碍康复应用的方法分为 3 种：恢复记忆法、

重新组织记忆法和行为补偿策略。

1. **恢复记忆法** 假设记忆像肌肉一样,那么记忆就必须进行锻炼才能加强。这种方法主要练习一些实践性的任务,如学习数字串、背诵单词列表、通过分组(例如前三个单词为一组)或者分类(不同的类型)来记忆项目,而不是记忆独立的单词。许多评价恢复记忆法的研究报道该法的确能提高对特定任务的记忆。但是,对其他的类似任务并不一定能提高记忆。可能有两个原因:①有记忆障碍的人应用这种方法不能记住其他的类似任务;②这些记忆的任务与日常的活动明显不相干。

2. **重新组织记忆法** 这一方法通过更完整的能力代替丧失的能力,从而成为增强记忆和弥补丧失能力的途径。常用的方法包括固定系统和视觉意象。

(1)固定系统:是一种把言语刺激的图像与数字或可想象的位置相关联的方法,例如,一个人能够想象自己儿童时家的位置,如厨房、起居室和庭院。当他学习一系列项目时,就指导他把要记忆的项目与家里特定的位置相关联。记住家里的每个位置就促进了与之相关联的项目的记忆。用这些关联增强了记忆,这种方法可以维持30分钟,而不能维持一个星期。

(2)视觉意象:是另一种重新组织方法。在记忆康复过程中,为了进一步编码和解释信息,视觉意象要求想象一个和言语刺激相对应的视觉刺激,例如,一个人想要记住一对单词如"手套"和"猫",通过想象一个戴着手套的猫就能够促进这一对单词的记忆。尽管它的实际应用还有问题,但许多研究已经证明视觉意象能够提高记忆的提取。

3. 行为补偿策略　是用于提高记忆力的第 3 类康复策略,通常是最有效的提高记忆的方法。这种方法可分为 3 类:个人环境提示、邻近的环境提示和大的环境提示。

(1)个人环境提示:运用患者的穿着或者携带的东西作为提示物来提示重要的事件或任务。个人环境提示的一个例子是,在手上写一条信息或者是在手指上拴一根线。但是如果一个患者不能够记住提示物是提示什么的,那么这些提示也就没有价值了。

(2)邻近的环境提示:指应用外部记忆辅助手段,或者房间、器具的摆放变化促进记忆信息。

外部记忆辅助:采用笔记本进行记忆。笔记本的内容可包括位置、约会、要做的事和已经发生的事情。针对患者记忆障碍的表现提供不同帮助。研究表明,这种行为补偿策略在记忆损伤发生后能够长期应用和成功地进行指导。外部记忆辅助也被证实对记忆障碍的各种人群都有效。

一些简单的提高记忆的行为策略包括:①使用可携带的记忆辅助具,如记事本、要做事情的列表、闹钟和时间表。②给房间里的抽屉和橱柜贴标签,这对增加患者的定位能力也是有帮助的。③家庭用具,如烤箱,应该和声音联系在一起,以便提醒可能会忘记关掉用具的记忆损伤的人。

(3)大的环境提示:指通过社区、城镇设计帮助记忆障碍患者最大程度减轻日常生活不便。这些环境提示能够提示患者周围环境中各种场所的位置。医院里指向各部门的彩色导引线就是一个例子。

(二) 改善记忆损伤的特定策略

1. 改善记忆编码和储存功能受损的策略　编码是对周围环境的信息进行最初的加工,而储存是对信息的更持久的保留。事实上,改善编码和储存的方法有许多重叠。

记忆有关的问题也和注意相关,因此,提供一个外部刺激最小的环境对患者是有帮助的。从某种意义上来说,尽可能安静的环境是最理想的(如关掉电视和收音机)。然而,有些患者发现,柔和的背景声音有助于使注意分散最小化。因此,对特定的患者,用理想的声音可能是有用的。

注意障碍可导致记忆编码受损,不能够编码使患者不能够注意自己的行为。例如,当读邮件时,放下自己的钥匙,就找不到了,原因可能是同时做了两件事。帮助有编码缺陷的患者集中注意力一次只做一件事是很重要的,在完成一件事以后再开始做下一件事。

最初的编码障碍通常表示不能够注意信息,为了增加注意力,给有缺陷的患者提供信息的时候要用眼睛注视他们。

为了保证有记忆缺陷的人充分地注意信息,应给他们重复提供信息。

当患者记录重要的交谈内容和对需要做的事情进行列表时,编码也能够得到进一步加强。这样做也能够帮助患者一次集中做一件事,也提供了一个外部标准来证明他的理解力,还能为以后的治疗提供可参考的线索。

应该鼓励患者提问,保证他们理解了对他们所说的话。这也是进一步检查理解力所必需的,也提供了进一步重复信息的机会。

当信息是患者感兴趣的尤其是和患者相关的时候,编码也能得到增强。患者用自己的话说出信息也能增强编码。这样也能使患者把以前所学的知识联系起来。

如果评定显示患者能够从重复的信息中获益,就应该鼓励使用重复的信息。例如,在交谈过程中多次显示信息,使得在巩固方面有缺陷的患者在信息呈现时能够对信息进行重复和解释。

以某种方式提供信息,把信息和其他的任务或环境联系起来,从而很容易将该信息推广到其他情境中。

2. 改善记忆提取功能受损的方法 提取信息障碍的患者,可以储存信息,仅仅是自己不能提取。因此,所有的增强提取信息的方法都和患者运用提示启动记忆信息有关。这些提示可能是内部提示,如记忆策略,也可能是外部提示,如闹钟、笔记本、每天的计划等。用来促进提取记忆信息的策略包括以下方法。

(1)提供简单的言语提示,例如可询问患者"下一步治疗是什么""做蛋糕的下一步是什么",提供这些提示可帮助患者完成他们的行动。

(2)外部提示可以采用笔记和列表等方式,这些笔记和列表是由患者自己或者其家人提供的。使用这一列表时,把这些列表放到患者能够找到的地方,或者把这一列表融入到日常生活中。闹钟或手机等也可用作外部提示。闹钟响声或者手机铃声能够提醒患者吃药或者约会等事件。而且保证给有记忆障碍的患者提供足够的信息来完成任务是很重要的,例如,有时单独的闹钟响声不足以提醒患者吃药,但是,如果把闹钟靠近每天吃药的盒子,闹钟响声就能够做提示了。

(3)对于特定的日常任务,购买一个录音笔或 MP3 是有用的,可以帮助使用者对短信息进行即时的录音和回顾。

(4)对于严重的记忆受损患者,在家里的抽屉和橱柜上贴上标签可以帮助患者找到物品,也可帮助患者将物品收拾到合适的位置。

(5)日常计划表和笔记本是进一步的辅助手段。用活页纸记录可方便随时插入新的信息。如果患者能够在社区内活动,活页纸尺寸可以小一些,能够装进衣服口袋或者钱包里随身携带。但是不能太小,否则很难书写和阅读。应该提示患者在设计好的记忆笔记本中记录相关的信息。家人在患者开始使用记忆笔记本时可以协助,确定记录内容的名称、日期、事件、电话号码和医疗信息。还需要家人提醒患者按计划表行事,也鼓励补充新信息,如工作表的改变、家庭作业等。家庭成员定期地浏览这个计划表,并鼓励患者进行更新并重新安排,这对于患者是有帮助的。最初执行这样的策略常常是有挑战性的。但是,这些习惯的形成有可能大大地增加患者的独立性。

(6)尽管在使用掌上电脑(如 iPad)之前要考虑一些

问题,但是掌上电脑已经成功地应用于创伤性脑损伤伴记忆障碍的患者中,也在尝试应用于脑卒中后记忆障碍患者中。

(三) 改善特定类型记忆损伤的策略

根据患者对不同感觉形式的记忆程度制订特定的记忆策略。例如,一些人能够更好地记住听到的信息,而不是记住看到的信息,或者相反。但是,要特别注意,如果以多种感觉形式来提供信息,就能够有助于提高记忆,例如:如果告诉他们如何去做,同时还演示如何去做,患者就能够更好地学习。如当一个患者学习一项任务,除了让他做这项任务之外,还要在他做事时通过言语解释来增强记忆的编码和储存,同时配以图画可能会更有效。类似地,当让患者大声朗读信息时,使患者进行视觉浏览也是有帮助的。当患者在社区内(或者新地方)行走时,如果给患者提供关于如何到达目的地的言语指导,同时提供地图和 / 或书面的指导,患者就能走得很好。

1. 对有言语记忆能力的人提供的策略　给有能力记住听到的信息的患者的建议如下:其他人给患者提供言语信息,也就是,告诉他们需要记住什么。经常给予言语暗示和提示对于提高总的记忆力将会很有效。

患者大声朗读要记住的重要信息。患者应想到用录音笔(或手机、MP3)录下需要记住的言语信息(如课堂讲稿、商务会议、重要的谈话)。在以后的时间里通过听所录的信息就能多次复习。

给视觉受损的患者提供声音笔记记录器来记笔记,

就能使得视觉受影响的人能够集中注意力去听,同时给他们提供手写的笔记以便以后复习。为了专门记住每天都要做的事,个人应考虑到用数字有声提醒设备如手机、MP3 或数码录音笔及时地录下和复习短信息。

2. **对有视觉记忆能力的人提供的策略**　给有视觉记忆能力的人(或言语记忆能力相对弱的人)提供的建议如下。重要的其他人(如家人、同事等)给患者提供视觉信息,如手写的清单、图片、模型表演等。

当学习新信息的时候,应该鼓励患者想象单词的画面。也就是用想象这些图画或者在纸上画图的方式使材料可视化。患者越积极参与,效果越显著,就越可能获得准确的记忆。

患者通过设计表格和画图的形式把书面的或口头的想法转换成可视的形式。还应把他们听到的信息做成书面的清单,通过参照这样的视觉清单来增强记忆。

患者在上课或者参加会议时,如果可能的话,应该提供给他们书面的提纲和摘要。患者应该依靠图画来增强记忆,包括使用动画卡片或者图片。

(宋为群　胡　洁)

第四节　失认症的康复

失认症是后天获得性的综合性知觉障碍,是指不能通过某种感觉系统来认知对象。这种认知障碍不是由于感觉异常、智能低下、意识障碍等原因引起的;并且能够通过其他感觉通路的介入,将对象辨别出来的一种状态。目前视觉失认的研究最为深入,康复评定也有很多方法。与听觉失认、触觉失认、体象障碍有关的治疗技术文献报道较少,本文仅作简单介绍。各种失认症的康复治疗一方面是针对失认症本身的治疗,另一方面是教育患者使用其他完好的感觉形式的康复治疗。

失认症的类型如下。

1. **视觉失认** 包括视觉物体失认、面孔失认、色彩失认、同时失认、视空间失认等。

2. **听觉失认** 包括环境音失认、失音乐症、纯词聋、听觉空间失认,以及中枢性听觉障碍(皮质聋、皮质下聋)等。

3. **触觉失认** 触觉物体失认。

4. **体象障碍** 包括半侧身体失认、身体部分失认、左右失认、格斯特曼综合征(Gerstmann syndrome)、幻肢症、病觉失认(Anton 综合征)等。

一、视觉失认

(一) 定义

视觉失认是在没有言语障碍、智力障碍、视觉障碍等情况下,不能认识眼前的视觉对象为何物。换言之,是指可看到眼前的客观物体,却不知是什么,以及其特质内容(如形状、性质、功能、用途等)的一种综合征。如桌子上放着一块香皂,看过后却不知道是什么。但当他用手摸一下,再拿起嗅一嗅时才会知道这是香皂。即通过视觉系统无法认识客观物体,通过视觉以外的感觉系统(如嗅觉、触觉、听觉等)能够理解其特征。

（二）视觉失认的分类与评定

1. **视觉物体失认**　一般分为统觉性（将感觉性印象进行意识性知觉的行为）和联合性（综合知觉内容和输入的表象结合的行为）两种。

（1）统觉性视觉失认：保留初级的视觉功能（视力、视野、大小、方向、色彩、明暗等），但在视觉对象（物品）形态的认知辨别水平上有障碍。这类患者往往自己无感知：①患者很难画出或描述眼前物品（图形、画像）的形状轮廓；②患者很难识别异同，不能配对同样形状的物品和图形对应配对；③双向性障碍，即不能命名物品和图形，也不能把指定的物品选出来。如果通过想象能够画出指定的物品或图形，那么想象着画出的图比照着画得要好。

责任病灶：包括双侧视觉联合区在内的枕叶等损害，特别是非优势半球的枕叶功能障碍。

评定方法：图形摹写、图形辨别、图形分类、事物的命名及其使用说明、触觉性命名等。常与纯失读、面孔失认、同时失认等合并出现，视野障碍较轻或几乎没有。

（2）联合性视觉失认：通常所说的视觉失认或视觉对象失认多是指这种类型。其特点是：①有命名障碍；②不能用口头、文字及手势说明物品的形状、功能、使用方法等，有确认障碍；③物品的形状和功能分类（如动物、食品、服装、家具及用品等）有困难（意义上的范畴性分类困难等）。

患者不能明白眼前客观物体的意义，也就是不能将现实事物和过去的记忆及经验结合起来。一般识别能力大小排序是，实物＞色彩照片＞黑白照片、线条等。

另外还与物品摆放的场所(背景)等有关,与单独的物品相比,认识放在实际场所中的物品所获得的成绩更好。言语的提示可以帮助视觉理解,会影响测试成绩。

责任病灶:几乎所有的病灶都在双侧枕叶、颞叶。

评定方法:①配对测试;②画物品图形;③描述物品的性状;④借助视觉以外的感觉通路可以准确地认知和命名(如听觉方面:使患者不能识别和命名的物品发出声响,如乐器、钥匙等;触觉方面:让患者闭上眼睛用手摸物品;嗅觉方面:让患者用鼻子嗅物品的气味)。

大部分的病例至少合并纯失读、面孔失认、色彩失认等两种或两种以上的视觉失认症,其中面孔失认和色彩失认最多见。偶尔可单独出现。

康复训练:对常用、必需的物品反复实践进行辨认。指导患者注意抓住物品的明显特征。鼓励患者在活动中多运用其他感觉如触觉、听觉信息。必要时可在物品上贴上标签。

2. **面孔失认** 患者视觉能力虽然保留,但却不能通过面貌辨认自己熟悉的家属、亲戚、朋友及名人。而通过听其声音可以知道是谁。一般神经学检查时有视野障碍,多伴有皮质性视觉障碍(象限盲)。

责任病灶:多在非优势半球的枕叶内侧梭状回和舌回。一侧大脑半球病变多是轻度、一过性的。双侧大脑半球病变导致的面孔失认症状往往较重并持续时间较长。

双侧枕叶障碍引起的视觉对象失认多有面孔失认。

评定方法:可以拿其本人、家属、亲戚、名人等的照片,让其辨认。

康复训练:可以用家人、亲属、名人等的照片,借助语言提示进行训练,或通过人物动作、声音等外部因素进行人物辨别训练。

3. 色彩失认　是无法将色彩与其对应的名称相互关联的状态。它与先天色盲不同的是,色彩失认的色觉障碍不是系统性的,而是不规则的,是后天性皮质病变引起的色彩认知障碍。多有视野缺损但视野缺损不是其原因。因色觉保留,同种颜色可配对,同色系颜色分类可以完成,故色盲检查表测试结果是正常的,但患者很难给色彩命名、指出某种颜色的色卡或物品、描述物品的颜色(西红柿是什么颜色、天空是什么颜色等),另外,在黑白线条图上涂上对应的颜色也有困难。

康复训练:用各种颜色的图片先让患者进行辨认、学习,然后按命令指颜色。或向患者提供各种物体的轮廓图片和彩笔,训练患者填上正确的颜色,或将轮廓图和色板配对,不正确时给予指示或提醒,反复训练。

4. 同时失认　是一种对于复杂的情景画面的各个部分能够理解,但对整体是什么却不能理解的症状。即每部分的视觉、知觉是正常的,但其部分和部分之间的关系却不能把握,其结果是不知道整体的意义。另一种情况是在两种物体同时刺激时,患者只能认知一侧的刺激物体,这种情况也被称为同时失认。

发病机制及责任病灶:考虑是视觉整体整合的能力障碍。也有人认为是由于对一系列的视觉刺激产生持续维持视空间性的注意障碍引起。前者病变是左侧枕叶前部或颞顶叶部、双侧枕叶外侧的损害。后者多是双侧顶枕叶的损害。

康复训练:目前没有特别的针对性康复训练方法,可以应用扩大视觉注意范围、广度和延长视觉注意时间的训练方法使患者能够把多个局部视觉信息进行融合整体加工。

5. 视空间失认 视空间失认是指不能识别物体空间位置和物体间的空间关系。临床上常见的包括 Balint 综合征、地理位置障碍等。详述如下。

(1)Balint 综合征:是 Balint 在 1990 年首先发现的一组综合征,即由心理性注视麻痹或眼球运动失用、视觉失调或视觉运动失用、视觉注意障碍三大临床症状构成,有时也可存在距离判断障碍。

1)临床表现:①心理性注视麻痹或眼球运动失用。尽管有关眼球运动的神经、肌肉没有麻痹,但不能随意移动视线注视某一事物;如果视线固定在某一地方,也不能从这个地方把视线移开。②视觉失调或视觉运动失用。尽管视觉系统没有运动麻痹及感觉障碍,但是不能很好地盯住视线内出现的事物。③视觉注意障碍。如果注视视野内存在的一个事物,那么就不能认知周围存在的其他事物。在视觉方面只能注意一个目标,而不能把握整体。这种现象的出现与事物的大小无关,用视力障碍也不能解释。

2)发病机制:至今尚不完全清楚,在临床上是 3 大症状同时出现,还是 1 个为主、另外 2 个为辅,还有待于进一步探讨。

3）康复训练：包括眼睛运动训练、视觉扫视、视觉汇聚训练（注视物体由远及近）、阅读训练、图片识别训练等。也可以借助听觉、触觉等的代偿策略。

（2）地理位置障碍：对熟知的地方失去了判断能力，导致迷路。在家里或在病房比较窄小的范围内出现了方向定位障碍，如不能判断在自家内物品存放的位置关系及在病房内病床的位置。对已熟悉的道路不认识，如即使在家门口也找不到家或在医院从训练室找不到自己的病房等。

康复训练：可以带患者从治疗室走到隔壁房间，然后让患者尝试走回，有困难则给予提示帮助。逐步增加距离和难度。也可以提供一张地图，找出患者家和附近最熟悉的街道，设定一个目标，让患者说出如何从家走到目的地并走回，经过哪条或哪几条路。可以在实际的环境中循序渐进地进行地理位置的记忆和方向的定位训练。

二、听觉失认

（一）定义

听觉失认指听力保留，但对所能听到的原本熟悉的声音（言语音、有意义的非言语音）的意义不能辨别的一种综合征。

（二）分类

根据失认的对象可将听觉失认分为：纯词聋（言语音的认知障碍）、环境音失认、失音乐症等。但在临床上比较少见。在此只作简单的介绍。

1. **纯词聋**　虽能听到言语音（说话声），但却不能明白声音的意义的一种状态。即选择性言语音辨别障碍。主要表现为以言语听觉性理解为首的复述、听写等的障碍,但词汇的言语表达、自发书写、书写名称、呼名及阅读(默读和朗读)均没有障碍。所以纯音听力检查要确定患者有充分的听力,方能诊断此障碍。大多数患者听力检查正常,但在高音区往往稍下降。

责任病灶:左颞上回的后部皮质下受损和右颞上中回的后部及顶叶的后部受损。

2. 环境音失认　听力检查正常,但对听到的非言语音的意义不能明白的一种状态。如对熟悉的狗吠、鸡鸣虽能听到,但不知是什么声音。

3. 失音乐症　听力检查正常,但无法识别自己原来熟悉的音乐或者演奏原来能够演奏的旋律。

(三) 听觉失认的评估

1. 无意义声音配对。

2. 在声源物的图片中找与听到声音对应的图片。

3. 听音乐跟唱。

(四) 听觉失认的康复治疗

1. 建立声音与发声体之间的联系,如听到门铃声、电话声、掌声等找到对应的图片。

2. 分辨发声和不发声体。

3. 声 - 词联系,即把听到的声音和描述该声音的词配对。

4. 声音辨认　例如治疗师发"啊"音,令患者对着镜子模仿此音。数次后,出示一张写有"啊"字音的字卡,再令患者模仿此音。

5. **代偿策略**：必要时可用其他感官代偿声音的信息，如用闪光灯代替门铃。

三、触觉失认

(一) 定义

是指触觉、温度觉、本体感觉及注意力均正常，却不能通过触摸识别原已熟悉的物品，不能说出物品的名称，也不能说明和演示物品的功能、用途等。

触觉失认一般仅发生于优势半球同侧的手，较少情况下两手同时受累。触觉失认患者如果没有命名障碍，看到物品时或听到物品固有的声音时，可辨认出该物品并呼出其名称。

(二) 分类

1. **质地觉失认**　不能将触觉综合成质地觉。

2. **形态觉失认**　不能将个别的触觉综合成形状知觉。

3. **实体觉失认**　不能仅凭触摸辨识出物品。

(三) 评定方法

让患者闭眼触摸不同质地、不同形状、不同大小的物品后说出名称。

(四) 康复方法

1. 先用粗糙物品沿患者手指向指尖移动，待患者有感觉后用同样的方法反复进行刺激，使患者建立起稳定的感觉输入。

2. 利用其他感觉如视觉或健手的感觉，帮助患侧肢体体会其感觉。

3. 让患者反复触摸不同材质的物体,先睁眼后闭眼进行感受。

4. 将几件已触摸的物体放入不透明箱内,让患者按要求用手摸出正确的物体。也可让患者看图片,然后在箱中摸出匹配的物体。强调患者注意力集中在体会物品的特征上,如大小、形状、质地、冷热、软硬等。

四、体象障碍

(一) 定义

是脑损害后患者对自身空间表象的认知障碍,是一种综合的、复杂的失认症,通常是由顶叶功能受损所致,多发生在非优势侧半球,右顶叶病变时更为严重。

(二) 分类

1. **半侧身体失认**　是患者对他瘫痪的半侧身体(往往左半侧身体)不承认是自己的而认为是别人的。当把患者的左手放在他保留着的右侧视野中或放在他的右手上时,患者却说成是他人的手。

2. **身体部分失认**　是指患者不能够正确地说出自己身体各部位的名称,也不能根据名称指出各个肢体所在的部位,甚至可能否认身体的某个部分(如上肢)是属于自己的,在各种身体部分失认中,手指失认是最常见的。

3. **病觉失认**　是指不能知觉到自己的缺陷或否认缺陷,即感觉不到疾病。有时患者可认识到他左半身的不方便,但却归之为肩关节风湿疼痛、项背部的沉重感等理由,当别人帮助他坐起或翻身时,他仍声称人们的扶持是因为他太疲劳了。

（三）评定方法

1. 按指令触摸躯体的某些部位。

2. 模仿检查者的动作等。

（四）康复训练

1. 让患者按指令模仿治疗师的动作。

2. 当治疗师触及患者身体的某一部分时，让患者确定是哪一部分。

3. 让患者遵照指令做一些肢体动作。

4. 在日常生活中鼓励患者运用双侧肢体或患侧肢体，强化正常运动模式。

5. 询问和听取患者的感受，向患者耐心说明其疾病的客观存在，共同讨论解决问题的方法。

6. 教会患者在活动中对患肢进行保护。

第五节　失用症的康复

所谓失用是指在执行器官没有异常的情况下，不能执行有目的的动作或行为。即在临床所能诊断的限度内，没有麻痹、不随意运动、共济失调、肌张力异常及言语听力障碍或不能用这些障碍来解释的情况下，不能完成有目的的动作或行为。

一、失用症的诊断

1. 被试者能够很好地配合。

2. 被试者能理解试者的意图，即不是因为言语障碍或意识障碍等引起的。

3. 其行为障碍不是由动作器官(口、舌、手、足等)的运动障碍(运动麻痹、共济失调等)、感觉障碍(深感觉障碍)、视知觉障碍(视觉障碍、偏侧空间失认等)精神障碍或智力低下等的原因引起的。

二、不同类型失用症的康复评测与训练

常见的失用症包括意念运动性失用、意念性失用、肢体运动性失用、结构性失用、穿衣失用、口颜面失用、步行失用、发音失用、失用性失写。

失用症大多是双侧同时出现障碍,只有肢体运动性失用表现为一侧肢体的异常。不同类型失用症的康复评测如下。

1. **意念运动性失用**

(1)概念:意念运动性失用患者虽然能理解命令的要求,却不能传达到动作执行器官。即不知怎样才能完成的一种状态。这种失用症换者不能准确执行曾经学得的运动动作,其特征是,在其无意识的状态下可充分进行的运动,在指令条件下却无法完成或无法模仿。

(2)检查方法

1)口颜面部的检查:请患者将检查者所说的内容用动作表示出来。①"吹灭火柴"误反应:难以控制短呼吸,难以完成和保持口形的动作及保持吸气。②"伸出舌头"误反应:不能伸出舌头,表现为舌头在口腔中活动,舌尖抵住前齿不能达口外。③"用吸管喝水"误反应:不能收拢口唇,变成吹气的动作但有探索样口唇

动作。

2)四肢动作的检查：请患者将检查者所说的内容用动作表示出来。①"敬礼"误反应：手举过头顶,晃动手臂,手的位置不固定。②"使用牙刷"误反应：不能正确抓握,不能张口,明显偏离口,用手指碰牙刷。③"弹硬币"误反应：抛硬币,手旋内旋外,不用拇指和示指弹而是弯手腕。④"用锤子钉钉子"误反应：手水平方向前后运动,用拳头用力叩击。⑤"使用梳子"误反应：用手当梳子,用手捻搓头发,手的动作不确切。⑥"踢球"误反应：原地踏步,脚尖蹭地等。

3)全身动作的检查：请患者将检查者所说的内容用动作表示出来。①"拳击的架式"误反应：身体各个部位不正确。双手并在一起。②"用棒球棒击球"误反应：双手同时握棒较困难。做敲击动作。③"鞠躬"误反应：躯干动作不协调。

(3)康复训练：训练前向患者说明活动的目的、方法和要领。治疗时要设法触动其无意识的自发运动。如要让患者刷牙,可以将牙刷放在患者手中,通过触觉提示完成一系列动作。重复练习某项活动时,每次都要按照同样的顺序、方法去做。

2. 意念性失用

(1)概念：意念性失用是比意念运动性失用更高层次的运动意图障碍,是指充分保留对所有操作对象的认知,动作执行器官能力无异常,却不能进行系列动作准确操作的一种状态。表现为日常惯用物品的使用程序障碍。分为两种情况：①单一物品的使用障碍(较严重),虽知道手里的物品是什么,却不能针对其功能和用途进行使用。如钢笔的使用。②两种或两种以上物品同时操作障碍。不能将两种或两种以上的用具按准确的顺序达到使用目的。

(2)责任病灶:通常是优势半球的顶叶下部(特别是缘上回的皮质和皮质下)附近的病变。但是随着 MRI、CT 等影像学诊断的进步,最近认为意念性失用与皮质下白质病变(联络纤维的病变、颞叶前方的白质病变)、皮质下灰质病变(基底核、丘脑等)与辅助运动区病变有关。另外个别病例虽病变广泛,但失用症状却很轻,有的甚至完全没有失用症的表现,所以应注意失用症中枢的个体差异。

(3)评定方法:可以使用几种简单的办法进行评定,观察其误反应,出现操作或程序错误。

1)给予患者信纸、信封、邮票、糨糊等,让其折叠信纸放入信封,贴好邮票写上地址。

2)将蜡烛立起,从火柴盒中拿出火柴棒,将蜡烛点燃,再吹灭。

3)打开牙膏盒,从牙杯中取出牙刷,将牙膏涂在牙刷上。

(4)康复训练:当患者不能按指令要求完成系列动作,如泡茶后喝茶、摆设餐具后吃饭等动作时,可通过视觉暗示帮助患者。如令其倒一杯茶,患者常常会出现顺序上的错误,即不知道先要打开杯子盖子,再打开热水瓶塞然后倒水这一顺序等,那么就必须把一个个动作分解开来,演示给患者看,然后分步进行训练。上一个动作要结束时,提醒下一个动作,启发患者有意识的活动,或用手帮助患者进行下一个运动,直到有改善或基本正常为止。

3. 肢体运动性失用

(1)概念:肢体运动性失用是在排除常见的麻痹、共济失调、感觉障碍、不随意运动、异常反射等运动障碍的基础上,出现的病灶对侧肢体(多为上肢手)的精细动作笨拙、缓慢等症状。即不能准确执行既往学习获得的运动动作,主要为颜面部、上肢和下肢及体干等的肌肉,以一侧上肢最多见。中央旁回的皮质和皮质下的病变多引起此症状。

(2)评定方法:通过精细运动试验进行评定,试验方法如下。

1)手指敲击试验:让患者一侧手指快速连续敲击桌面或足趾叩击地面等。

2)手指模仿试验:让患者用手指模仿治疗师的手指动作。

3)手的轮替试验:嘱患者以前臂快速地做旋内旋外动作。

4)手指屈曲试验:嘱患者用示指做快速屈伸的动作。

5)集团屈伸速度试验:嘱患者做手的快速的屈曲和伸展动作。

(3)康复训练:可以进行伸腕肌、伸指肌电刺激,手势控制训练,手灵活性训练,手指牵张反射同时主动运动等。

4. 结构性失用

(1)概念:从性质上一般认为其有异于常见的失用症,是独立分出的一组症状。结构性失用是在日常生活中不容易被发现的一种症状。只有在特定的作业情况下(绘图、建筑、手语、组装玩具或模型工作等)才可能出现问题。左、右侧大脑半球病变引起的结构性失用是有质的区别的。结构性失用在脑卒中患者的高级脑功能障碍中的发病率仅次于失语症。

(2)评定方法:结构性失用的检查方法很多,绘画、图形模仿、拼图、立方体组合、面对面的动作(手指动作)模仿等各种方法均可。也可以利用其他的检查方法的一部分进行评定。通常让患者复制某种图形等。一般可采用以下检查。

1)拼图,完成图形:①韦氏智力测验中的动作性检查;②立方体图形组合。

2)立体模型组合:选择适宜的立体模型。

3)用火柴棒组合图形:让患者用火柴棒完成所要求的图形组合。

4)模仿几何图形:平面图形、透视图形。

5)自发绘画:如画房子、人物、钟表等。

6)写字:如自发写物体的名字、听写、照写等。

(3)责任病灶:结构性失用较少单独出现,多和其他的症状合并出现。如左侧大脑半球病变常伴有失语症(特别是完全性失语、感觉性失语较多)和格斯特曼综合征(手指失认、左右失认、失算、失写)等,右侧大脑半球病变多伴有视空间失认等。病变部位常出现在顶叶,特别是顶叶下部。

(4)康复训练:选用的作业确保对患者有目的和意义。如训练患者对家庭常用物品的排列、堆放等。可让治疗师先示范一下,再让患者模仿练习,开始练习时一步一步给予较多的暗示、提醒,有进步后再逐步减少暗示、提醒,并逐渐增加难度。同样可让患者复制治疗师事先示范的平面或立体图形。

5. 穿衣失用

(1)概念:穿衣失用是指日常的自主性穿衣动作能力丧失。由于对衣服的上、下、表、里、左、右等和自己身体的关系发生混乱,不能将衣服穿在身上。

穿衣失用是穿衣的一系列动作行为的异常和障碍。从定义来看应归到意念性失用的范围。但从衣服这一客观物体和自己身体的复杂的空间关系的掌握障碍是穿衣失用的重要发病机制这一点看,还与传统的意念性失用有所不同。

要强调的是,偏侧空间忽略引起的只有一侧穿衣障碍的现象并不是真正的穿衣失用,穿衣失用必须是双侧性的穿衣障碍。

(2)责任病灶:左右大脑半球顶叶受损。此症少见,故临床上很难看到典型的病例。

(3)评定方法:评定方法非常简单,可以从 ADL 训练中发现,也可以让其穿衣操作或让其给布娃娃穿衣服,在其穿衣的过程中就可以观察到患者的穿衣情况。如果只有一侧不能穿衣而另一侧正常,提示可能与偏侧忽略有关,要进一步检查,找出失用的真正原因。

（4）康复训练：穿衣失用训练主要由作业治疗师和护士及家属的相互配合、共同指导来进行。训练可以按以下的顺序逐步进行。

1）建立一个容易让患者本人识别衬衫袖子的左右关系的场景，将衬衫平铺于床面，尽量展平，让患者能够更容易地判断、确认衣服的左右、前后、表里等各个部位。

2）让患者先穿偏瘫侧的袖子，并拉到肩部。这是因为患者往往伴有感觉障碍，不容易觉察到患侧袖子的状态，在穿健侧袖子时，患侧手容易从袖中脱出，所以应将患侧袖子控制到肩部。

3）在保持衣服不掉的情况下，将健侧手穿入袖中。

4）系纽扣时，要对着镜子，边看边系，注意不要上下错位。

5）如果出现错误，要让患者重新再来。否则在错误的状态下，继续进行反复的更衣动作，只会使患者变得更糊涂，故应脱掉重新开始。

我们在利用以上方法进行穿衣训练时，可以写一个步骤说明图，即首先将套头衫展开放在床上，确认袖子、领子、上下、左右、前后等，然后按先患侧再健侧的顺序穿袖子，最后套头。使其养成看图的习惯，逐渐形成自己的穿衣习惯。可以根据衣服的种类（T恤衫、开身衬衫）进行训练，也可以在衣服上作记号等，以促进其对患侧手的认知能力，进而改善此症状。

6. 口颜面失用

（1）概念：口颜面失用是指不能按言语指令进行模仿口面部习惯性动作。如伸舌、弹舌、咳嗽、鼓腮、眨眼、吹口哨等动作,但在无意识的情况下,却能出现这些动作,如吃饭时舌头确能伸出口外等。

(2)责任病灶:病灶多限于左侧大脑半球岛叶的前部,额叶的后下部,多与 Broca 失语症同时存在。

(3)评定方法:让患者按照指令做口颜面的熟悉的动作,如伸舌、弹舌、咳嗽、鼓腮、眨眼、吹口哨等动作或进行模仿,患者无法完成,且不是因为肌肉无力所致。

(4)康复训练:可以通过指令让其做口颜面动作、复述等进行训练。训练也可以利用镜子进行有目的的面部动作的模仿练习。

第六节 偏侧忽略症的康复

偏侧忽略症(hemineglect),也称为偏侧空间忽略(hemispatial neglect),是对损伤大脑半球的对侧空间的刺激无反应,或对刺激不能定位的一种状态。大多是右侧大脑半球损伤引起的,对左半侧空间内的事物的忽略。在日常生活中常表现为身体、面部朝向右侧,双眼向右注视(眼球活动无障碍);进食结束后,总是把碗碟中的左半侧的食物或多或少的剩下;读书或看报时,总是把最初的几个字漏掉;男性刮胡子时,左半侧的胡子刮不干净或漏刮;女性化妆时,忽略了左半侧或较右侧简单等。

一、偏侧忽略症的诊断

(一)偏侧忽略和偏盲的鉴别

偏盲是视觉神经通路或视皮质受损导致的视野缺

损,通过客观的视觉感觉检查就能确诊。当其眼球能自主活动时,通过转头转身等动作是可以代偿的。而偏侧忽略,则是在视线可以自由活动的条件下,仍然对一侧的刺激对象无反应,是知觉水平上的异常。它总是对视觉对象的一半无知觉,或对自身空间的一半无知觉,在接受康复训练之前,不能通过转头转身得到代偿。

(二)责任病灶

多为右侧大脑半球的后方受损,特别是颞叶、顶叶、枕叶的结合部,含顶下小叶部分;也有报道额叶背外侧(第8、9、4、6区)的病变也会引起视空间忽略。最近有些临床研究表明,丘脑、中脑网状体、基底核等的病变也能引起偏侧忽略。其原因可能是皮质和基底核的白质联系纤维的损伤。

(三)评定方法

1. 急性期患者多表现为只看健侧(右侧),在其左侧呼唤患者往往在右侧寻找;给患者一根约与肩等宽的线绳让其指出中点时,所指的中点往往偏向右侧。

2. **待患者病情平稳后可做桌面的精细检查**

(1)临摹试验:给患者一张标准样画(图7-1),让其尽量和样画完全一样地画出来,常用的是有茎、叶和花瓣的图画。根据其画图的结果分为轻、中、重3级。重度,漏掉画中左半侧的全部;中度,左侧花瓣较右侧的少,并且漏掉了左侧的叶子;轻度,左侧的花瓣较右侧的少,或中央的花大致能画出,只是左侧漏掉了叶子。除此之外,还可以用房子、栅栏、树等的组合图来测验。随着画的复杂程度的增加,偏侧忽略的检出率也随之增加。如通过以上的绘画检查,查出可疑但不能确诊时,可进一步临摹 Rey 的复杂图形。

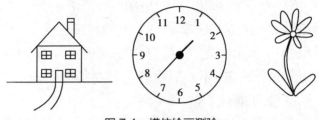

图 7-1　模仿绘画测验

(2)画图试验:用口头命令让患者画人脸及身体四肢等图形,偏侧忽略的患者画的左侧,即画面人物的右侧上肢、下肢、手、足、眼等器官被省掉了或被简化。或让患者画大的表盘(直径 >5cm 以上的表盘容易检出)等,如果患者将表盘中左侧的 7~11 的时间数字都漏掉,或将所有数字全部写在右侧表盘内,可以诊断为偏侧忽略。

(3)划销试验:采用 30 根短线,命令被试者将纸上所有的线,用划线的方式标记,以了解其漏掉的空间部分(图 7-2)。将 30 根短线,按左 1/3、右 1/3、中 1/3 各 10 根分配在 B5 纸上。让患者将所有的短线用红颜色的铅笔标记,标记完后,请把笔放在桌子上。重度偏侧忽略的患者只划掉右 1/3 的短线或更少;中度患者会划掉中 1/3 的一部分和右 1/3 的全部;轻度患者只剩下左 1/3 短线中的一部分。

(4)二等分试验:20cm 长的直线进行二等分时,中点向右偏 1cm 以上者,可以考虑为偏侧忽略。

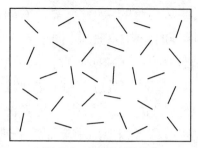

图 7-2 短线划销试验

(5)行为学忽略测试(behavioral inattention test,BIT):BIT 包含 15 项标准化测试,包括 6 项常用的笔纸测试(短线划销、字母划销、小星划销、临摹图形、双分线、自由绘画),满分 146 分,得分 129 分以下有偏侧忽略症可能;另包括 9 项行为学测试(图片扫视、打电话、读菜单、读文章、告诉并设定时间、硬币分类、抄写地址和句子、地图导航、卡片分类),满分 81 分,得分 61 分以下可能有偏侧忽略症。BIT 因为检查项目多,对偏侧忽略症检测具有很高的敏感度和准确度。

二、偏侧忽略症的康复训练

偏侧忽略症的康复训练主要包括"自下而上"和"自上而下"两种策略。

"自下而上"策略主要是通过增加外界感觉的输入和刺激,改善患者对于左侧空间的忽略症状。例如常规作业疗法,鼓励患者越过身体中线去够取左侧的物体。医护和照顾人员在患者左侧与患者交流等;视动训练,让患者盯住从右侧到左侧移动的物体,例如电脑屏幕或投影呈现的满天星中某颗特殊颜色的星星,反复从右向左移动;颈部振动治疗,利用 50Hz 或 100Hz 的振动器振动左颈项部;经皮神经电刺激疗法(TENS)刺激左侧上肢增加感觉输入;外耳道冷 / 温水刺激通过前庭功能调控改善偏侧忽略;佩戴半边(左边)透光眼镜,强迫患者注意左侧事物,适合于不伴左侧偏盲者;棱镜适应训练,佩戴折光棱镜眼镜,视觉物体右偏 15° 左右,嘱患者反复触碰前方的靶目标如桌上硬币,因为总是偏向实际物体的右边而必须提醒自己向左偏倚,加强左侧空间的注意,改善左侧忽略。

"自上而下"的策略主要是患者自己提醒自己有左侧忽略现象,要主动向左看,注意左边。例如视觉扫视训练,可把 10 样物品摆在墙边(或桌上),从右向左看完所有 10 样物品;在书页的左侧边界夹个夹子,提醒自己看到夹子后再朗读;"灯塔策略",想象自己就像灯塔上的探照灯,左右照射,往往有利于向左看。

除了上述训练方法外,目前还有神经调控治疗、生物反馈治疗和基于镜像神经元理论的训练。

神经调控技术也被称为非侵入性脑刺激技术,常用的有重复性经颅磁刺激(rTMS)和经颅直流电刺激(tDCS)。通过低频 rTMS(1Hz)或阴极 tDCS 抑制左侧大脑半球顶下小叶,从而促进左右大脑半球空间知觉或注意趋向新的平衡,从而改善偏侧忽略症。

通过脑电技术把特定脑电成分(反映右顶叶活动)通过声音或视觉信号反馈给患者,让患者通过意念来使这个信号增强,例如意念使屏幕里的气球上升代表此信号增强,从而促进受损的空间注意脑区的功能重塑,改善偏侧忽略症。

目前有研究提出基于镜像神经元理论的训练方法。镜像神经元的特点是,当我们观察他人做手动作时(如剥香蕉),我们大脑中这些神经元就会被激活。而右侧大脑半球镜像神经元分布在引起偏侧忽略症的关键脑区,如右侧大脑半球顶下小叶、额下回后部等。因此通过手动作观察训练可以促进这些受损的空间注意网络的激活、重塑,改善空间忽略的症状。

(单春雷　李晓林)

第七节　执行功能障碍的康复

一、执行功能的分类

执行功能分为三部分:开始、终止和自动调节。这样的分类较简明,方便把脑卒中后功能障碍患者和正常人区别开。

开始障碍包括失去开车能力、没有兴趣和动力,还表现为冷淡、漠不关心、不坚持和体力下降。

终止障碍包括运动和构思过程的持续言语、强迫行为、情感易变、焦虑和抑郁、沉思默想、错觉等。这些特征可能和腹侧的眶额叶受损有关。

自动调节障碍包括以自我为中心、易冲动、闲谈、失礼行为、不爱社交、没有自知力。自动调节意味着患者能根据内外环境的变化作出反应,改变行为;也意味着患者能根据偶然事故改变特定的行为表现。

二、执行功能障碍的评定

（一）启动能力的评定

流畅性测验，如要求患者 1 分钟内尽可能多地列举出以"大"或"一"字开头的词汇或列举出蔬菜或动物名称。高中毕业文化水平以上的正常人 1 分钟内至少可以说出 10 个词。

（二）变换能力的评定

Go/No-Go 测验，例如：当检查者举起两个手指时，要求患者举起一个手指；当检查者举起一个手指时，要求患者举起两个手指。完全模仿检查者的动作或反复持续一个动作均提示患者缺乏适当的反应抑制。

（三）解决问题的能力评定

1. **类比测验** 要求患者通过比较两种事物或物品指出其在概念上的相似之处。正确的回答必须是抽象概括或总体分类。

2. 通过推理寻找规律，并加以验证。

三、执行功能障碍的康复训练方法

（一）执行功能障碍的一般康复方法

执行功能是复杂的，用于补偿记忆障碍（如记事本、录音笔等）、视空间障碍等相对简单的方法，不可能对执行功能障碍发挥作用。因此，为执行功能障碍的患者制订综合性的治疗计划应包括一段长时间的持续治疗（如药物）、心理／认知和家庭／环境干预。此外，还应根据障碍的严重性和对功能的影响程度制订个性化方案。尽管执行功能障碍的康复训练计划需要专业人员制订,但照顾者(护理人员)可将一些一般的方法用于执行功能障碍患者。

1. 给患者提供从基本到复杂的有等级的任务,让患者逐渐适应和进步。

2. 充分利用仍保存的技能或功能补偿已损伤的功能。

3. 改变患者的生活环境、社会或工作角色,或个人的资源(如减少额叶系统执行功能障碍发生的可能性,尤其是在新奇的事件发生或测试压力和疲劳情况下)。

4. 使每天的活动尽可能常规化(如每天中午 12 点吃午饭,星期二购物等)。

5. 指导患者调整自己的节奏,以保证有充足的时间以避免感觉匆忙。

6. 康复训练不要超过患者能够承受的限度。

这些一般的方法已证明可以使执行功能障碍的负面影响最小化。必须指出的是,有时最直接、快速和成功的康复方法是强调降低环境要求、提高患者的资源处理要求。

(二)执行功能障碍的特殊康复方法

根据最新提出的执行功能障碍分类,特定综合征的康复方法如下。

1. **改善开始障碍的方法** 治疗慢性的开始障碍,包括改变环境、改变行为和药物治疗等。

(1)行动前提供环境提示,如闹钟、视觉标记或写在日历上。选择性地强化想得到的反应,能增加反应发生的可能性。因而,在合适的开始行为之后给予口头表扬、提供想要的东西或活动,是改善症状的一种途径。

(2)有些活动能配对在一起重复出现,可以增加目标行为,因此,通过指导患者在吃饭的时候服药能促进治疗。

(3)当以上方法无效时,临床经验表明抗帕金森病的药物如息宁(卡左双多巴控释片)、金刚烷胺或者溴隐亭有潜在的作用。

(4)抑郁有时表现为可逆的开始障碍。5-羟色胺选择性再摄取抑制剂(serotonin-selective reuptake inhibitor, SSRI),如舍曲林、帕罗西汀和氟西汀已证明对脑损伤患者有价值。

(5)附加的心理治疗有助于患者建立适应性的处理方法,这些方法能在长时间内使用。

2. 改善持续障碍的方法 操作行为修正方法和应变管理程序用于排除不想要的行为和提高适应性的行为。一般来说,忽略不合适的行为不会使它消失。相反,在冒犯行为之后,直接对患者说"那样说话是不合适的"或"你不该碰我"将有助于减少以后发生的频率。

个人心理治疗和有经验的陪护者常常是整个治疗中的关键要素,有助于陪护者理解患者个性或行为改变的神经病学基础,并形成适应性的处理和交流策略。特别是训练陪护者对患者执行以社区为基础的行为纠正方法,是治疗成功的重要因素。

对于严重的、经常攻击性行为的患者,药物干预治疗是必要的。急性攻击性患者会直接伤及自己或他人，可以静脉注射氟哌啶醇，该药物不会增加高血压、抽搐或呼吸窘迫综合征患者的危险性，并且可以使患者迅速安静。

治疗攻击行为不严重的患者的有效药物是 5- 羟色胺受体激动剂三唑酮。

研究表明，对长期的器质性攻击性综合征患者可以使用抗惊厥类药物，如卡马西平和丙戊酸钠。另外，肾上腺素受体阻断药，如普萘洛尔，被证明是有效的。然而，普萘洛尔起效非常慢（也许要开始治疗后几周才能见效），使用大剂量可能会产生明显的直立性低血压。

3. 改善自我调节障碍的方法　似乎没有什么药物能改善自我调节障碍。治疗类似情况最好能在有团队的治疗环境中完成，并结合认知康复和心理治疗。以下为治疗自我调节障碍的建议。

从神经损伤角度让患者认识自身病情，尽管这样做很困难，也要努力去做。

如果患者在系统的、有逻辑的解决问题方面存在缺陷，可训练患者使用帮助记忆的方法。通过使用帮助记忆的方法可降低患者冲动性、焦虑、灾难反应及不能从反馈中获益的情形。

让患者重复进行能显示个人长处和缺陷的任务对脑损伤后自我意识的提高很重要。全面的治疗应该强调在社区康复环境中进行自我调节功能的改善。

（宋为群　胡　洁）

参 考 文 献

［1］ HALLIGAN P W, WADE D.The effectiveness of rehabilitation for cognitive deficits ［M］.Oxford, UK, Oxford University Press, 2005.

［2］ 周卫东. 认知神经病学［M］.北京: 军事医学科学出版社, 2013 : 107-110.

［3］ 纪树荣. 康复医学［M］.北京: 高等教育出版社, 2004.

［4］ YEO B T, KRIENEN F M, EICKHOFF S B, et al.Functional specialization and flexibility in human association cortex［J］.Cereb Cortex, 2015, 25（10）: 3654-3672.

［5］ 贾建平. 神经病学［M］.北京: 人民卫生出版社, 2008.

［6］ 中华医学会神经病学分会, 中华医学会神经病学分会神经康复学组, 中华医学会神经病学分会脑血管病学组. 中国脑卒中早期康复治疗指南［J］.中华神经科杂志, 2017, 50（6）: 405-412.

［7］ 王玉龙. 康复功能评定学［M］.北京: 人民卫生出版社, 2013.

［8］ 李铁山, 张皓主译. 脑卒中康复 - 基于功能的方法［M］.北京: 北京大学医学出版社, 2009.

［9］ WINSTEIN C J, STEIN J, ARENA R, et al.Guidelines for adult stroke rehabilitation and recovery: a guideline for healthcare professionals from the american heart association/american stroke association［J］.Stroke, 2016, 47（6）: e98-e169.

［10］ FAN J, LI Y, YANG Y, et al.Efficacy of noninvasive brain stimulation on unilateral neglect after stroke: a systematic review and meta-analysis ［J］.Am J Phys Med Rehabil, 2018, 97（4）: 261-269.

［11］ 中国卒中学会, 卒中后认知障碍管理专家委员会. 卒中后认知障碍管理专家共识［J］. 中国卒中杂志, 2017, 12（6）: 519-531.

［12］ SEXTON E, MCLOUGHLIN A, WILLIAMS D J, et al.Systematic review and meta-analysis of the prevalence of cognitive impairment no dementia in the first year post-stroke ［J］.Eur Stroke J, 2019, 4（2）: 160-171.

［13］ PEELEN M V, CARAMAZZA A.Conceptual object representations in human anterior temporal cortex ［J］.J Neurosci, 2012, 32（45）: 15728-15736.

［14］ SCHURZ M, RADUA J, AICHHORN M, et al.Fractionating theory of mind:ameta-analysis of functional brain imaging studies［J］.Neurosci Biobehav Rev,2014,42 :9-34.

［15］认知训练中国专家共识写作组,中国医师协会神经内科医师分会认知障碍疾病专业委员会.认知训练中国专家共识［J］.中华医学杂志,2019,99(1):4-8.

［16］SCHUWERK T,SCHURZ M,MVLLER F,et al.The rTPJ's overarching cognitive function in networks for attention and theory of mind［J］.Soc Cogn Affect Neurosci,2017,12(1):157-168.

［17］SEGHIER M L.The angular gyrus:multiple functions and multiple subdivisions［J］.Neuroscientist,2013,19(1):43-61.

［18］HAROUSH K,WILLIAMS Z M.Neuronal prediction of opponent's behavior during cooperative social interchange in primates［J］.Cell,2015,160(6):1233-1245.

［19］WANG W,ZHANG X,JI X T,et al.Mirror neuron therapy for hemispatial neglect patients［J］.Sci Rep,2015,5 :8664.

［20］王伟,季相通,叶芊,等.基于镜像神经元理论的偏侧忽略症康复新方法初探［J］.中华物理医学与康复杂志,2014,36(12):930-932.

第八章

心肺功能障碍的康复

第一节 概　述

　　脑卒中患者发病后除了常规的运动功能障碍、言语功能障碍、吞咽功能障碍、认知功能障碍外，还有一个很重要但容易忽略的问题，即心肺功能障碍。脑卒中患者常见的心血管合并症及并发症包括未控制的高血压、冠心病（心肌梗死等）、严重的房性心律失常（房颤），充血性心力衰竭等。脑卒中呼吸障碍包括脑卒中后呼吸中枢或相关运动通路损伤直接引起的呼吸模式改变、呼吸肌肌力下降、脑卒中继发肺炎等。心肺功能障碍增加急性期患者死亡率、延长住院时间，使患者心肺适应性及活动耐力均下降、影响神经功能的恢复、增加再发脑卒中风险。

　　Meta 分析表明脑卒中后给予特定任务的心血管适应性训练是有益的，脑卒中后适应性训练可提高作业负荷、步行速度、步行距离及有氧代谢能力。研究发现脑卒中后适应性训练，尤其是活动平板步行训练、水疗训练及家庭内干预方法等，有益于脑卒中患者的康复。有研究表明,心率(heart rate,HR)是反映脑卒中后自感体力负荷的敏感指标,常规的运动康复训练可以提高脑卒中患者的有氧代谢能力。

在因系统性并发症导致的脑卒中死亡中,肺部感染是最常见的原因之一。应加强呼吸道管理,尽早进行呼吸功能康复,预防和治疗吸入性肺炎,减少气管切开的风险。对已经气管切开的患者,积极加强呼吸功能康复,可防止胃食管反流和误吸、能缩短机械通气时间和封管时间,利于尽早拔出气管套管、改善心肺功能、减少住院时间,为将来的系统康复打下基础。呼吸功能康复的主要内容包括呼吸模式管理、呼吸肌训练、气道廓清技术等,目的是增加咳嗽的效率、保持或改善胸廓的活动度;改善呼吸肌肌力、耐力及协调性,改善肺通气,提高呼吸功能,从而增强患者整体的功能。

心肺功能障碍康复是脑卒中后治疗的一个重要组成部分,可改善患者的整体健康水平并能预防心血管事件(如复发性脑卒中或心肌梗死)。虽极具价值,但尚未被充分认识与应用。现有证据强烈支持心肺功能锻炼可使脑卒中患者获益。通过教育和宣传脑卒中后心肺功能锻炼的益处和安全性并在医院和社区内开展适当的项目,应能召集更多的患者参与这些项目。这些项目应由接受过培训的运动训练专业人员制订并在脑卒中早期实施,因为早期康复通常能产生显著的影响。此外,对心肺功能锻炼项目应持续至整个恢复期,从而影响患者的生活方式并改善其总体健康状况。

(陆晓 姜艳)

第二节 心肺功能的评定

脑卒中患者心肺功能评定是制订心肺康复处方的基础,其包括呼吸功能评定、心脏功能评定及心肺耐力评定。

一、呼吸功能评定

1. **一般评定** 包括呼吸频率及节律、呼吸运动模式、胸廓活动度、对称性、呼吸肌等的评定;肺部听诊、咳嗽及咯痰能力的评定;。

2. **实验室评定** 血液生化、血气分析、血氧饱和度监测等。

3. **影像学及超声评定** 胸部 X 线、CT、超声等。

4. **肺功能评定** 主要包括通气功能评定。通气功能又称动态肺容积,即单位时间内随呼吸运动出入肺的气量和流速。包括静息每分钟通气量(minute ventilation at rest, VE)、最大通气量(maximal voluntary ventilation, MVV)、用力肺活量(forced vital capacity, FVC)、第 1 秒用力呼气量(forced expiratory volume in one second, FEV_1)、最大呼气中期流量(maximal mid-expiratory flow, MMEF, MMF)、最大吸气流量(peak inspiratory flow, PIF)、最大吸气压 maximal inspiratory pressure, MIP)、最大呼气流量(peak expiratory flow, PEF)、最大呼气压(maximal expiratory pressure, MEP)等。脑卒中患者可采用床边肺功能检查仪进行检测。常用结果评价见表 8-1。

表 8-1 常用肺功能结果评价

英文缩写	中文全称	描述
VC	肺活量	指在最大吸气后尽力呼气的气量。包括潮气量、补吸气量和补呼气量三部分。成年人的肺活量平均值，男性为 3 500~4 000ml，女性为 2 500~3 500ml
MVV	最大通气量	指在单位时间内以最快速度和最大幅度呼吸所测得的气量。正常值男性约104L，女性约82L
FVC	用力肺活量	指吸气至肺总量后以最大力量、最快速度的呼气所呼出的最大气体容积
FEV₁	第 1 秒用力呼气量	最大吸气后尽力呼气第 1 秒内所能呼出的气体量。正常人 FEV₁占用力肺活量比值 >80%
FEV₁/FVC	一秒率	是 FEV₁与 FVC 的比值，常用百分数（%）表示，正常 >70%，是最常用的判断气流阻塞的指标
MMEF	最大呼气中期流量	由 FVC 曲线计算得到的用力呼出肺活量 25%~75% 的平均流量，正常男性约为（34 452 ± 1 160）ml/s，女性约为（2 836 ± 946）ml/s
PIF/MIP	最大吸气流量 / 压	评估吸气肌肌力的重要参数，判断脱机可能性
PEF/MEP	最大呼气流量 / 压	评估呼气肌肌力的重要参数，判断拔管可能性。咳嗽与呼气功能直接相关，可预计咳嗽功能，或使用峰值咳嗽流速 peak cough flow，PCF）或呼气峰流速（peak expiratory flow，PEF）

5. **与误吸相关吞咽功能评定** 咳嗽反射、反复唾液吞咽试验、洼田饮水试验、吞咽造影检查、纤维喉镜吞咽功能检查等,评定是否存在吞咽障碍和误吸。

二、心脏功能评定

1. **一般评定** 是否存在心绞痛、心动过速、呼吸困难等症状,心率测定、心脏听诊、心脏叩诊有无异常。

2. **实验室评定** 血液生化、血脑钠肽检测、心肌酶谱测定、血氧饱和度监测。

3. 心电图或 24 小时心电监测。

4. **影像学及超声评定** CT 冠脉造影,双源 CT 或心脏二维彩超测定。

三、心肺耐力评定

(一) 心肺运动试验

1. 运动试验在脑卒中患者中的应用意义

(1)确定患者运动的安全性:运动试验中诱发的各种异常均提示患者运动危险性增大,例如:低水平运动时出现心肌缺血、运动诱发严重心律失常、运动诱发循环不良相关症状或心力衰竭症状等。

(2)为制订运动处方提供定量依据:运动试验可以确定患者的心肌缺血阈值或最大运动能力、运动安全系数或靶运动强度,也有助于揭示运动中可能诱发的心律失常,有助于提高运动训练效果和安全性。

(3)协助患者选择必要的临床治疗。

(4)使患者感受自身的实际活动能力,驱除顾虑,增加参加日常活动的信心。

（5）评定康复治疗效果：运动试验时的心率、血压、运动时间、运动量、吸氧量、心肌耗氧量、心肌缺血症状和心电图表现，以及患者的主观感受均可以作为康复治疗效果定量评判的依据。

2. 适应证和禁忌证

（1）适应证：凡是有上述应用需求，同时病情稳定、无感染及活动性疾病、精神正常，以及主观上愿意接受检查，并能主动配合者均为适应证。

（2）禁忌证：病情不稳定者均属于禁忌证。临床上稳定与不稳定是相对的，取决于医师和技师的经验和水平，以及实验室的设备和设施条件。

1）绝对禁忌证：①未控制的心力衰竭或急性心力衰竭；②严重的左心功能障碍；③血流动力学不稳的严重心律失常（室性或室上性心动过速，多源性室性期前收缩，快速型房颤、Ⅲ度房室传导阻滞等）；④不稳定型心绞痛；⑤近期心肌梗死后非稳定期；⑥急性心包炎、心肌炎及心内膜炎；⑦严重未控制的高血压；⑧急性肺动脉栓塞或梗死；⑨全身急性炎症或传染病；⑩确诊或怀疑主动脉瘤；⑪重度主动脉瓣狭窄；⑫血栓性脉管炎或心脏血栓；⑬精神疾病发作期间或严重神经症。

2）相对禁忌证：①严重高血压（收缩压≥200mmHg或舒张压≥120mmHg）；②肺动脉高压；③中度瓣膜病变；④心肌病；⑤明显心动过速或过缓；⑥中、重度主动脉瓣狭窄或严重阻塞型心肌病；⑦心脏明显扩大；⑧高度房室传导阻滞及高度窦房阻滞；⑨严重冠状动脉左主干狭窄或类似病变;⑩严重肝肾疾病;⑪严重贫血;⑫未能控制的糖尿病、甲状腺功能亢进、骨关节病;⑬水、电解质紊乱;⑭慢性感染性疾病;⑮运动会导致恶化的神经肌肉疾病、骨骼肌肉疾病或风湿性疾病;⑯晚期妊娠或妊娠有合并症者;⑰病情稳定的心力衰竭患者;⑱明显骨关节功能障碍,运动受限或可能由于运动而使病变恶化。

3. 检查方法

(1)试验准备

1)测试环境:房间一般不少于 $30m^2$,可以容纳进行试验用的各类检查设备,包括急救设备及药品,同时应保证通畅的急救通道及应急出口。应该具有良好的采光和通风,有温度和湿度控制系统。一般温度控制在20~22℃,相对湿度在40%~50%。应注意人性化布置和保护患者隐私。为了评估患者主观努力的程度,应在室内墙面上悬挂大小适中的"主观用力评分表"(Borg评分)。

2)测试设备

心电记录仪:常规使用12导联心电图记录仪。要求能够识别心脏节律、心率,准确反映 ST 段的变化。为了保证心电图波形的标准化和可重复性,更好地区分室性或室上性心律失常,心电记录仪必须具备良好的抗干扰能力,可以与运动装置联合使用。

血压监测仪:在运动检查过程中推荐手动测血压。目前大多使用自动血压检测仪,但应注意在高强度的运动中使用自动血压检测仪测量的结果有可能不准确,尤其是对舒张压的测量。因此,测试中如果发现血压过高或过低等异常情况应手动复测,并在每次使用前进行校对。同时应备好不同型号的气囊袖带。

(2)运动装置

1)活动平板(跑台):活动平板应该由电驱动,并能根据患者体重调整运动方案,最大承重可达 157.5kg。同时应该有一个较宽的速度调节范围,如从 1.6km/h 至 12.8km/h。坡度调节可从 0° 到 20°。平板长度至少为 127cm,宽度为 40.64cm。为了安全起见,跑台的前部应该有扶手,两侧有保护装置。紧急停止按钮应该醒目,并能够在患者要求停止时迅速起到作用。

2)下肢功率车(踏车):目前主要有两种类型的固定自行车用于测试,即机械刹车制动和电子刹车制动。两种踏车都必须可以自动或手动调整工作率,能够满足精确量化外加功率,并包括可以调整高度的把手和座椅。在理想的座椅高度下,应使患者的膝部有充分的弯曲和伸展空间。此外,自行车上的米表、转速表或数字显示器应设置在便于读数的位置,并且大小合适。一般而言,踏车试验中患者的最大氧耗量会较平板运动试验减少 5%~20%。

3)上臂功率车:对于有下肢血栓性静脉炎、脑卒中无步行能力者,选择上臂运动试验是比较好的方式。

4)气体代谢测定系统:该系统要求采用开放式一口气接一口气法(breath by breath method),能够满足准确测定最大运动量或亚极量时的耗氧量,能够获得运动气体代谢的各个主要参数,如静息每分钟通气量(VE)、二氧化碳排出量(carbon dioxide discharge,VCO_2)、呼吸气体交换率(respiratory exchange ratio,RER)等,准确评估心肺功能。

(3)急救设备和药品

1)急救设备:包括除颤仪(便携式)、氧气筒(便携式,便于转运)、鼻面罩、储氧面罩、氧气面罩、一次性气管插管导管(经口)、简易呼吸器、注射器及针头、静脉输液架、静脉输液器、生理盐水、胶带、吸引器及手套等。

2)急救药品:阿托品、利多卡因、腺苷、硝酸甘油(片剂)、地尔硫草、美托洛尔(注射制剂)、肾上腺素、胺碘酮、多巴酚丁胺、多巴胺、维拉帕米、升压素、阿司匹林,0.9%生理盐水、5%葡萄糖溶液等。

(4)试验分类

1)症状限制性运动试验(symptom limited exercise test):是主观和客观指标结合的最大运动试验,以运动诱发的呼吸或循环不良症状和体征、心电图异常及心血管运动反应异常作为运动终点,用于诊断冠心病、评估心功能和体力活动能力、制订运动处方等。

2)低水平运动试验(low level exercise test):以预定较低水平的运动负荷、心率、血压和症状为终止指标的试验方法,适用于急性心肌梗死或病情较重者患者的出院前评定,通常以患者可耐受的速度连续步行200m或者6分钟步行作为试验方法。

(5)操作程序

1)电极安放:常规12导联电极全部移至躯干,两上肢电极位置分别移至锁骨下胸大肌与三角肌交界处或锁骨上,两下肢电极位置移至两季肋部或两髂前上棘内侧,胸导联的位置不变。

2) 皮肤处理:贴电极前用乙醇或磨砂膏擦皮肤至微红,以尽可能降低电阻,减少干扰。

3) 试戴面罩及鼻夹,并做静态肺功能测定获得最大通气量(MVV)及第 1 秒用力呼气量(FEV_1)等呼吸参数。

4) 运动中监测:运动前测定安静时心电图、血压及相关呼吸参数,运动中以心电图监测,每级运动末 30 秒记录心电图,并测血压及相关呼吸参数。

5) 运动后记录:达到运动终点或出现终止试验的指征而终止运动后,于坐位或立位记录即刻和 2 分钟、4 分钟、6 分钟后的心电图,并测血压及呼吸参数。如有特殊情况可将观察的时间延长到 8~10 分钟,直到受试者的症状或异常表现消失为止。

(6) 常用试验方案

1) 脑卒中有步行能力者:①活动平板运动试验。Bruce 方案(表 8-2)应用最广泛,以增加速度和坡度来增加运动强度。Naughton 方案运动起始负荷低,每级负荷增量均为安静代谢量的 1 倍。Balke 方案坡度增加,速度固定。Steep 方案不同时增加速度和坡度。②踏车试验。采用 Ramp 方案,试验开始后让受试者先休息 3 分钟,然后进行 3 分钟无负荷踏车,随后每 6 秒钟增加 1 瓦,至运动峰值线,这是临床上最常用的直线递增运动负荷方案,即每分钟增加 10 瓦,简称为 Ramp10 方案。

表 8-2　活动平板运动试验改良 Bruce 方案

分级	速度 /(km/h)	坡度 /%	时间 /min
0	2.7	0	3
1/2	2.7	5	3
1	2.7	10	3
2	4.0	12	3
3	5.5	14	3
4	6.8	16	3
5	8.0	18	3
6	8.9	20	3
7	9.7	22	3

注：坡度 1°=1.75%。

2）脑卒中无步行能力者：采用上肢功率车试验，运动起始负荷 150~200（kg·m）/min，每级负荷增量 100~150（kg·m）/min，时间 3~6 分钟。

（7）运动试验终点：①达到目标心率；②出现典型心绞痛；③出现明显症状和体征，呼吸困难、面色苍白、发绀、头晕、眼花、步态不稳、运动失调、缺血性跛行；④随运动而增加的下肢不适感或疼痛；⑤出现 ST 段水平型或下斜型下降 >0.15mV 或损伤型 ST 段抬高 ≥ 2.0mV；⑥出现恶性或严重心律失常，如室性心动过速、心室颤动、R on T 室性期前收缩、室上性心动过速、频发多源性室性期前收缩、心房颤动等；⑦运动中收缩压不升或降低 >10mmHg；血压过高，收缩压 >220mmHg；⑧运动引起室内传导阻滞；⑨最大摄氧量(maximal oxygen uptake，VO_{2max})>85%预计值，通气量>75%最大预计通气量；⑩出现仪器故障。试验室内应备有急救药品和设备，并对出现的严重并发症进行及时处理。

(8)主观用力计分(rating of perceived exertion，RPE)：是根据运动者自我感觉用力程度衡量相对运动水平的半定量指标(表8-3)。一般症状限制性运动试验要求达到15~17分，分值乘以10约相当于运动时的正常心率。

表8-3　Borg 主观用力计分

计分	自觉疲劳程度
6	安静状态
7	非常轻松
8	
9	很轻松
10	轻松
11	
12	稍费力
13	
14	
15	费力
16	很费力
17	
18	
19	极其费力
20	精疲力竭

4. 心肺运动试验中的主要代表性变量及其临床意义

(1)综合反映心肺功能和肌细胞摄氧能力的指标——制订运动处方的基础

1)最大摄氧量(maximal oxygen consumption, VO_{2max})及峰值摄氧量(peak oxygen uptake, VO_{2peak}):这两个值是心肺功能联合评价金标准。摄氧量为每分钟摄取氧气值,即机体消耗氧气量,根据 Fick 公式:耗氧量 = 心排血量 × 动静脉血氧含量差。运动时机体需氧量增多,气体交换和心排血量随之增多,当运动负荷增大至氧摄取量不再增加时,所测得的氧摄取量为 VO_{2max}。

VO_{2max} 标准:主观筋疲力尽,不能继续运动或不能维持原先的速度;递增负荷后,测得的 VO_{2max} 增加 ≤ 5% 或数值 ≤ 2ml/(kg·min);呼吸商 >1.10(成人)或 1.00(儿童);血乳酸浓度 >8mmol/L(接近安静水平的 8 倍)。

VO_{2max} 是一综合性指标,受到参与有氧代谢的呼吸、循环、神经、肌肉等各系统整体功能共同制约,反映人体最大有氧代谢能力和心肺储备能力,是心肺运动试验(cardiopulmonary exercise test, CPET)评价的核心指标。目前公认将 VO_{2max} 作为评价心肺功能水平的金标准。生理条件下,肺通气代偿能力大于心排血量代偿能力,因此正常人于最大活动量下,通过肺血管床扩张和通气加速,仍可提供足够的氧气满足需要,而心排血量增加则有限,运动量增加到一定程度时心排血量常达一平台不再上升,所以于该运动量时所测得的 VO_{2max} 可用于估计心排血量。若患者存在较严重肺部疾病,则 VO_{2max} 主要受呼吸功能限制。VO_{2max} 应占其预计值的 84% 以上,且图形上出现平台,这是诠释 CPET 的主要依据。

由于心血管疾病患者及肺疾病患者在做 CPET 时,临床早期出现的无法忍受的症状限制了运动,所以当测定到峰值运动水平的摄氧量时(VO_{2peak}),就很难获得清晰的平台期,VO_{2peak} 经常被作为 VO_{2max} 的估计值。

2)无氧阈(anaerobic threshold,AT):运动中当有氧代谢已无法满足机体能量需求时,细胞动用无氧代谢,引起乳酸堆积,至机体缓冲系统失代偿时,乳酸浓度急骤增加,其急骤增加起点时的摄氧量称为 AT,即尚未发生乳酸酸中毒时的最高摄氧量。AT 和 VO_{2max} 有关,是反映心肺功能、最大有氧运动能力、运动耐力的良好指标。

在未经训练健康人,AT 为 45%~65%VO_{2max},经过耐力训练的人会更高一些。CPET 可通过气体代谢指标在运动负荷试验中的变化来测定无氧阈。常用气体代谢指标有:静息每分钟通气量(VE)、摄氧量(oxygen uptake,VO_2)、二氧化碳排出量(VCO_2)、呼吸商(respiratory quotient,RQ)、呼气末氧分压(partial pressure of oxygen in end-tidal gas,$PetO_2$)及呼气末二氧化碳分压(partial pressure of end-tidal carbon dioxide,$PetCO_2$)。判定 AT 的标准为:运动负荷增加至一定功率后,VE/VCO_2 出现非线性增加的拐点。运动负荷增加至一定功率后,VE/VO_2 出现陡峭升高点,同时 VE/VCO₂ 未见明显降低。PetO₂ 或氧分压(partial pressure of oxygen,PO₂)开始增加,而PetCO₂ 或二氧化碳分压(partial pressure of carbon dioxide,PCO₂)仍未下降时。

AT 几乎划分了完全有氧代谢的运动强度的上限范围,AT 以下的功率完全可以维持在有氧代谢范围内,随着 AT 以上的功率增加,将伴有运动耐力的下降,对于习惯久坐的正常人,AT 是可预测 VO_{2max} 的 50%~60%,其范围可达 35%~80%,AT 大小受年龄、运动形式、特殊运动方案所影响。AT 以下的活动包含日常生活的大部分活动。大部分心血管疾病患者活动减少,增加 AT 负荷的运动训练可增加个体的耐力以完成亚极量活动,最终改善患者的生活质量。AT 的判定是健康水平的指示值,有利于制订运动处方和监测运动训练效果。未达到AT,一些患者是因为严重的慢性阻塞性肺疾病,或者是因为震荡呼吸的模式不能从通气反应上判定,但我们仍然可从峰值功率、VO_{2max} 或 HR 作为参考来制订运动处方。

3)代谢当量(metabolic equivalent,MET):音译为梅脱,是以安静、坐位时的能量消耗为基础,表达各种活动时相对能量代谢水平的常用指标,是评估心肺功能的重要指标。1MET 相当于耗氧量 3.5ml/(kg·min)或相当于 1kcal/(kg·h)(1kcal=4.184kJ)的代谢率。

4)呼吸气体交换率(RER):在 CPET 中,达到年龄预计最大心率的 85% 为公认的达到极量的预测指标。但由于最大心率在人群中变异比较大,且易受 β- 受体阻滞剂等药物的影响。因此采用 RER (定义为 VCO_2/VO_2 的比值) 可以避免采用心率决定患者是否达到极量。随着 CPET 中运动强度的提升, VCO_2 增加。且这样的反应不管在健康人还是患者都是恒定的。因此最大 RER 是最正确及可靠的评价患者极量的指标。最大 RER ≥ 1.1 时是心肺运动试验中患者达到极量的指标, 但不是停止试验的指标。CPET 中患者自行要求终止, 最大 RER<1.0, 且没有心电图及血流动力学异常指标, 则反映患者达到亚极量水平。

大部分患者达到 AT 时, RER ≥ 1.0, 但也有一些患者在 RER 为 0.8~0.9 时达到 AT。

(2) 反映肺功能的指标

1) 肺通气指标: 常用的有潮气量 (tidal volume, VT)、极量运动时的 VE (VE_{max})、呼吸频率、通气储备等, 一般在最大通气量时 VT 不超过肺活量 (VC) 的 60%。通气储备则反映最大运动时的呼吸储备能力, 一般用最大随意通气量 (maximal voluntary ventilation, MVV)-VE_{max}>11L 来表示, 也用 VE_{max}/MVV 表示, 常为 30%<通气储备 <85%, 正常范围为 (72 ± 15)%。

2) 肺换气指标: 换气效率可用 VE/VCO_2 斜率 (VE/VCO_2 slope) 来表示。VE/VCO_2 斜率 <30 为正常值, 在一些特殊人群, 如心力衰竭、慢性阻塞性肺疾病及肺动脉高压患者, VE/VCO_2 斜率可 >60。VE/VCO_2 斜率有较好的信度, 且不受运动方式及运动试验方案的影响。慢性心力衰竭患者 VE/VCO_2 斜率增加的机制是多种因素造成的。VE/VCO_2 斜率增加意味着通气血流比例的失调(通气充分而灌注不足)。VE/VCO_2 斜率增加与化学感受器敏感性异常增加有关,导致运动时过度的通气反应。VE/VCO_2 斜率异常变化也与心排血量下降、肺动脉压增加及肺泡毛细血管膜的传导性下降有关。VE/VCO_2 斜率可以在某种程度上反映心力衰竭患者、肺动脉高压患者及慢性阻塞性肺疾病患者病情的严重程度。

生理无效腔与潮气量比率:往往随着运动量的增加而减少。正常比值为 <0.28(年龄 <40 岁)或 <0.3(年龄 >40 岁);若增高,则提示存在通气血流比例不匹配或有右向左分流。

肺泡 - 动脉血氧分压差(alveolar-artery oxygen partial pressure gradient,$P_{A-a}O_2$):休息状态下,$P_{A-a}O_2<10mmHg$(1mmHg=0.133kPa)。其随运动量的增加而增加,但不超过 35mmHg。

(3)反映心功能的指标

1)HR 及心率储备(heart rate reserve,HRR):心率储备是指运动后 HR 的可增加程度,心率储备 = 最大预测心率 – 运动时测得的心率,最大预测心率 =220– 年龄(岁)。正常情况下,HRR ≤ 15 次 /min,临床症状较轻的心肌缺血、心血管疾病及肺循环障碍患者的 HRR 仍可表现正常,而有外周动脉疾病和心脏传输功能不全的患者的 HRR 常增大。

2)心电图:运动时心电图动态改变,包括 ST 段的水平和下斜型的压低(≥ 0.1mV 持续 80ms)及 ST 段的抬高,均提示运动诱发的心肌缺血,有助于疾病的危险分层。

运动中和运动恢复期心律失常的检测也有助于心血管疾病的危险分层。

3) 血压反应：运动血压反应的异常包括血压过度升高、或血压下降。运动时血压过度升高常见于休息时高血压患者，但如果休息时血压正常，而运动时血压过度升高则预示血压控制的异常。运动诱发血压升高是将要发生高血压的一个早期表现。如果休息时血压正常，运动时血压 ≥ 220/95mmHg 则被称为运动性高血压。这类人群中有 1/3 将在 5 年内发展为原发性高血压。

运动诱发的血压降低强烈提示血压的交感神经调控异常或心脏原因。目前，运动性低血压的诊断标准尚未统一，一般把运动时的收缩压低于运动前血压水平称为运动性低血压。如果随着运动强度的增加，血压下降，运动试验要立即终止，该反应预示着严重的异常，可能是心力衰竭、缺血或血流限制（即主动脉瓣狭窄、肺动脉疾病或中央静脉阻塞）。

（二）简易运动心肺能力评估

简易运动试验是指采用定量步行（定时间或定距离）的方式，进行心血管功能评定的试验方法。试验过程中可以没有心电监护的条件。

1. 定时间行走试验　主要包括 6 分钟或 12 分钟步行试验。对于重症患者也可采用 2 分钟步行试验。

（1）适应证：6 分钟步行试验适用于心脏功能 II～III 级的患者。12 分钟步行试验适用于心脏功能 III～IV 级的患者。其他系统疾病患者可以根据心血管功能情况和患者的肢体活动能力选择 6 分钟或 12 分钟步行试验。

(2)禁忌证：重症和病情不稳定(参照心电运动试验的禁忌证)，受试者不能理解运动方式或不配合。

(3)操作方法：选择平坦无障碍的场地，嘱患者在主观安全和无症状的前提下尽力行走6分钟或12分钟，测定行走的距离。

6分钟步行试验：6分钟步行试验应在室内进行，沿着一条长直线且平坦封闭的过道步行，过道应该是硬质地面且无人干扰。行走过程必须在长30m的过道上进行，过道长度应标明，每3m应有标志(如橙色交通锥或矿泉水瓶)，在起始和结束处应标注颜色鲜艳的标记。受试者应穿着舒适的服饰和适合走路的鞋子，在测试过程中应使用他们一贯的行走辅助工具(如拐杖、助行器)，受试者可在清晨或下午较早的时间测试，测试之前进食清淡的食物。测试开始前2小时不应进行剧烈运动。

在测试前及测试过程中使用标准的指导语言。6分钟步行试验指导示例如下。

"此测试是为了确定6分钟内你能走多远。你从起点开始沿过道一直走到终点的标记处，再转身往回走。在6分钟内你要尽可能多地来回走。走路期间你可能会觉得疲乏或气急。如果需要，可以减速、停止，必要时可以休息。你可以靠墙休息，直到觉得可以继续行走。你将绕交通锥标来回行走，并尽可能保持轻快的多走路。"

"你准备好了么？我将使用计圈计数器来记录你完成的圈数。我将在你每次起点转身时单击它。请你在6

分钟内尽可能多地走路,但不要快跑或慢跑。现在开始或当你准备好时开始。"

测试过程中,每1分钟后,用平缓的语气给予患者鼓励:

"你做得很好,还有5分钟。"

"你做得很好,还有4分钟。"

"你做得很好,你已经完成了一半。"

"继续保持,你只剩下2分钟时间。"

"你做得相当不错,只剩一分钟时间了。"

不要使用其他鼓励的词汇(或使其加速的肢体语言)。

测定结果即为6分钟步行试验总距离,按距离分为4个等级,1级<300m,2级为300~374.9m,3级为375~449.5m,4级>450m。级别越低表明心功能越差,达到3级与4级者,说明心脏功能接近或已达到正常。

2. 定距离行走试验 主要包括10m、20m和200m行走试验。

(1)适应证:10m和20m行走试验适用于心功能Ⅰ~Ⅱ级病情稳定的患者评定运动能力,或者用于评定神经瘫痪患者的行走能力。200m行走试验适用于评定患者的体能是否可以完成社区活动,通常作为心血管疾病(如急性心肌梗死)或其他疾病患者出院的体力活动标准。

(2)禁忌证:重症和病情不稳定(参照心电运动试验的禁忌证),受试者不能理解运动方式或不配合。

(3)操作方法:选择平坦无障碍的场地,测定场地距离。如果场地短于预定距离,则需要确定折返次数。嘱患者在主观安全和无症状的前提下,尽力完成预定距离的行走,测定行走的时间。

(4)注意事项:参考定时间行走试验。

3. 哈佛台阶试验 哈佛台阶试验是反映人体心血管系统功能状况的重要指数。指数值越大反映心血管系统的功能水平越高,反之亦然。男性台阶高度为40cm,女性台阶高度是25cm,根据男女身高的不同,台阶还可做适当调整。台阶试验节奏为每分钟踏30次(一只脚踏在台阶上——两只脚台上站立——先踏的脚先下台阶——两只脚台下站立)共3分钟,在测试时左右腿轮换做。测试后,立即坐下,测量运动后1分钟至1分30秒、2分钟至2分30秒、3分钟至3分30秒这3个恢复期的心率。评定指数=登台阶运动持续时间(秒)×100/2×恢复期3次心率之和,根据评定指数确定适应能力分级,具体见表8-4。

表8-4 适应能力分级

适应能力等级	男	女
1分(差)	45.0~48.5	44.6~48.5
2分(较差)	48.6~53.5	48.6~53.2
3分(一般)	53.6~62.4	53.3~62.4
4分(较强)	62.5~70.8	62.5~70.2
5分(强)	>70.9	>70.3

(陆晓 姜艳)

第三节　心肺运动能力训练

一、呼吸功能训练

(一) 常规呼吸训练

腹式呼吸训练：膈肌是最重要的吸气肌，腹式呼吸强调吸气时膈肌主动参与效应，比胸式呼吸做功低，呼吸效应强(潮气量、通气 - 血流比例更优)，应易化膈肌在呼吸中的参与要遵循如下几句口诀：思想集中，全身放松；先呼后吸，吸鼓呼瘪；呼时经口，吸时经鼻；细呼深吸，不可用力。吸与呼时间之比为 1:2，慢慢地达到 1:5 作为目标。

(二) 呼吸肌训练

1. **吸气肌训练**　脑卒中患者由于中枢神经支配异常，可导致膈肌功能减退。膈肌为主要吸气肌且与脑卒中患者躯干核心稳定相关，因此应着重训练吸气肌，患者昏迷或吸气肌很弱时，可以采用被动运动如膈神经电刺激、神经生理促进手法等；患者可主动配合或吸气肌可主动运动时可采用腹式呼吸或激励式肺量计；吸气肌功能再强一些时可采用抗阻运动，如三球呼吸训练器或阈值压力负荷训练。

阈值压力负荷锻炼：阈值压力负荷锻炼需借助特定器材进行训练，负荷压力调节呈线性，基本不受吸气、呼气流量影响，具有可调节性和稳定性的特点。初次训练强度设定为 40%~60% 最大吸、呼气压,训练过程中可根据情况调整。

2. **呼气肌训练**　呼气肌与咳嗽排痰相关,包括腹肌训练(上、下卷腹,屈膝联合左右转体)、吹蜡烛法等。

(三) 气道廓清技术

脑卒中患者由于长期卧床及误吸等因素,易发生肺炎。帮助相关患者有效排出分泌物是肺康复的重要环节。气道廓清技术种类较多,治疗人员可根据患者情况合理选择。需注意的是,所有气道廓清技术建议在餐前或餐后 1 小时进行,以防腹压增加引起呕吐、误吸。

1. **有效咳嗽与辅助咳嗽技术**　单个有效咳嗽流程如下:嘱患者做深吸气;达到必要吸气容量后短暂闭气(2~5 秒),关闭声门,维持肺内压;咳嗽前,突然增加腹内压以促进胸膜腔内压进一步增加;尽量用力呼气,产生高呼气流速;开放声门,嘴唇放松,咳出暴发性气流。

当患者咳嗽力弱时,教会患者辅助手法或治疗师进行辅助很重要。治疗师可通过胸部叩击与胸廓震颤、前胸廓按压、腹部推压(Heimlich 手法)帮助患者排痰。

2. **胸部叩击与机械振动**　胸部叩击与机械振动是常规排痰技术,是通过胸壁震动气道,使附着在肺毛细支气管内的分泌物脱落,并通过体位引流,使分泌物到达支气管、气管,最后通过患者咳嗽排出体外。但由于频率与机械振动相比较低,人力消耗大、患者可能引起不适,各指南提倡度低。最新研究提倡全身性运动和其他主动性排痰技术,其排痰效应性及患者耐受度均优于胸部叩击与机械振动。

3. 体位引流　利用重力促进各个肺段内积聚的分泌物排出,不同的病变部位采用不同的引流体位,引流频率视分泌物多少而定。结合其他排痰技术使用,效果更佳。分泌物少者,每天上、下午各引流 1 次;量多者可每天引流 3~4 次,每次引流一个部位,时间 5~10 分钟,如有数个部位,则总时间不超过 30~45 分钟,以免疲劳。

4. 主动呼吸循环技术　主动呼吸循环技术可有效清除支气管分泌物、改善肺功能,同时不加重低氧血症(胸部叩击可能造成)和气流阻塞。该技术有三个通气阶段,根据患者情况选择构成方式,并进行反复循环:呼吸控制、胸廓扩张、用力呼气技术。

(1)呼吸控制:是介于两个主动部分之间的休息间歇,鼓励患者放松上胸部和肩部,按自身的速度和深度进行潮式呼吸。为防止气道痉挛,各阶段间须进行呼吸控制。

(2)胸廓扩张:将患者或治疗师的手置于鼓励进行胸部运动的那部分胸壁上,通过本体感觉刺激,进一步促进胸部扩张、增加该部分肺通气及胸壁运动;在呼气相时,治疗师可进行胸部摇动、振动手法,进一步松动痰液。

(3)用力呼气技术:由 1~2 个"呵气"组成,"呵气"动作类似于对玻璃吹雾或呼气清洁眼镜。呵气可使低肺容积位的更多外周分泌物随呼气气流向上级气道移动,当分泌物到达更大、更近端的气道时,通过呵气或咳嗽可排出分泌物。

5. 呼气正压 分为高压、低压呼气正压,目前主流使用低压呼气正压。原理为:通过振荡气流产生呼气正压,振动气道,达到一定气道支撑效应,再通过高呼气流速,松动痰液、移除分泌物。

二、有氧训练

基于现有的证据,推荐脑卒中患者进行规律的有氧训练来提高心肺能力和改善步态效率,由此降低跌倒风险、提高功能独立性并降低复发性心血管事件风险。

脑卒中患者的运动锻炼处方在很多方面与药物处方类似;医师根据患者的功能能力和限制给出安全和有效的剂量,如频率、强度、时间和类型,同时努力避免剂量不足或过量。有些脑卒中患者可能存在劳累相关性心血管事件风险,应考虑在开始剧烈运动训练项目前进行极限量或症状限制性运动测试。在未预先进行峰值运动测试的情况下,实践经验和先前的研究已证实了使用主观用力计分(6~20 级量表的 11~12 级)或者静息心率 +20 次 / 分和持续心电图监测在门诊医疗监护下开展早期运动康复的安全性和有效性。

(一)有氧训练运动处方

遵循 FITT 原则,即频率(frequency)、强度(intensity)、时间(time)和类型(type)。

1. 频率 推荐每周进行 3~5 天有氧运动。

2. 强度 使用 HR、VO_2、MET 计算运动强度。

(1)心率储备(HRR)法:靶心率 =(HR_{max}−HR_{rest}) ×

强度 %+HR$_{rest}$

（2）储备摄氧量（VO$_2$R）法：靶 VO$_2$=（VO$_{2max}$–VO$_{2rest}$）× 强度 %+VO$_{2rest}$

（3）峰值 HR 法：靶心率 =HR$_{max}$ × 强度 %

（4）峰值 VO$_2$ 法：靶 VO$_2$=VO$_{2max}$ × 强度 %

（5）峰值 MET（MET%）法：MET=〔VO$_{2max}$ ÷ 3.5ml/（kg·min）〕× 强度 %

使患者获得健康益处，推荐中等强度的运动（如 40%~60%VO$_{2max}$，可使心率和呼吸明显加快）。

3. **时间**　推荐达到靶强度的时间至少为 15 分钟，前后还需要 5~10 分钟的准备及结束活动。

4. **类型**　有步行能力脑卒中患者推荐步行、踏车作为训练方式。无步行能力脑卒中患者推荐上、下肢功率车，四肢联动等作为训练方式。其他还包括适当的肌力训练等，表 8-5 对脑卒中存活者的体力活动推荐进行了总结。

表 8-5　脑卒中患者的体力活动推荐

锻炼设置 / 模式	目标 / 目的	处方指南：频率，强度，时间
住院治疗和早期恢复（急性期） • 慢速行走、自我照顾活动 • 间断性坐起或站立 • 坐位活动 • ROM 活动，尝试运动	• 预防体力下降、吸入性肺炎、直立耐受不能和抑郁 • 评估认知和运动功能缺损 • 刺激平衡和协调	• 静息 HR 加快 10~20 次 /min；RPE ≤ 11 级（6~20 级量表）；根据可耐受的频率和持续时间，采用间断性或工作 - 休息方式

锻炼设置/模式	目标/目的	处方指南：频率，强度,时间
住院和门诊运动疗法或"康复"有氧运动 • 大肌肉活动,如在条件允许下步行、分级步行、静态周期肌力测定、手臂肌力测定、臂-腿肌力测定、功能性活动坐位锻炼	• 增加步行速度和效率 • 提高运动耐力(功能能力) • 增加 ADL 独立性 • 减少运动损害和改善认知 • 改善血管健康状况和诱导其他心脏保护效应,如血管舒缩反应性和减少危险因素	• VO_2 或 HR 储备的40%~70%；最大 HR 的55%~80%；RPE 11~16级(6~20级量表) • 3~5 天/周 • 20~60 分钟/次(或分为多次 10 分钟训练) • 5~10 分钟热身和放松活动 • 辅以计步器增加日常体力活动
肌肉力量/耐力 • 不负重、负重或部分负重活动,使用弹力带、弹簧和滑轮进行四肢和躯干抗阻训练 • 循环训练 • 功能活动	• 增加肌肉力量和耐力 • 增强进行闲暇和职业活动及 ADL 的能力 • 减少抬举或搬运物品时的心脏需求,即心率-血压乘积(rate pressure product,RPP),由此降低既定负荷代表的 %MVC	• 涉及主要肌群的 1~3套训练,每套训练 8~10个动作。每个动作重复 10~15 次,单次极限重复次数的 50%~80% • 2~3 天/周 • 在耐受性允许情况下逐渐增加阻力
柔韧性 • 拉伸(躯干、上肢和下肢)	• 增加相关节段的ROM • 防止挛缩 • 降低受伤风险 • 改善 ADL	• 静态拉伸：维持10~30 秒 • 2~3 天/周(在有氧运动或力量训练之前或之后)

锻炼设置/模式	目标/目的	处方指南:频率,强度,时间
神经肌肉 • 平衡和协调活动 • 太极 • 瑜伽 • 通过划桨/运动球等娱乐活动来锻炼手-眼协调能力 • 主动参与视频游戏和交互性电脑游戏	• 改善平衡、获得技巧、提高生活质量和灵活性 • 减少对跌倒的恐惧感 • 提高 ADL 的安全水平	• 作为有氧运动、肌肉力量训练和伸展活动的补充 • 2~3 天/周

注:ADL. 日常生活活动;HR. 心率;MVC. 最大随意收缩(maximum voluntary contrac-tion,MVC);ROM. 关节活动度;RPE. 主观用力计分(6~20 级);RPP. 心率-血压乘积;VO$_2$. 摄氧量。

(二)心肺康复实施的注意事项

1. 选择身体状况良好的时候进行运动,避免在身体状况不佳或睡眠不足的时候运动。不要过分勉强运动,特别是对有运动习惯的人,注意不要过度运动。

2. 不要在起床或饭后马上运动,最好在起床或饭后 1~2 小时后开始运动。

3. 运动一旦脱水会使血液浓度增加,促进血栓形成,所以运动前、运动中、运动后要注意补充水分。

4. 运动中如果出现呼吸困难、胸痛、头晕、眼花、水肿等症状,要马上停止运动,并到医院就诊。

5. 运动中如果感到任何关节或肌肉不寻常疼痛,可能存在骨骼、肌肉的损伤,也应立即停止运动。

6. 热身和整理运动很重要,充分的热身和整理运动可增加运动的安全性。

（陆 晓 姜 艳）

参 考 文 献

［1］张通.中国脑卒中康复治疗指南（2011完全版）［J］.中国康复理论与实践,2012,18（4）:301-318.

［2］WINSTEIN C J,STEIN J,ARENA R,et al.成年人卒中康复和恢复指南美国心脏协会/美国卒中协会对医疗卫生专业人员发布的声明［J］.国际脑血管病杂志,2016,24（8）:673-693.

［3］WINSTEIN C J,STEIN J,ARENA R,et al.Guidelines for adult stroke rehabilitation and recovery:a guideline for healthcare professionals from the American Heart Association/American Stroke Association［J］.Stroke,2016,47（6）:e98-e169.

［4］WINSTEIN C J,JOEL S,ROSS A,等.成年人卒中康复和恢复指南美国心脏协会/美国卒中协会对医疗卫生专业人员发布的声明（续前）［J］.国际脑血管病杂志,2016,24（9）:769-793.

［5］中华医学会神经病学分会,中华医学会神经病学分会神经康复学组,中华医学会神经病学分会脑血管病学组.中国脑卒中早期康复治疗指南［J］.中华神经科杂志,2017,50（6）:405-412.

［6］中华医学会神经病学分会,中华医学会神经病学分会脑血管病学组.中国急性缺血性脑卒中诊治指南2018［J］.中华神经科杂志,2018,51（9）:666-682.

［7］HEMPHILL J C 3RD,GREENBURG S M,ANDERSON C S,et al.Guidelines for the management of spontaneous intracerebral hemorrhage:a guideline for healthcare professionals from The American Heart Association/American Stroke Association［J］.Stroke,2015,46（7）:2032-2060.

［8］BERNHARDT J,LANGHORNE P,LINDLEY R I,et al.Efficacy and safety of very early mobilisation within 24h of stroke onset（AVERT）:a randomised controlled trial［J］.Lancet,2015,386（9988）:46-55.

［9］SCHRÖDER J,TRUIJEN S,VAN CRIEKINGE T.Feasibility and effectiveness of repetitive gait training early after stroke:a systematic review and meta-analysis［J］.J Rehabil Med,2019,51（2）:78-88.

［10］ BOYNE P,WELGE J,KISSELA B,et al.Factors influencing the
efficacy of aerobic exercise for improving fitness and walking capacity
after stroke:a meta-analysis with meta-regression［J］.Arch Phys Med
Rehabil,2017,98(3):581-595.

［11］ LLOYD M,SKELTON D A,MEAD G,et al.Physical fitness
interventions for nonambulatory stroke survivors:a mixed-methods
systematic review and meta-analysis［J］.Brain Behav,2018,8(7):
1-55.

第九章

情感障碍的康复

第一节　概　述

　　脑卒中后常伴发多种神经精神症状,常见的以焦虑、抑郁为主,两者经常共同存在。脑卒中后抑郁指发生于脑卒中后,表现除脑卒中症状以外一系列以情绪低落、兴趣缺失为主要特征的情感障碍综合征,约 1/3 的脑卒中存活者在发病后 5 年内会发生脑卒中后抑郁,脑卒中后焦虑的发病率也高达 33.3%。脑卒中相关情感障碍可增加脑卒中相关残疾、复发和死亡的风险,降低患者的生活质量。因此国内外多项指南均推荐脑卒中患者常规筛查情绪状态,在对患者的全面评价中应涵盖心理病史,包括患者发病前的性格特点、心理疾病、社会地位及相关社会支持情况,早期规范评估和管理情感障碍具有重要临床意义。

(王春雪　王铄　张宁　杨洋)

第二节　情感障碍的评定

　　目前脑卒中后焦虑、抑郁尚无统一的特异性诊断标准,在临床工作中,可以采用量表进行情感障碍筛查,筛查工具的选择除了需要兼顾量表的灵敏度和特异度外,还需要选择耗时少、易于操作、更接近临床诊断标准的量表。临床中常用的抑郁筛查量表主要包括患者健康问卷-9项(patient health questionnaire-9,PHQ-9)、汉密尔顿抑郁量表(Hamilton depression scale,HAMD)、抑郁自评量表(self-rating depression scale,SDS)、流行病学中心研究-抑郁量表(center of epidemiological studies-depression scale,CES-D)、医院焦虑抑郁量表(hospital anxiety and depression scale,HADS)、贝克忧郁量表(Beck depression inventory,BDI)、老年抑郁量表(geriatric depression scale,GDS),焦虑筛查的量表除了HADS外,还包括汉密尔顿焦虑量表(Hamilton anxiety scale,HAMA)、广泛性焦虑自评量表(7-item generalized anxiety disorder,GAD-7)、焦虑自评量表(self-rating anxiety scale,SAS)等。PHQ-9和HAMD具有较高的灵敏度和特异度,CES-D的阳性预测值最高。其中PHQ-9是基于抑郁的诊断标准而设计的结构式抑郁量表,条目少、评估简便,更适用于临床,被脑卒中后抑郁中国专家共识所推荐,目前也已开发基于核心症状的PHQ-2和PHQ-4量表。针对合并有严重沟通理解障碍的脑卒中患者,可以选择脑卒中后失语抑郁问卷(stroke aphasic depression questionnaire,SADQ)、失语患者抑郁量表(aphasic depression rating scale,ADRS)、视觉模拟情绪量表(visual analog mood scale,VAMS)等。

参考精神科情感障碍诊断标准,一些结构化的精神病学诊断工具可用于脑卒中后情感障碍的测评和诊断,如精神障碍诊断与统计手册定式临床检查(structured clinical interview for DSM, SCID)、简明国际神经精神障碍交谈检查表(mini international neuropsychiatric interview, MINI)、复合性国际诊断交谈检查表(composite international diagnostic interview, CIDI),条目较多,均需由专业精神科医师或经过训练的专业人员评定。在选择评估工具时,需考虑评估时间、患者配合程度、语言、文化及其他干扰因素。脑卒中后情感障碍最常高发于脑卒中后 1 年内,但目前筛查的最佳时机并不明确,根据多数研究和指南的推荐,建议在脑卒中后的 2 周内开始进行情感障碍筛查,同时在急性期和恢复期多时点筛查,长期动态随访情绪的变化。

(王春雪 王铄 张宁 杨洋)

第三节 情感障碍的治疗

情感障碍的早期有效治疗非常重要,因为可能对康复转归产生积极的影响。脑卒中后抑郁的治疗强调综合治疗原则,药物、心理、物理等多种康复治疗手段联合应用,同时充分考虑患者的风险、获益及患者(及家属)的意愿以个体化选择治疗方案。

在发病初期,对患者和家属进行脑卒中后抑郁的流行病学和治疗方面的教育早期开展基于各种护理模式的持续沟通可以减轻脑卒中后抑郁的发生。

一、药物治疗

药物治疗是起效相对较快的、循证医学证据明确的、公认的有效治疗手段之一。若无禁忌，诊断脑卒中后抑郁的患者均应接受抗抑郁药物治疗。脑血管病患者通常伴有多种慢性疾病，常联合使用多种药物，而且年龄相对较大，因此抗抑郁药物应该选择作用机制明确、安全性高、耐受性好及配伍风险小的药物作为首选药物。目前 5- 羟色胺选择性再摄取抑制剂（SSRI）有丰富的循证医学证据，是国内外各国指南推荐的一线抗抑郁药物，如舍曲林、西酞普兰、艾司西酞普兰、帕罗西汀、氟西汀、氟伏沙明等，其副作用相对少见，且通常是短暂的，在脑卒中患者中使用安全性较高。在研究中未发现 5- 羟色胺去甲肾上腺素再摄取抑制剂（serotonin-norepinephrine reuptake inhibitor，SNRI），如文拉法辛、度洛西汀与 SSRI 类抗抑郁药疗效存在实质性差异，但在脑卒中患者中使用的证据略低于 SSRI 类药物，其优势在于可以改善脑卒中后情感障碍伴有慢性疼痛的症状。其他类型抗抑郁药可以根据患者情况个体化使用。单药治疗应该作为脑卒中后抑郁的药物治疗原则之一，必要时根据患者情况可以考虑两种或多种药物联合治疗。对于情绪不稳或假性延髓情绪造成情绪困扰的患者，可应用 SSRI 类药物或右美沙芬 / 奎尼丁进行试验性治疗。

药物治疗初始治疗剂量宜小，缓慢加量，在可耐受前提下逐渐达到目标剂量。临床症状达到抑郁症诊断标准的患者，药物治疗应遵循足量足疗程的原则，不可突然停药。考虑停药的患者应在医师充分评估患者风险及利弊后逐步缓慢减量直至停药。抑郁症状缓解后至少应维持治疗 4~6 个月以上,在抑郁症状消失后维持治疗 2~3 个月以防复发,维持及巩固治疗的时间长短需遵从精神专科医师意见。

注意监测药物不良反应、多种药物之间相互作用、药物半衰期特点、相对禁忌证等。对于合并心血管疾病等的患者,应注意监测心率、血压(高血压、直立性低血压)、心电图变化如 Q-T 间期延长等。三环类抗抑郁药可能会增加心血管疾病风险,不应作为脑卒中患者的首选方案。SSRI 类抗抑郁药可增加消化道出血风险,尤其是在联用阿司匹林等非甾体抗炎药时;部分研究提示 SSRI 类抗抑郁药还增加轻、中度无症状性颅内微出血的风险,使自发性颅内出血风险增加约 1.5 倍,因此针对具有颅内出血风险的患者在使用抗抑郁药时应严格掌握适应证,加强监测。有消化道出血风险的个体,必要时合并使用胃黏膜保护剂或抑酸剂,消化道活动性出血期间不建议使用。老年患者治疗时应注意调整剂量、定期监测电解质等,防止低钠血症的发生。

研究表明脑卒中复发使脑卒中后抑郁的发生增加 2.4 倍,是脑卒中后抑郁最重要的影响因素之一。脑卒中发病 1 年后 6.6% 的患者出现自杀观念,而脑卒中复发使自杀风险增加 4 倍,慢性失眠会使自杀风险增加 2 倍以上,因此加强脑卒中患者的二级预防管理、预防脑卒中复发、改善睡眠均有助于减少脑卒中后抑郁的发生。

目前尚缺乏具备足够循证医学证据的规范化脑卒中后焦虑的治疗手段,特别是药物治疗。研究发现

SSRI、心理疗法联合 SSRI、丁螺酮均有助于改善脑卒中后焦虑,但研究证据级别较低,且研究结果发现不良反应较多。与标准护理相比,药物治疗可能是减轻脑卒中患者焦虑和抑郁症状的一种有效方法。可以选用能升高 5- 羟色胺浓度的抗抑郁药,在无禁忌证的情况下,可使用苯二氮䓬类药物如劳拉西泮、奥沙西泮等缓解焦虑症状,还可结合患者的躯体症状选择不同的治疗药物。

二、非药物治疗

除药物治疗外,脑卒中后抑郁患者均应接受心理支持治疗。患者教育、咨询服务和社会支持可考虑作为脑卒中后抑郁治疗的组成部分。心理支持治疗疗效不佳者可考虑药物治疗联合心理治疗、生物反馈治疗、TMS、tDCS、放松训练、艺术治疗及运动治疗等多元化的非药物治疗手段。例如光疗法作为辅助治疗常与 SSRI 类抗抑郁药一起使用,rTMS 可以缓解抑郁症状。非药物治疗手段目前缺少高质量大样本的随机对照试验(randomized controlled trial,RCT)研究,具体治疗方案可以结合患者的具体情况,以及可以利用的医疗及社会资源针对性地选择。对于难治性抑郁,电休克治疗是否可以改善结局,目前缺乏相关 RCT 研究,结论尚不明确。

有证据表明预防性抗抑郁治疗可以降低脑卒中后抑郁的发生风险,特别是在卒中后的 1 年以内,但脑卒中患者预防性用药的时机及药物持续治疗的时间尚未确定。预防性社会心理干预(问题解决疗法、家庭疗法、动机访谈)可预防卒中后抑郁的发生。

进行保持积极健康生活方式的宣教,提倡患者参与休闲娱乐活动,培养克服参加社会活动障碍的自我管理技能。对情感障碍造成持续困扰或残疾恶化的脑卒中患者需提供专业的精神科或心理科医师会诊。

需要特别强调,发生以下情况应转诊至精神科或请精神科会诊:①患者经两种或两种以上药物治疗后疗效不理想;②1年内抑郁再次复发;③病史提示有双相情感障碍的可能性;④持续的自杀观念或自杀行为;⑤严重抑郁(抑郁症状多,严重影响社会功能或伴精神病性症状)。

(王春雪 王铄 张宁 杨洋)

参 考 文 献

[1] LANCTOT K L,LINDSAY M P,SMITH E E,et al.Canadian stroke best practice recommendations:mood,cognition and fatigue following stroke,6th edition update 2019[J].Int J Stroke,2019,10(7):174-184.

[2] 秦海强,王拥军.急性缺血性脑卒中早期诊疗手册[M].北京:北京大学医学出版社,2018.

[3] RAFSTEN L,DANIELSSON A,SUNNERHAGEN K S.Anxiety after stroke:a systematic review and meta-analysis[J].J Rehabil Med,2018,50(9):769-778.

[4] QUINN T J,ELLIOTT E,LANGHORNE P.Cognitive and mood assessment tools for use in stroke[J].Stroke,2018,49(2):483-490.

[5] 王少石,周新雨,朱春燕.卒中后抑郁临床实践的中国专家共识[J].中国卒中杂志,2016,11(8):685-693.

第十章

大小便功能障碍的康复

第一节 概　述

　　脑卒中康复患者的排尿和排便功能障碍很常见。排尿和排便方面的问题可能由神经系统疾病、使用的药物、认知改变和躯体功能障碍导致。排尿功能障碍可能引起患者困窘不适、中断治疗，并决定患者能否重返社区或是局限在家中或护理院，甚至可以威胁患者生命；而排便功能障碍虽然很少威胁生命，但是会限制生活方式，影响生活质量。因此，及时发现、治疗和随访脑卒中患者的排尿、排便功能障碍具有重要意义，在康复医疗机构中尤为重要。

一、神经源性膀胱

　　1. **定义**　神经源性膀胱是指由于神经系统损伤或疾病导致神经功能异常后，引起膀胱储存和排空尿液的功能障碍。

　　2. **储尿和排尿的生理**　膀胱和尿道括约肌主要有两个功能：①储存尿液；②有规律地排出尿液。储尿和排尿活动在中枢神经和周围神经的控制下，由膀胱逼尿肌和尿道括约肌协调完成。正常的尿液排泄本质上是一种脊髓反射，受中枢神经系统包括大脑皮质、脑桥和脊髓的调控，协调膀胱和尿道的功能。脑卒中导致控制膀胱的中枢神经系统功能异常，膀胱不能随意储存和排泄尿液，从而发生尿潴留或尿失禁，并可引起泌尿系统感染、肾功能不全和其他并发症。

排尿过程有两个时期：充盈（储尿）期和排空（排尿）期。在膀胱充盈时，膀胱压力的增加一方面刺激位于膀胱体的β-受体引起膀胱松弛，维持膀胱低压，另一方面刺激位于膀胱底和尿道的α-受体引起尿道内括约肌收缩，避免尿液渗漏；交感神经兴奋性的增加也可以抑制副交感神经兴奋性的传递，有助于抑制膀胱收缩。在膀胱充盈期，尿道括约肌肌电活动逐渐增加，也可以反射性地抑制膀胱收缩。膀胱逐渐充盈超过膀胱顺应性限制后，会引起膀胱内的压力快速增加，可以引起明显不适，此时大脑皮质和基底神经节会通过脑桥向骶髓传送张力性抑制信号，抑制排尿反射，保证膀胱只在合适的时机和地点才进行排空动作。允许排空（排尿）时，大脑对脑桥的抑制信号消失，位于脑桥前的一个被称为"Barring-ton 中心"的区域释放到达膀胱的易化冲动，在引起膀胱收缩时可以明显降低尿道周围横纹括约肌的肌电活动，尿道括约肌压力降低，膀胱颈形成漏斗状，骶髓排尿中枢的反射性抑制消失，逼尿肌收缩，使尿液进入后尿道，刺激后尿道感受器，通过阴部神经传入，加强逼尿肌的收缩，尿道外括约肌开放，尿液排出。

3. **脑卒中引起的排尿功能障碍**　任何脑桥上部的损伤都会影响排尿。膀胱逼尿肌无抑制性收缩的过度活动是脑卒中后最常见的尿流动力学表现,发生率为70%~90%,通常认为是高级中枢对脊髓排尿反射抑制的消失。脑桥上部损伤的预期尿动力学表现是逼尿肌反射亢进,不伴有逼尿肌-括约肌功能失调。但由于药物、前列腺梗阻、认知功能障碍等原因,排尿功能障碍可能与预期的症状有很大不同。

脑卒中后,一些患者最初表现为急性尿潴留,目前机制尚不清楚。大量系列研究报道脑血管意外发生后1周,40%~60%的患者有尿失禁;1个月后尿失禁患者的百分比降至29%~42%;脑卒中后6个月至1年,14%~15%的患者仍有尿失禁。脑卒中后尿失禁的危险因素包括年龄≥75岁;吞咽困难;运动功能受损和视野缺损。脑卒中后2年的尿失禁患者与非尿失禁患者相比,死亡率较高(67% vs. 20%)、住院率较高(39% vs. 16%)、功能障碍较重(39% vs. 5%)。有研究进一步将脑卒中后尿失禁归类为急迫性尿失禁和意识受损的急迫性尿失禁。意识受损的急迫性尿失禁患者注意力和结局更差。专家发现,意识受损的尿失禁可预测患者脑卒中后1年死亡率。

二、神经源性肠道

1. **定义**　神经源性肠道是支配肠道的神经组织失去支配、由神经因子诱发或神经调控障碍导致的肠道功能障碍。主要表现为大便失禁、便秘或大便排空困难。

2. **控便机制**　大便的控制是通过相关结构共同合

作阻止大便的无意识排出来完成的。粪便排泄与否取决于促使和阻碍大便排出的压力之间的平衡(图10-1)。粪便排出的压力包括腹内压、结肠直肠收缩、弹性力和重力;阻碍粪便排出的力量包括肛门直肠角,及来源于肛门内外括约肌的肛管张力、摩擦力。粪便物理特性如黏稠度是一个关键因素,它可以向任何方向转移排便/禁便的平衡。小而硬的粪便使支点向左转移,需要更多的力来排泄。其和大而软的粪便相比,排泄不完全且更困难。大而软的粪便则使支点移向相反方向。然而,即使一个人有正常的控便机制也可能发生大便失禁,如急性腹泻期间粪便含有大量液体时。

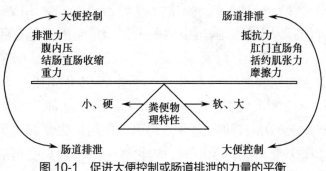

图 10-1　促进大便控制或肠道排泄的力量的平衡

3. **排便机制**　当肠道的蠕动将粪便推入直肠时,直肠充盈感的增加刺激直肠壁内的感受器,上传至大脑皮质,引起便意和排便反射,触发直肠收缩和直肠肛门抑制反射。当直肠容量达到 100~150ml,直肠内部压力达到 20~30cmH₂O 时,肛门外括约肌的活动常常会停止(图10-2)。

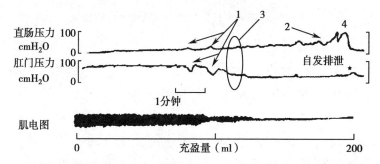

图 10-2 直肠动力学检查描记,生理盐水以恒速(20ml/min)持续充盈直肠内球囊

1. 正常排便模式,直肠压力(即直肠收缩)缓慢升高总是与肛门压力松弛相关,后来的收缩和松弛没有联系,是因为肛门压力不能降至 0 以下;2. 当超过直肠储存容量(通常 150~300ml)时,逐渐升高的直肠压力变得快速升高;3. 当直肠压力到达阈值(20~30cmH₂O)时,肛门压力降至 0;4. 当排泄力超过抵抗力时,发生球囊自发排泄

如果决定排便,可以考虑坐位,坐位使直肠和肛管的夹角变钝。Valsava 动作可以使腹压或直肠内部压力升高,腹部肌肉收缩、横膈下降,通常可以使直肠内部压力增加到或超过 $100cmH_2O$。手指直肠刺激可使远端直肠扩张、肛门括约肌静止张力短暂丧失,还可以使耻骨直肠肌保持收缩状态,为直肠蠕动提供刺激。

机体可能存在一个肛门 - 结肠反射,即粪便通过肛门时引起结肠收缩,整个结肠可能以集团蠕动方式排空,但是这个推测尚未得到证实。粪便的黏稠度可能是决定排便方式的主要因素。

4. 脑卒中引起的排便功能障碍 虽然脑卒中后排便和控便功能紊乱很常见,但是对其特定综合征的描述较少。涉及前脑回的病灶引起大脑额叶便失禁综合征，即没有直肠充盈感。类似于脑桥排尿中枢,对脑桥排便中枢提出过假说但未得到证实。皮质和下丘脑病变通常影响皮质与脑桥排便中枢的相互联系,产生无抑制性排便。

通过直肠动力学技术的应用,发现有两种关于不能满意排便的力学模式:肛门直肠协同失调和排便力量不足。有一种假设认为这两种模式是同一过程的不同阶段。此假设认为源于协同失调的长期梗阻性排便可能导致直肠不可逆地扩张和失代偿,因而无法产生足够的排便力量。

活动减少或不活动、饮食和药物,对脑卒中后的排便障碍也会造成影响。

5. **假性腹泻**　假性腹泻是指一些硬实大便淤积于直肠或肛门处形成阻塞,粪便刺激直肠黏膜,导致阻塞部位以上的大便以稀水状态由硬粪块周围不自主地渗漏出来,常伴有腹胀、腹痛、腹泻、呕吐等。多发生于长期卧床的患者,尤其是老年人好发。

三、失禁相关性皮炎

1. **定义**　失禁相关性皮炎(incontinence-associated dermatitis,IAD)是尿液或粪便与会阴或生殖器周围皮肤长时间接触而引发的皮肤炎性反应,主要发生于会阴、腹股沟、臀部、女性的阴唇、男性的阴囊等部位,还可以延伸到大腿内侧和后侧。

2. **症状**　角质层的红斑和水肿,伴或不伴水疱或皮肤破损,可有疼痛、糜烂或继发皮肤感染。包括尿布疹、浸渍性皮炎、会阴部皮炎、刺激性皮炎、接触性皮炎等。

3. **危险因素** 男性;糖尿病、癌症;频繁性尿、便失禁;摩擦力和剪切力;体重指数(body mass index, BMI)高,移动能力受限,认知障碍,个人卫生无法自理;会阴部灌注问题(包括脱水和水肿),压疮量表评分和血清白蛋白水平低下,使用镇静药物、抗生素、免疫抑制剂等。

四、中枢性尿崩症

(一) 定义

脑卒中病变累及分泌血管升压素的神经元(下丘脑的室旁核及视上核)、输送血管升压素的神经束(垂体柄)时,可引起下丘脑-垂体性尿崩症(又称为中枢性尿崩症)。

(二) 临床表现

1. **症状** 脑卒中后患者可出现烦渴、多饮、多尿,大多喜欢喝冷饮或凉水。摄水不足可出现高渗症状,表现为头痛、肌痛、心率加速、烦躁、谵妄,最终发展为昏迷,也可出现高热或体温不升。饮水过多会出现低渗症状,表现为头痛加剧、精神错乱及神志改变,最终可昏迷甚至死亡。

2. **尿量** 24小时尿量可达5~10L或更多。

3. **尿比重** 通常在1.001~1.005。

4. **尿渗透压** 50~200mOsm/L,明显低于血浆渗透压（290~310mOsm/L）。

（朱晓军）

第二节　大小便功能评价

一、排尿功能评估

（一）病史

1. 新发脑卒中。

2. 排尿障碍及是否伴有排便障碍。

3. 现有的排尿障碍症状是否为新发，是否较卒中发病前加重。

4. 移动能力是否降低，是否有糖尿病、既往脑卒中、高血压病史、相关用药史（如抗胆碱能药物、三环类抗抑郁药、α-受体阻滞剂或利尿剂）、影响排尿的手术史（如经尿道前列腺切除术、压力性尿失禁手术或盆腔手术）。

5. 有无膀胱充盈感、排尿感等感觉的减退或丧失。

6. 饮水和排尿习惯（排尿日记）。

（二）体格检查

1. **腹部**　有无包块、压痛，膀胱充盈情况。

2. **直肠指诊**　是发现直肠肿瘤、前列腺肥大的重要检查。

3. **尿道和阴道口**　绝经后女性萎缩性改变提示雌激素缺乏，阴道检查还可以鉴别是否有肿物挤压膀胱。

4. **神经系统**　意识水平，认知水平（如定向力、语言、长短时记忆力和理解力）。

（三）实验室检查

1. **尿液**　尿液常规、中段尿液培养及药敏试验。

2. **血液**　血常规、肾功能、血电解质等。

（四）超声检查

1. **泌尿系 B 超**　肾脏、输尿管、膀胱、前列腺（男性）。

2. 盆腔及附件 B 超（女性）。

（五）尿流动力学检查

尿流动力学检查是唯一能同时准确评价膀胱、括约肌功能和形态的方法，并能反映下尿路状况对上尿路功能变化的潜在影响。尿流动力学检查提供了排尿功能的客观信息，是神经源性膀胱分类的重要依据（表 10-1）。

表 10-1　尿流动力学和功能学分类

尿失禁
膀胱的原因
逼尿肌过度活动
膀胱容量降低
膀胱顺应性低
正常（认知／移动性的问题）
膀胱流出道的原因
括约肌无力
尿潴留
膀胱的原因

续表

逼尿肌无反射

膀胱容量大/高顺应性

正常(认知/移动性的问题)

膀胱流出道的原因

高排尿压低尿流率

内括约肌协同失调

外括约肌协同失调

括约肌过度活动(即括约肌或非括约肌协同失调)

尿潴留伴尿失禁

膀胱的原因

逼尿肌无抑制收缩伴有活动低下

无收缩

正常(认知/移动性的问题)

1. **简易膀胱容量与压力测定**　医疗机构设备条件的限制或患者病情不允许等导致尿流动力学检查无法进行时,可通过简易膀胱容量与压力测定初步评估膀胱储尿期和排尿期逼尿肌和括约肌的运动功能及膀胱感觉功能,获得逼尿肌活动性和膀胱顺应性、膀胱内压力变化及安全容量等信息。

2. **膀胱残余尿量测定**　排尿后膀胱内残存的尿量为膀胱残余尿量。正常女性不超过 50ml,正常男性不超过 20ml。残余尿量 >100ml 即需要用导尿等方式排尿。常用膀胱残余尿量测定方法有导尿法和膀胱超声扫描法。

3. 盆底肌功能评估

（1）盆底器官脱垂分期（pelvic organ prolapse quantitive examination, POP-Q）（女性）：见表 10-2。

（2）盆底功能影响问卷简表（pelvic floor impact questionnaire, PFIQ）：见表 10-3。

（3）心理状况评估量表：汉密尔顿焦虑量表（HAMA）、汉密尔顿抑郁量表（HAMD）。

（4）影像学检查：盆底 MRI。

（5）生理学功能检查：Glazer 盆底表面肌电图评估。

（6）尿失禁生活质量问卷量表：见表 10-4。

表 10-2 盆底器官脱垂分期

分度	内容
0	没有脱垂，Aa、Ap、Ba、Bp 都是 -3cm，C 点在 TVL 和 -(TVL-2cm)之间
I	脱垂最远处在处女膜内，距离处女膜 >1cm
II	脱垂最远处在处女膜边缘 1cm 内，不论在处女膜内还是处女膜外
III	脱垂最远处在处女膜外，距离处女膜边缘 >1cm，但 <2cm，并 <TVL
IV	阴道完全或几乎完全脱垂，脱垂最远处超过或等于 +(TVL-2cm)

注：Aa 点阴道前壁中线距处女膜缘 3cm 处；Ap 点阴道后壁中线距处女膜缘 3cm 处；Ba 点阴道前穹隆的反折或阴道残端（子宫切除者）距离 Aa 点最远处；Bp 点阴道后穹隆的反折或阴道残端（子宫切除者）距离 Ap 点最远处；C 点子宫完整者，代表宫颈外口最远处，子宫切除则相当于阴道残端；D 点阴道后穹隆或直肠子宫陷凹的位置，解剖学上相当于宫骶韧带附着于宫颈水平处；对于子宫切除术后无宫颈者，D 点无法测量。TVL 阴道全长（total vaginal length, TVL）当 C、D 在正常位置时阴道顶部至处女膜缘的总长度。

表 10-3 盆底障碍影响简易问卷 7
（pelvic floor impact questionnaire-7, PFIQ-7）

这些部位的不适是否经常影响你的	膀胱或者尿道	肠道或者直肠	阴道或者盆腔
1. 做家务事，例如做饭、打扫卫生、洗衣服？	□ 没有影响 □ 有一点儿影响 □ 相当影响 □ 非常影响	□ 没有影响 有一点儿影响 □ 相当影响 □ 非常影响	□ 没有影响 □ 有一点儿影响 □ 相当影响 □ 非常影响
2. 体力活动，例如散步、游泳或者其他体育锻炼？	□ 没有影响 □ 有一点儿影响 □ 相当影响 □ 非常影响	□ 没有影响 □ 有一点儿影响 □ 相当影响 □ 非常影响	□ 没有影响 □ 有一点儿影响 □ 相当影响 □ 非常影响
3. 娱乐活动，例如看电影或者听音乐会等？	□ 没有影响 □ 有一点儿影响 □ 相当影响 □ 非常影响	□ 没有影响 □ 有一点儿影响 □ 相当影响 □ 非常影响	□ 没有影响 □ 有一点儿影响 □ 相当影响 □ 非常影响
4. 乘汽车或公交离家 30 分钟以上？	□ 没有影响 □ 有一点儿影响 □ 相当影响 □ 非常影响	□ 没有影响 □ 有一点儿影响 □ 相当影响 □ 非常影响	□ 没有影响 □ 有一点儿影响 □ 相当影响 □ 非常影响
5. 对家庭以外社交活动的参与程度？	□ 没有影响 □ 有一点儿影响 □ 相当影响 □ 非常影响	□ 没有影响 □ 有一点儿影响 □ 相当影响 □ 非常影响	□ 没有影响 □ 有一点儿影响 □ 相当影响 □ 非常影响

续表

这些部位的不适是否经常影响你的	膀胱或者尿道	肠道或者直肠	阴道或者盆腔
6. 情感健康,例如神经紧张或情绪低落等?	☐ 没有影响 ☐ 有一点儿影响 ☐ 相当影响 ☐ 非常影响	☐ 没有影响 ☐ 有一点儿影响 ☐ 相当影响 ☐ 非常影响	☐ 没有影响 ☐ 有一点儿影响 ☐ 相当影响 ☐ 非常影响
7. 感到沮丧?	☐ 没有影响 ☐ 有一点儿影响 ☐ 相当影响 ☐ 非常影响	☐ 没有影响 ☐ 有一点儿影响 ☐ 相当影响 ☐ 非常影响	☐ 没有影响 ☐ 有一点儿影响 ☐ 相当影响 ☐ 非常影响

表 10-4　尿失禁生活质量问卷

问题	极端 1分	相当多 2分	中度 3分	轻度 4分	一点也不 5分
1. 我担心不能及时到卫生间排尿					
2. 我因为尿失禁而顾虑咳嗽或打喷嚏					
3. 我从坐位变为立位时因为担心发生尿失禁而不得不小心					
4. 因为尿失禁问题我需对每个细节事先做好计划					
5. 我因为自己的尿失禁问题而沮丧					
6. 我因为尿失禁问题长时间离家时感到不自在					

问题	极端 1分	相当多 2分	中度 3分	轻度 4分	一点 也不 5分
7. 我因尿失禁不能做自己想做的事儿而感到失落					
8. 我担心别人闻到我身上的尿液味道					
9. 我总顾虑尿失禁的问题					
10. 能频繁而快速去卫生间对我很重要					
11. 我为不知道陌生环境的卫生间而感到顾虑					
12. 我担心尿失禁问题随着年龄增大而日渐严重					
13. 尿失禁问题令我很难睡个好觉					
14. 因为尿失禁问题我感到尴尬和羞辱					
15. 因为尿失禁问题我觉得我不是个健康的人					
16. 因为尿失禁问题我感到很无助					
17. 因为尿失禁问题我感到对生活没有兴趣					
18. 我担心尿湿自己					
19. 我觉得自己对膀胱没有控制能力					
20. 因为尿失禁我必须控制饮水量					

问题	极端 1分	相当多 2分	中度 3分	轻度 4分	一点 也不 5分
21. 尿失禁问题限制了我的穿着					
22. 尿失禁问题影响了我的性生活					
合计					
最后评分(和积分数-22)/88×100(范围0~100)。分数越高,生活质量越高。					

(六) 脑卒中排尿功能障碍的评价指南推荐

1. 推荐对住院的急性脑卒中患者进行膀胱功能评估,同时应获取脑卒中发病前的泌尿系统病史。

2. 推荐对尿失禁或尿潴留的患者通过超声下膀胱检查或排尿后间歇性导尿记录来评估尿潴留。如果病史、体格检查及非侵入性检查无法充分反映尿道功能障碍,则应考虑尿流动力学检查。

3. 除对膀胱功能进行评价外,也要对尿意和排空感的认知情况进行评估。

二、排便功能评估

(一) 病史

1. 新发脑卒中。

2. 发病前的肠道功能和排便模式,如排便频率、每日排便次数、大便黏稠度、有无肠道用药或有无胃肠道疾病。

3. 有无体重减轻,有无粪便出血。

4. 每日饮水和饮食量,饮食类型,有无诱发排便的食物。

5. 大便失禁或排空困难对患者日常活动和工作的影响。

(二) 体格检查

1. **腹部**　有无包块,有无肠鸣音异常,有无压痛。

2. **肛门外括约肌**　形态有无异常,大笑、打喷嚏或咳嗽时能否控制大便不排出;是否有便意,有无排便紧迫感等。

3. **直肠指诊**　评估外括约肌的张力,有无痔疮,有无直肠肿瘤等。

4. **神经系统**　意识水平,认知水平(如定向力、语言、长短时记忆力和理解力)。

5. **运动功能**　坐位平衡,转移能力,步行能力。

(三) 大便失禁量表

1. **Parks 评分**　见表 10-5。

2. **克利夫兰 - 佛罗里达失禁评分**(cleveland clinic florida fecal incontinence score,CCF-FIS)　见表 10-6。

表 10-5　大便失禁 Parks 评分

等级	标准
I 级	控便正常
II 级	粪便或排气控制不良
III 级	水样便难控制
IV 级	固体便难控制

表 10-6 克利夫兰 - 佛罗里达失禁评分（CCF-FIS）量表

失禁类型	频率				
	从不	罕见	有时	经常	总是
成形便难控制	0	1	2	3	4
稀便难控制	0	1	2	3	4
气体难控制	0	1	2	3	4
需要使用衬垫	0	1	2	3	4
生活方式改变	0	1	2	3	4

注：<9 分时，一般不考虑手术。

（四）实验室检查

1. 粪便 粪便常规、隐血检查、粪便培养、药敏试验。

2. 血液 血常规、血电解质、血清肿瘤标志物。

（五）影像学检查

腹部 X 线片：排除肠道结构性异常、巨结肠、肠梗阻等。

（六）结肠镜检查

建议行结肠镜检查以排除器质性疾病，尤其是对于排便习惯改变的患者。

（七）盆底肌功能评估

同排尿功能评估。

三、失禁相关性皮炎的评估

（一）失禁相关性皮炎的风险评估

会阴部评估量表（perineal assessment tool，PAT）是

由 Nix 在 2002 年经文献回顾发展而来,用于评估 IAD 的发生风险(表 10-7)。

表 10-7 会阴部评估量表

评估项目	1 分	2 分	3 分
刺激物类型	成形粪便或尿液	软便,混合或未混合尿液	水样便或尿液
刺激时间	床单 / 尿布 Q8H	床单 / 尿布 Q4H	床单 / 尿布 Q2H
会阴皮肤状况	皮肤干净、完整	红斑、皮肤合并或不合并念珠菌感染	皮肤脱离、糜烂,合并或不合并皮炎
影响因素:低蛋白、感染、鼻饲营养或其他	0~1 个影响因素	2 个影响因素	3 个以上影响因素

注:总共 4~12 分,分数越高表示发生失禁相关性皮炎风险性越高。总分在 4~6 之间属于低风险群;总分在 7~12 之间属于高风险群。

(二)失禁相关性皮炎的严重程度评估

失禁性相关性皮炎严重程度评估量表将 IAD 好发部位分为 13 个区域,用红斑、红疹及皮肤缺失评判每个区域的严重程度,并给予相对应的分值。将所有分数相加得出总分,以判断 IAD 的严重程度。

(三)失禁相关性皮炎的分类工具

1. **为简化 IAD 严重性分类量表可选用皮肤评估工具**(skin assessment tool,SAT) 由国际专家小组于 2015 年提出(表 10-8)。但此分类方式尚未经过测试。

表 10-8 皮肤评估工具

评估项目	分数				
	0	1	2	3	4
皮肤破损范围	无	小范围($<20cm^2$)	中等范围($20\sim50cm^2$)	大范围($>50cm^2$)	—
皮肤发红	无发红	轻度发红（斑点外观不均匀）	中度发红（严重点状,但外观不均匀）	严重发红	—
糜烂深度	无	轻度糜烂只侵犯表皮	轻度糜烂侵犯表皮及真皮,伴或不伴有少量渗液	表皮严重糜烂,中度侵犯到真皮(少量或无渗出)	表皮及真皮严重糜烂,合并中等量渗出

2. **全球 IAD 分类工具**（GLOBIAD） 由 Beeckman 等在 2017 年设计并在国际上获得验证。GLOBIAD 根据皮肤病变的严重程度将 IAD 分为皮肤持续发红（类别 1）和皮肤脱离（类别 2）两大类,在经验丰富的临床医师中有较高的信效度,但在感染的病例中测量误差较高。

（四）失禁相关性皮炎与压疮的鉴别

临床医护人员经常难以正确识别 IAD,易将其与压疮或其他皮肤状况混淆。在医疗卫生系统中,压疮的发生常被用于评估护理质量,因此护士必须准确区分压疮或 IAD,从而采取适当的预防措施。欧洲压疮咨询委员会（European Pressure Ulcer Advisory Panel,EPUAP）建立了压疮分类自评工具（pressure ulcer classification self-assessment tool,PUCLAS）,从原因、位置、形状、深度、坏死、边缘和颜色 7 个方面对 IAD 和压疮进行鉴别（表 10-9）。

表 10-9 IAD 和压疮鉴别表

项目	IAD	压疮
原因	皮肤长时间与尿液或粪便接触形成	由压力或压力联合剪切力所致
位置	主要发生在会阴部	常发生在骨隆突处
形状	弥散	局限
深度	表浅	由浅入深
坏死	无	可能有
边缘	模糊、不规则	清晰
颜色	白色或粉红色	红色、黄色或黑色

四、中枢性尿崩症的评估

1. 24 小时出入水量测定、尿量测定 [>4 000ml/24h，或 200ml/h 或 6ml/(kg·h)]。

2. **尿液** 尿液常规（尿比重 ≤ 1.005）、尿渗透压（≤ 200mOsm/kg H_2O）。

3. **血液** 血电解质、血渗透压（≥ 300mOsm/kg H_2O）、血浆精氨酸血管升压素（arginine vasopressin，AVP）（低于正常人，1~1.5ng/L）。

4. **头颅 MRI** 建议做颅脑／鞍区增强 MRI，可区分中枢占位或炎症改变。

5. 禁水 - 升压素试验、高渗盐水试验。

（朱晓军）

第三节　大小便功能障碍的治疗

一、排尿功能障碍的治疗

(一) 排尿功能障碍患者的治疗目标

1. 防止上尿路并发症　肾功能损害、肾盂积水、肾结石、肾盂肾炎。

2. 防止下尿路并发症　膀胱炎、膀胱结石、膀胱输尿管反流。

3. 形成一个膀胱管理计划,允许患者重回社区。

(二) 排尿功能障碍的治疗策略

排尿功能障碍治疗可分为行为、药物、手术或支持治疗,通过尿流动力学检查评估来确定排尿功能障碍的类型很重要,尤其是考虑药物治疗和手术选择时(表 10-10)。制订膀胱管理计划时,医师除了要考虑排尿功能障碍的类型外,还要考虑疾病的类型(如进展、稳定或缓解)、认知、移动性和家庭支持。由于潜在的药物副作用,经验性药物治疗可能没有益处或使问题更严重,必须加以制止。

表 10-10　排尿障碍的治疗选择

膀胱源性尿失禁

　　行为治疗:定时排尿,限制液体摄入、生物反馈

　　药物治疗:口服抗胆碱能药物、解痉药、三环类抗抑郁药、血管升压素,膀胱内灌注奥昔布宁等

外科手术：膀胱扩大术、尿路改道、去神经支配、神经电刺激、膀胱壁注射肉毒毒素[a]

支持治疗：尿片、外部集尿器、间歇性导尿、留置导尿

括约肌源性尿失禁

　　行为治疗：定时排尿、盆底肌训练、生物反馈

　　药物治疗：α-受体激动剂、雌激素、尿道周围注射填充剂

　　外科手术：人工括约肌、尿道悬吊、神经电刺激[a]

　　支持治疗：同膀胱源性尿失禁

膀胱源性尿潴留

　　行为治疗：定时排尿（认知和移动性↓），耻骨上叩击（膀胱收缩力弱），用 Valsalva 和 Crede 手法

　　药物治疗：胆碱能激动剂

　　手术治疗：括约肌切开术、神经电刺激（如果存在膀胱收缩）

　　支持治疗：间歇性导尿、留置导尿

括约肌/出口源性尿潴留

　　行为治疗：生物反馈、肛门牵伸

　　药物治疗：α-受体阻滞剂、巴氯芬、地西泮、丹曲林

　　外科手术：括约肌切开术、肉毒毒素注射、阴部神经切除术、膀胱出口手术、尿道支架、球囊扩张[a]

　　支持治疗：同膀胱源性尿潴留

注：[a] 限于研究阶段。

（三）脑卒中患者排尿功能障碍的治疗指南

1. **根据脑卒中患者尿失禁不同原因选择相应的治疗方案**

（1）对于意识障碍或功能性尿失禁的患者推荐定时/提示排尿训练。

（2）对于逼尿肌过度活动的尿失禁患者，首先考虑行

为学治疗（包括膀胱训练、冲动抑制等）、盆底肌训练和液体管理；当上述治疗效果不佳时可加用抗胆碱能药物，但使用时应注意其便秘和认知损害等副作用；A 型肉毒毒素及神经肌肉电刺激治疗疗效尚存争议，可作为个体化治疗方案中的一种选择。

（3）对于逼尿肌功能低下和充溢性尿失禁患者，行为学治疗和盆底肌训练同样有效，同时应考虑间歇性导尿或留置导尿。

2. 脑卒中后立即出现尿潴留的患者，发病 6~12 个月内应避免手术治疗（即经尿道前列腺切除术），首选保守治疗方法。通常可以通过清洁间歇性导尿或留置导尿处理，并使用坦索罗辛或多沙唑嗪等 α- 受体阻滞剂作为辅助治疗。

3. 推荐急性脑卒中患者在入院后 24 小时内拔除留置的导尿管。如果仍需使用，推荐使用有抗菌作用的导尿管如银合金涂层导尿管，但也应尽早拔除。

4. 建议为排尿障碍的脑卒中患者制订和执行膀胱训练计划。

（四）排尿功能障碍的并发症及其处理原则

1. **尿路感染**（urinary tract infection，UTI） 神经源性膀胱患者真正 UTI 与细菌定植的定义在文献和医疗专业人员中常常是混淆的，有 UTI 的患者应该治疗，但对没有真正 UTI 患者的治疗将可能导致机体耐药。真正的 UTI 应该满足 3 个条件：①尿里存在细菌；②尿中白细胞增加（脓尿）；③有新的症状出现。

（1）菌尿：排尿功能障碍患者中菌尿很常见，以下情况为有意义的菌尿。①实行间歇性导尿的患者,细菌培养的菌落数 >102CFU/ml;②不导尿的患者,细菌培养的菌落数 >104CFU/ml;③留置导尿者,监测到任何病原体。但有意义的菌尿并不意味着感染,只能证实培养的细菌来自膀胱。

(2)脓尿:尿中白细胞增多称为脓尿,通常意味着细菌入侵。离心尿每高倍视野 >5 个白细胞或 12 小时尿白细胞计数 >100 万,可诊断为脓尿。神经源性膀胱患者可由于留置导尿时尿管摩擦膀胱壁、间歇性导尿时尿管刺激尿道、尿路结石等原因导致尿白细胞升高,但无"真正"的膀胱感染。Anderson 等发现,革兰氏阴性菌可引起明显脓尿,但革兰氏阳性菌(表皮葡萄球菌或粪肠球菌)即使菌落数量很高也不会引起明显脓尿。因此,革兰氏阳性菌和新出现症状的患者,即使没有明显脓尿,仍应考虑膀胱感染。

(3)症状和体征:UTI 定义的第三个组成部分是新出现的症状和体征。重要的是强调"新出现"的,因为很多患者有慢性症状如痉挛或疼痛。UTI 的症状和体征包括尿液混浊、排尿困难、尿频、尿失禁或血尿。除非患者有急性尿潴留或接受了泌尿系仪器检测(可能导致菌血症),否则膀胱感染一般不会出现显著发热。

伴有高热的患者,应考虑肾盂肾炎或非泌尿系感染(如压疮)。上尿路感染患者会出现寒战、发热和血白细胞增高,有的患者会诉说腰痛,但老年患者的症状和体征可能不明显,仅表现为意识模糊或嗜睡。

(4)无症状性 UTI 的治疗:很难建立无症状菌尿(膀胱细菌定植)的治疗指南,因为目前关于细菌定植本身是否是 UTI 和上尿路损害的危险因素还有争论。Kass 等对 225 例间歇性导尿的患儿随访了 10 年,发现没有输尿管反流时,仅 2.6% 的患儿形成新的肾损害;但在高度反流的患者中,60% 出现肾盂肾炎。

目前,一致认为神经源性膀胱患者的无症状菌尿不用治疗,但以下情况应该尝试根治无症状菌尿:①泌尿系侵入性检查前;②肾盂肾炎患者,尤其是部分梗阻引起的(进一步梗阻会导致败血症);③存在分解尿素的微生物(如变形杆菌)。对高度反流的患者,有时使用预防性抗生素。正在发作的肾盂肾炎,应强烈考虑使用抗生素,但最好通过防止膀胱过度膨胀、降低膀胱内压和/或改变膀胱管理方式(如给予留置导尿)来控制反流。

(5)症状性 UTI 的治疗:一旦尿液培养标本留取完毕,对于等待培养结果的症状轻微患者即可以开始经验性口服抗生素治疗,通常使用 7 天症状就能好转。对于高热(预示肾盂肾炎)、脱水的患者,应行更强的治疗和进行上尿路的评估。此类患者应该住院治疗,密切监测病情变化,给予补液和退热等对症支持治疗,在等待培养结果时使用广谱抗生素,且抗生素的使用时间应比膀胱感染患者更长。在补液时留置导尿以保持膀胱低压很重要,同时给予抗胆碱能药物也是有益的,可以降低逼尿肌压力、使膀胱输尿管连接处松弛,提高肾脏引流。

高热患者应该行泌尿系检查寻找败血症的原因,包括急查腹部 X 线片和肾脏超声以排除泌尿系结石和肾积水,CT 扫描有助于进一步确定诊断。开始治疗后,通常还需要行膀胱造影以评估反流、尿流动力学检查评估排尿功能等。

(6)预防性使用抗生素的作用:关于预防性使用抗生素的有效性尚存争议。很多研究显示,预防性使用抗生素在降低菌尿方面没有长期效果;对于反复临床感染、解剖异常(如膀胱输尿管反流)或肾盂积水的患者,预防性使用抗生素的作用还不清楚。预防性使用抗生素的主要问题是可形成机体耐药。

2. 尿路结石　膀胱结石与留置导尿密切相关,留置导尿的患者膀胱结石的发生率约为35%;而间歇性导尿和耻骨上造瘘患者膀胱结石形成的可能性小。

大部分尿路结石的成分为磷酸铵镁,尿中如果存在产脲酶微生物,可在尿管表面形成一层生物膜,能增加晶体与晶体间、晶体与导管间的黏附力,形成结石;产脲酶微生物还能分解尿素,使尿液碱化,同时产生的氨会破坏尿路上皮葡糖胺聚糖保护层,增加黏膜和结石、细菌的粘连。

尽早拔除尿管或每2~4周更换尿管,以及治疗促进结石形成的产脲酶微生物如变形杆菌,可以很好地预防尿路结石。对于膀胱结石经常复发的患者,可以尝试膀胱灌注(15~30ml,保持5~10分钟,2~3次/日)柠檬烯(柠檬酸、葡萄糖酸内酯和碳酸镁),有反流的患者慎用。经常形成结石的患者,每周更换尿管也可以减少膀胱结石的形成和降低尿管堵塞的概率。

大量饮水在预防膀胱结石形成中的作用尚不明确。膀胱结石的标准治疗是膀胱镜下粉碎和取石;肾结石的治疗包括经皮肾镜取石术和体外冲击波碎石术。所有这些手术都需要配合清除尿路中的产脲酶微生物。

3.膀胱输尿管反流　神经源性膀胱患者反流的主要原因是膀胱内高压;其他原因包括反复膀胱炎、膀胱壁增厚和小梁形成,这些因素可引起膀胱内输尿管斜行部分解剖异常。反流引起肾盂积水和反复肾盂肾炎,可导致肾功能损害。

排尿功能障碍和反流的患者的主要治疗方法是降低膀胱内压力和根除感染。

二、中枢性尿崩症的治疗

(一)病因治疗

由肿瘤压迫、炎性浸润或颅脑外伤引起的,必须处理好原发病。鞍区肿瘤患者,术中尽量避免损伤垂体后叶、垂体柄和垂体门脉系统。针对肿瘤可做放疗、手术和药物治疗;针对炎性病变可用激素治疗。

(二)饮食治疗

1. 保持摄水量与排尿量平衡。

2. 低盐饮食,限制高渗饮料。

3. 避免高蛋白、高脂肪和辛辣食物。

4. 忌饮茶或咖啡,戒烟酒。

(三)药物治疗

1. 血管升压素。

2. 氯磺丙脲。

3. 氢氯噻嗪。

4. 卡马西平。

三、排便功能障碍的治疗

肠道管理需要通过跨学科的团队来评估和制订目标,并合并到综合康复计划中。全面的肠道管理包括饮食、液体摄入、药物、体育活动和肠道护理计划。肠道护理包含一个或多个辅助排便的方法,如体位、辅助器械、直肠刺激或诱发排便等。其他的干预包括使肠道变直以利用重力、日常渗透性泻药、增加肠道护理频率、更频繁的手指刺激,以及更强的诱发排便药物等。

(一)肠道治疗计划

1. 鼓励适当饮水、饮食和活动 大便的黏稠度是改变排便 / 禁便平衡的重要指标,推荐每天每顿饭摄入 15~30g 膳食纤维、麦麸和车前草可以增加粪便的含水量,从而使大便更软。

2. 选择一个合适的直肠刺激方法 肛门牵张、直肠电刺激伴 / 不伴生物反馈治疗。直肠刺激最初每天诱发一次排便。

3. 盆底肌肌力训练。

4. 选择最佳排便时间和体位。

5. 选择适当的辅助方法 腹部按摩、腹带等。

6. 评估促进或抑制肠道功能的药物。

(二)营养

1. 评估现在的纤维摄入量对大便性状和排便频率的影响,根据以往饮食习惯来决定个人平时的纤维摄入。最初每天饮食中最少应含 15g 纤维,从各种各样的来源中逐渐增加纤维的摄入。监测不能耐受的症状以决定是否降低纤维摄入。

2. 使大便性状最佳所需要的液体量必须和膀胱管理的量相平衡。通常,摄入的液体量应比标准指南中一般人群的需要量增加约 500ml/d。

成人液体需要量计算公式:

1ml/kcal+500ml/d,或 40ml/kg+500ml/d。kcal:所需的能量;kg:体重。

(三) 在家或社区的神经源性肠道管理

1. 根据患者功能状态和院外环境给予适当的肠道护理适配设备。

2. 应谨慎操作,避免压疮和与肠道设备使用相关的跌倒。

3. 应给予适当的社会和精神支持,帮助患者处理与神经源性肠道相关的实际或潜在的功能障碍。

4. 肠道管理计划的所有部分应在患者家中和社区中很容易被重复实行。

(四) 监测治疗方案的效果

1. 监测内容

(1)日期和时间。

(2)从直肠刺激到完成排便的时间。

(3)完成肠道护理的总时间。

(4)机械刺激方法。

(5)药物学刺激。

(6)体位 / 辅助方法。

(7)粪便颜色、性状和量。

(8)不良反应。

(9)意外的排便。

2. 当一个肠道方案无效且排便时间已经固定时,应考虑改变以下成分。

(1)饮食。

(2)液体摄入。

(3)活动水平。

(4)肠道护理频率。

(5)体位／辅助方法。

(6)直肠刺激类型。

(7)口服药物。

3. 在没有不良反应和潜在并发症时,一个肠道护理方案应该保持 3~5 个护理周期后再进行调整,一次也只应改变一个成分。

4. 年龄超过 50 岁的患者必须排除结肠直肠癌。

(五) 脑卒中患者排便功能障碍的治疗指南

1. 对住院的急性脑卒中患者要进行肠道功能评估,包括以下内容。

(1)大便硬度、排便频率和时间(包括脑卒中发病前)。

(2)脑卒中发病前肠道疾病治疗史。

2. 建议为排便障碍的脑卒中患者制订和执行肠道的训练计划。

四、失禁相关性皮炎的治疗

(一) 处理失禁

1. 发现并治疗病因。

2. 避免尿液或粪便与皮肤接触。

3. 康复治疗措施

(1)膀胱训练。

(2)盆底肌功能训练。

(3)直肠电刺激、生物反馈。

(4)外科手术。

4. 护理措施

(1)营养、液体摄入管理。

(2)如厕技巧。

(3)走动、外出患者采用吸收性失禁产品。

(4)发生失禁及时清理粪便、尿液。

(5)重症患者尿失禁给予留置导尿,水样便采用粪便处理系统或造口袋收集。

(6)不建议使用肛管收集粪便,可能损伤肠黏膜。

(二)结构化皮肤护理方案

1. 清洗皮肤

(1)每天或在每次大小便失禁后清洗。

(2)选用清水或温和肥皂水清洗,避免使用碱性肥皂。

(3)力度温和,避免摩擦或用力擦洗皮肤。

(4)使用柔软的一次性无纺布(如湿巾)擦洗。

(5)清洗后用温和的方式使皮肤变干。

(6)使用接近正常皮肤酸碱值(pondus hydrogenii,pH)范围(4~6)的免冲洗皮肤清洁剂(喷雾、液体、泡沫)或含清洗液的湿巾,清洗液不得稀释,须全量使用。

2. 保护皮肤

(1) 目的：避免或尽量减少暴露于尿液和/或粪便。

(2) 皮肤保护剂：含有凡士林、氧化锌、二甲硅油、丙烯酸酯三聚物成分配制而成的乳霜、软膏、乳液或薄膜等。

(3) 国内外研究显示，皮肤保护剂的涂抹频率，每8小时1次与每12小时1次效果无差别。

3. 按需适当修复

(1) 使用合适的外用护肤品（含有亲脂性材料或油脂的润肤剂）补充脂质保护层。

(2) 含有甘油和尿素的保湿剂，勿用于含水过多或存在浸渍的皮肤上。

（朱晓军）

参 考 文 献

［1］ FRONTERA W R，DELISA J A，GANS B M，et al.DeLisa's physical medicine & rehabilitation：principles and practice（5th Edition）［M］.5th ed.Baltimore，USA：Lippincott Williams & Wilkins，2010.

［2］ 郑彩娥，李秀云 . 实用康复护理学［M］. 北京：人民卫生出版社，2012.

［3］ 国家卫生健康委脑卒中防治工程委员会 . 中国脑卒中防治指导规范［M］. 北京：人民卫生出版社，2019.

［4］ BEECKMAN D，CAMPBELL J，CAMPBELL K，et al.Proceedings of the Global IAD Expert Panel. Incontinence associated dermatitis: moving prevention forward. Wounds International2015［EB/OL］.(2015-02-13)［2015-05-30］.https://www.researchgate.net/publication/299365578_Incontinence-associated_dermatitis_moving_prevention_forward.

［5］ 杜思旋，莫蓓蓉 .ICU 患者失禁相关性皮炎的研究进展［J］. 中西医结合护理(中英文)，2019，5（4）：214-219.

第十一章
日常生活活动能力障碍的康复

第一节 概　述

日常生活活动（activity of daily living, ADL）是指人们为了维持生存及适应生存环境而每天必须反复进行的、最基本的、最具有共同性的身体活动,如衣、食、住、行等。ADL可分为基本日常生活活动（basic activity of daily living, BADL）与工具性日常生活活动（instrumental activities of daily living, IADL）两个方面。BADL是指人们为了维持生存每日最基本的日常生活活动,包括自理活动和功能性移动两类。IADL是指人们为了独立生活所需要的高级技能,往往需要使用一些工具,包括做饭、家务、使用交通工具、购物、理财及休闲活动等。这些ADL对健康人来说简单易行,但对于脑卒中患者却往往是难以进行的。帮助患者ADL独立是康复工作的重要任务。ADL训练是以患者为中心,通过各种精心设计的有目的性的活动与治疗手段,帮助患者最大限度地恢复及使用其身体功能,以促进其取得独立而有意义的生活方式和生活能力,尽早回归家庭、重返社会。

ADL 训练对于患者的重要意义包括以下几个方面：①改善患者的躯体功能，挖掘患者的剩余潜力；②提高患者生活独立程度，为患者回归家庭及社会创造有利条件；③维持健康，减缓患者认知功能的减退；④减轻抑郁焦虑情绪，帮助其重新梳理自信心。

（刘晓丹）

第二节　日常生活活动能力的评估

帮助患者 ADL 独立是康复工作的重要任务，要改善患者 ADL 能力，首先必须进行 ADL 能力的评估。目前 ADL 能力的评估多采用量表法，主要有直接观察法和间接评定法，临床中常将两种方法结合使用。目前国内常用的 ADL 评估量表分为两类，即 BADL 和 IADL，前者包括 Barthel 指数（Barthel index，BI）与改良 Barthel 指数（modified BI，MBI）、功能独立性评定量表（functional independence measure，FIM）等；IADL 以 Frenchay 活动指数应用较多。

一、Barthel 指数与改良 Barthel 指数

Barthel 指数（BI）由 Florence Mahoney 和 Dorothy Barthel 于 1965 年设计并应用于临床，包含进食、转移、修饰、如厕、洗澡、平地步行、上下楼梯、穿脱衣服、大便控制、小便控制 10 项内容（表 11-1）。根据是否需要帮助及帮助程度将评分等级分为 2~4 级，但 BI 有明显的

"天花板效应",即使患者评分达到满分100分,也并不意味着他能完全独立生活。改良Barthel指数(MBI)是1989年加拿大学者Shah和Vanchay等针对BI评定等级少、分类粗糙的缺陷,在评定内容不变的基础上对BI的等级进行加权,将10个评定项目都细分为5级,即完全依赖、最大帮助、中等帮助、最小帮助和完全独立5个等级。满分为100分,得分越高,独立性越好(表11-2)。根据最终得分,可按以下标准判断患者ADL独立程度:60分以上者为生活基本自理;41~60分者为生活需要部分帮助;21~40分者为生活需要很大帮助;20分及以下者为生活完全依赖。

表11-1 Barthel指数评分标准

项目	评分	评分标准
进食	10	自己在合理的时间内(约10秒吃一口)可用筷子取食眼前的食物,独立完成进食过程。若需辅具时,应会自行穿脱
	5	需部分帮助。指能吃任何正常食物,但在搅拌食物、夹菜或盛饭时需要帮助,或较长时间才能完成
	0	依赖
转移	15	自理。可独立完成所有操作,包括轮椅操作
	10	需要少量帮助(1人)或言语指导、监督
	5	需要大量帮助(2人或1个强壮且动作娴熟的人)
	0	完全依赖

续表

项目	评分	评分标准
修饰	5	自理。在提供辅具或环境改良情况下,可独立完成洗脸、洗手、刷牙及梳头,如需用电则应会用插头
	0	需要他人帮忙
如厕	10	自理。可自行进出厕所,不会弄脏衣物,并能穿脱衣物、使用卫生纸。使用便盆者,可自行清理便盆
	5	需部分帮助。需帮忙保持姿势的平衡、整理衣物或使用卫生纸。使用便盆者,可自行取放便盆,但需依赖他人清理
	0	依赖
洗澡(池浴、盆浴或淋浴)	5	不需要指导和他人帮助,可独立安全进出浴室,并完成洗澡全过程
	0	需他人帮忙
行走(平地 45m)	15	可独立行走 45m 以上,可用辅助装置,但不包括带轮的助行器
	10	需要稍微扶持或口头指导方可行走 45m 以上
	5	虽无法行走,但可独立操纵轮椅(包括转弯、进门及接近桌子、床沿),并可推行轮椅 45m 以上
	0	依赖
上下楼梯	10	可自行上下一层楼梯(允许抓扶手、用拐杖或腋杖)
	5	需要稍微帮忙或言语指导、监督
	0	无法上下楼梯
穿衣	10	可自行穿脱适合自己身体的衣服、鞋子及辅具
	5	在他人帮忙下,可自行完成一半以上的工作
	0	依赖

续表

项目	评分	评分标准
大便控制	10	能控制,如有需要,可使用灌肠剂或栓剂
	5	偶尔失禁(每周≤1次),或需要在帮助下使用灌肠剂或栓剂,或需要器具帮助
	0	失禁或昏迷
小便控制	10	能控制
	5	偶尔失禁(每周≤1次)或尿急(无法等待便盆或无法及时赶到厕所)或需他人帮忙处理
	0	失禁、昏迷或需要他人导尿
总分	0~100	

表 11-2　改良 Barthel 指数量表

项目	评分	评分标准
进食	10	独立,包括佩戴辅具及进行相关预备活动
	8	能独立,但在以下情况需要协助,如切肉、打开瓶盖
	5	在监督下进食,要协助,如放糖、放盐、抹黄油和其他预备活动
	2	能操作食具,如汤勺,但要他人在进食过程中主动协助
	0	依赖
床椅转移	15	独立,包括锁轮椅、移脚踏
	12	在监督下转移
	8	在任何方面需他人协助
	5	能参与,但需大量协助
	0	不能参与,需2人或机器协助转移

项目	评分	评分标准
修饰	5	患者能自行清洗脸及双手、梳头、刷牙,男性能使用任何剃须刀包括插入刀片、使用电插头,女性能涂上化妆品
	4	完成所有个人卫生项目,但在完成操作之前或之后需要协助
	3	能完成大部分动作,可能一些步骤需要协助
	1	每一个步骤都需协助
	0	不能进行整个过程,依赖
如厕	10	独立,包括转移、整理衣服及用便纸。如在晚间借助便具,并能自行清理
	8	需监督。在夜间使用便椅或尿壶,需协助清理
	5	整理衣服,转移或洗手时需协助
	2	整个过程需协助
	0	依赖
洗澡	5	在没有他人在旁能自行洗澡,包括池浴、盆浴或淋浴
	4	在调节水温或转移时需要监督
	3	在转移到淋浴处或浴缸、清洗时需要协助
	1	每一个步骤都需协助
	0	依赖
平地步行	15	独立步行 50m,可使用助行器,不需要监督
	12	在帮助或监督下步行 50m,或独立步行一段距离,但不足 50m
	8	需少量协助,如帮助扶持并操作助行器
	5	能在 1 人大量协助下步行
	0	依赖
使用轮椅(步行 0~5 分者)	5	能以轮椅行走 50m,独立停在桌、床、马桶等地方
	4	能用轮椅在合理时间内行走 50m,在转狭窄角落时需协助或监督、指导

项目	评分	评分标准
使用轮椅 (步行 0~5 分者)	3	能将轮椅驱动至桌前、床边,但需他人部分协助
	1	能在他人协助下,短程推动轮椅
	0	依赖
上下楼梯	10	独立上下一段楼梯,可使用扶手或助行器
	8	在前期准备或结束时需要少量协助,需监督或指导
	5	患者上下楼梯时需监督及协助、拿助行器
	2	整个过程需协助
	0	不能上下楼梯
穿衣	10	独立,包括穿、脱腰封或支具
	8	需要轻度协助,如系纽扣、拉拉链、系鞋带
	5	协助穿上或脱掉衣服
	2	患者有小量参与,但整体需要协助
	0	依赖
大便控制	10	完全控制排便,有需要时能自行使用栓剂或灌肠
	8	能在监督下使用栓剂、灌肠。偶尔失禁
	5	患者能配合合适位置,需协助进行通便或清洁。偶有失控现象
	2	需协助摆放合适位置排便及进行通便
	0	失禁
小便控制	10	能控制。如需要借助外置或内置便具,能自理
	8	大致能保持全日干爽。偶尔失禁或需轻度协助使用内置或外置便具
	5	保持干爽除夜间外,需协助使用便具
	2	失禁,但能协助运用外置或内置便具
	0	失禁,或依赖他人导尿
总分	0~100	

二、功能独立性评测量表

功能独立性评测量表(FIM)是由 Grange 和 Hamilton 于 1983 年提出的可全面、客观地反映患者 ADL 能力的评定方法(表 11-3)。与 BI、MBI 相比,FIM 不仅能评定躯体功能,而且还能评定言语、认知和社会功能,且活动辅助量分级更为细化,是一种较全面的、目前国际上运用较多的 BADL 评定方法。内容包括自理能力、括约肌控制、移动能力、运动能力、交流和社会认知 6 个方面,共 18 项,每项分 7 个等级,根据辅助量最高得分 7 分,最低得分 1 分,共 126 分,最低 18 分,得分越高,独立水平越好,需时约 45 分钟(表 11-4)。

表 11-3 功能独立性评测量表(FIM)

项目				评估日期		
运动功能	自理能力	1	进食			
		2	梳洗修饰			
		3	洗澡			
		4	穿裤子			
		5	穿上衣			
		6	上厕所			
	括约肌控制	7	膀胱管理			
		8	直肠管理			
	转移	9	床、椅、轮椅间			
		10	如厕			
		11	盆浴或淋浴			

续表

项目				评估日期		
运动功能	行走	12	步行 / 轮椅			
		13	上下楼梯			
	运动功能评分					
认知功能	交流	14	理解			
		15	表达			
	社会认知	16	社会交往			
		17	解决问题			
		18	记忆			
	认知功能评分					
FIM 总分						
评估人						

表 11-4 FIM 评分标准

功能独立：独立完成所有活动	7分	完全独立	能独立完成所有活动，活动完成规范，不需要矫正，不需要辅助设备和帮助，并在合理的时间内完成
功能独立：有条件地完成活动	6分	有条件地独立（帮助独立）	能独立完成所有活动，但活动中需要辅助设备（假肢、支具、辅助器具），或超过合理的时间，或活动中不够安全

功能依赖：需要有人监护或身体方面的帮助，或不能活动	部分依赖：患者可以承担≥50%的活动，并需要不同程度的帮助	5分	监护、准备或示范	患者在没有身体接触性帮助的前提下，能完成活动，但由于认知缺陷、平衡差等，需要他人监护、口头提示或引导；或者需要他人准备或传递必要的用品如支具、衣物等
		4分	最小帮助	患者完成活动时，需最小的身体接触性帮助，其主动用力程度≥75%（帮助<25%）
		3分	中等帮助	患者在活动中要求中等的接触性帮助，其主动用力程度达到50%~74%（帮助达到25%~49%）
	完全依赖：患者用力<50%，需要最大或全部帮助	2分	大量帮助	患者在活动中要求最大的体力帮助，其主动用力程度为25%~49%（帮助达到50%~74%）
		1分	完全依赖	患者在活动的主动用力程度<25%，不能做任何活动

总分分级：
126分：完全独立；108~125分：基本上独立；90~107分：极轻度依赖或有条件的独立；72~89分：轻度依赖；54~71分：中度依赖；36~53分：重度依赖；19~35分：极重度依赖；18分：完全依赖。

三、Frenchay 活动指数

Frenchay 活动指数主要用于脑卒中患者的 IADL 的评定,使用简便,评定者不必进行专业培训(表 11-5)。内容共有 15 个项目,每一项活动评分等级分为 0~3 级,0 分为最差,3 分为最好。

表 11-5 Frenchay 活动指数

评定内容	评分标准
Ⅰ 在最近三个月 1. 做饭 2. 梳理 3. 洗衣 4. 轻度家务活	0= 不能 1= 小于 1 次 /w 2=1~2 次 /w 3= 几乎每天
Ⅱ 5. 重度家务活 6. 当地商场购物 7. 偶尔的社交活动 8. 外出散步 >15min 9. 能进行喜爱的活动 10. 开车或坐车旅行	0= 不能 1=1~2 次 /3m 2=3~12 次 /3m 3= 至少每周 1 次
Ⅲ 最近 6 个月 11. 旅游 / 开车或骑车	0= 不能 1=1~2 次 /6m 2=3~12 次 /6m 3= 至少每周 1 次
Ⅳ 12. 整理花园 13. 家庭 / 汽车卫生	0= 不能 1= 轻度的 2= 中度的 3= 全部的

评定内容	评分标准
V 14. 读书	0= 不能 1=1 次 /6m 2= 小于 1 次 /2w 3= 大于 1 次 /2w
VI 15. 上班	0= 不能 1=10h/w 2=10~30h/w 3= 大于 30h/w
总分 根据评分结果,可将社会生活能力作出下述的区分: 47 分完全正常; 30~44 分接近正常; 15~29 分中度障碍; 1~14 分重度障碍; 0 分完全丧失。	

(刘晓丹)

第三节 日常生活活动训练的主要内容

ADL 治疗技术的核心理念主要以创造 / 促进和改良 / 代偿为主。根据患者的主观意愿和客观情况,利用环境改造、多种辅助技术及个人能力的再学习和提升,达到提升独立性及生活质量的目的。由于每个患者客观情况不同,以下治疗技术仅为基本参考,作业治疗师须充分了解患者基本情况,针对性为患者设计作业活动训练,并且训练的时间、背景及环境尽量接近患者真实情况。

一、修饰

（一）基本要求

1. 在活动训练之前，认真评估患者残余功能，确定患者有较好的动态坐位平衡。

2. 将修饰所用的工具尽量换为患者使用方便简单的工具，如毛巾最好为小块单薄或小块海绵，牙膏最好为较好按压的小牙膏，剃须刀最好为较好操作的电动剃须刀，如有需要可加粗把柄或用万能袖套帮助抓握。

3. 将所需物品全部放置在患者容易拿到的地方。

4. 鼓励健手、患手共同参与，健手辅助患手或只用患手操作，尽可能发挥患手的残存功能，避免成为失用手。

（二）梳头

①在梳妆台前安全平稳地坐下；②先鼓励用健手辅助患手拿起梳子由前向后梳头，然后慢慢过渡到只用患手操作，可根据患者情况使用加长、加粗柄的梳子，或是弯曲成角的梳子。

（三）刷牙

①备好物品，靠近水池或洗脸盆；②打开水龙头，将口杯里装满水；③把牙刷固定在架子上或是湿毛巾、防滑垫上，用健手将牙膏挤在牙刷上；④前期可以允许患者用健手刷牙，后期一旦患手功能慢慢恢复则鼓励用健手辅助患手来刷牙，再转变为患手刷牙；⑤拿起水杯

漱口。

(四) 洗脸

①如果可以,让患者尽量坐位洗脸,靠近洗脸盆;②打开水龙头,将脸盆装入适当水;③将小毛巾放进脸盆浸湿,用一只手紧握小毛巾将其拧干或用一只手把小毛巾套在水龙头上拧干;④平拿在手掌上擦脸。

二、进食

(一) 基本要求

1. 尽量采取坐位,颈部保证良好支持且头略前屈的进食体位,以助于患者的吞咽。

2. 提前评估患者吞咽功能,引导家属准备合适质地、大小的食物。

3. 当患者进食动作不熟练时,食物及水的温度不能过烫,以免动作失误造成烫伤。

4. 可使用塑料餐具,防止玻璃或陶瓷餐具损坏划伤患者。

5. 针对患者情况,提供患者恰当的辅具,如防滑垫、万能袖套、合适的刀叉、有把手的杯子、防洒盘子、吸管等。

6. 在具体实施时,治疗师应充分评估患者的头部活动范围、视野范围、上肢活动范围及手部精细功能障碍等,以确定具体的进食体位与方法。

(二) 活动训练

1. 控制好患者与桌边的距离并坐稳,上肢放在桌子上,注意食物、餐具及水杯摆放的位置。

2. 健手固定餐具患手借助辅具夹取食物送入嘴中，患手持水杯健手帮助稳定患手端起后送到嘴边，可借助吸管；若患者为完全偏瘫，则建议使用健手单手操作。训练过程中，根据患者的能力及完成情况逐渐减少或增加训练难度，循序渐进。

三、穿衣

(一) 基本要求

1. 在穿脱衣活动训练之前对患者进行动态坐位平衡和认知功能评定，以确定是否达到该项作业活动的基本能力要求。

2. 患者坐在轮椅或有靠背的椅子上，有自身平衡能力的患者可以坐在床边。在进行穿脱裤子的活动训练中，若患者坐位平衡较差，也可采取卧位。

3. 在患者的后背和椅背之间要留有一定空间，以便于穿后襟。

4. 建议患者家属尽量改变患者的穿衣习惯，宽松衣服为好，少纽扣拉链，可用魔术贴替代等。

5. 如有必要，可准备穿衣钩和扣钩帮助穿衣和系纽扣。

(二) 穿脱上衣

1. **开襟上衣** ①患者将上衣里面朝外，衣领靠近自己，放在腿上；②健侧手拇指在外，其他四指伸入患侧衣袖袖口内，再向上不断抓握直至将整只衣袖的前内侧及患侧衣领握在手中，使患侧衣袖缩短；③在健手的帮助下，将患手套进对应的袖子里提高至肩膀；④身体前倾，健手抓住衣领举过头顶拉过对侧肩膀；⑤用牙齿咬住衣领，健手顺势滑落到衣袖中；⑥通过伸展上肢或健手帮助下整理上衣并用健手完成扣纽扣活动。

2. **套头上衣**　①用健手将套头衫的后襟拉到一起直到里面的袖口露出；②拉起患侧上肢并将其穿入相应的袖口；③将健侧上肢穿入相应袖口；④向下低头，在健手的帮助下把头从领口钻出；⑤整理。

3. **脱上衣**　动作与上述穿衣动作相反，不作详细说明。

(三) 穿脱裤子

1. **坐位穿裤子**　①取坐位，将患腿屈膝屈髋，放在健腿上，可利用足趾向大腿倾斜或防滑垫防止患腿滑下；②将裤腿套在患腿上并拉至膝盖上方；③放下患腿，穿上健腿裤腿；④站起将裤子提至腰部，进行整理，或者在坐位时通过重心左右转移，轮流抬高两侧臀部，拉上裤腰。

2. **卧位穿裤子**　①先在有支撑的状况下保持坐位将患腿屈膝屈髋，放在健腿上；②将裤腿套在患腿上并拉至膝盖上方；③放下患腿，穿上健侧裤腿；④躺下，蹬起健腿，抬起臀部，将裤子提至腰部并整理。

3. **脱裤子**　动作与上述穿衣动作相反，不作详细说明。

(四) 穿脱鞋袜

1. **穿袜子**　①将患腿屈膝屈髋放在健腿上；②用拇指和示指将袜口张开，套入脚上；③再抽出手指整理袜底袜面，将袜腰拉到脚踝上整理好；④用相同的方法穿上另一只袜子。如有必要,为了保证安全可使用穿袜器。

2. **穿 / 脱鞋子**　类似于穿袜子的动作模式,只是系鞋带要学会单手系法。如有必要,可使用鞋拔子(市面有售)。

四、转移

偏瘫侧下肢功能较差不能行走时,患者需借助轮椅移动。患者可独立完成坐 - 站转移后即可练习独立的床与轮椅之间的转移。如患者尚不能独立完成坐 - 站转移,则床与轮椅之间的转移须在他人辅助下进行练习,辅助人员应站在其健侧斜前方进行保护和引导。

(一)操纵轮椅前进、后退

偏瘫患者较适宜使用单侧驱动轮椅,但国内市场上似乎尚无供货。虽然随着购买力的增强使用电动轮椅的患者有所增多,但大多数偏瘫患者仍在使用普通轮椅,自行操纵有一定困难,主要问题是用单侧上肢无法保持直线前进的方向或向健侧转弯。因此,需训练使用轮椅的偏瘫患者学习用健侧上下肢共同操纵轮椅。练习使用时及日常自行活动时,患者需穿防滑底鞋并将健侧脚踏板折起。

操纵轮椅前进时,用健侧手向前转动驱动手圈,同时健侧下肢适度外展,伸膝,先用足跟着地后再屈膝,脚在原地逐渐过渡为以前脚掌着地,带动轮椅向前。健侧下肢外展是为产生偏向健侧的力,避免轮椅在健手单手的驱动下向患侧转弯。

操纵轮椅后退时,健侧手向后转动驱动手圈,同时健侧下肢尽量屈膝,足尖适度偏向患侧并保持在原地,然后伸膝,与手配合推动轮椅向后行进。如患者的患侧肢体有一定活动能力但偏瘫步态明显,可利用双侧下肢交替屈膝蹬地,提高患侧下肢屈膝能力。

(二) 轮椅 - 床、床 - 轮椅之间的转移

1. 轮椅 - 床转移　①将轮椅置于患者健侧,并且与床大约成 30°,刹住车闸,收起脚踏板,抬起靠近床边的扶手挡板;②健侧手掌支撑床面缓慢挪动臀部靠近轮椅,一定不可忘记挪动患侧下肢;③健手抓住轮椅外侧扶手,健足稍前,患足稍后,躯干前倾站起;④站稳后以健腿为轴,缓慢旋转身体然后坐下;⑤交替转移重心抬高臀部调整身体位置。

2. 床 - 轮椅转移　轮椅 - 床转移按相反的步骤进行,注意床的高度最好略低于轮椅。

五、如厕

脑卒中患者病情平稳并达到坐位平衡 Ⅱ 级后,即可使用床边坐便器,尽量不要在床上排便。如能在辅助下完成床和轮椅之间的转移,则可到卫生间使用坐便器,卫生间须有足够的空间保证患者转身上下轮椅和坐便器,建议坐便器两侧安装固定扶手及呼叫装置。

患者如厕过程包括与床 - 轮椅转移相似的坐便器 - 轮椅转移、立位褪下及穿好裤子及便后擦拭。这些动作在学习过前四项 ADL 活动后均可完成。

六、步行及上下楼梯

1. **步行**　患者的步行活动须在充分考虑其步态方面的要求后酌情进行练习,即患侧下肢的负重能力未达到 100% 体重和 / 或摆动过程中患侧下肢各关节屈伸活动尚不协调的患者,应告知其此时进行步行训练的利弊所在,如仍有练习步行的愿望,可在充分保护下进行训练,保护或辅助人员应位于患者的患侧。在步态训练的同时,应继续加强患侧下肢基本功能的训练。

2. **上下楼梯**　偏瘫侧下肢负重能力不足时,如练习独立上下楼梯,为保证安全应掌握以下原则:楼梯扶手在健侧,上楼梯时先健腿后患腿;下楼梯时,则为先患腿再健腿。如练习上下楼梯时有专业人员陪同,且患者患侧下肢有一定的负重能力,则可通过与上述原则相反的上下楼梯顺序强化患腿的负重及控制能力。此时楼梯扶手仍应位于患者的健侧,陪同人员站在患者的患侧。

七、洗澡

(一) 基本要求

1. 在活动训练之前,认真评估患者残余功能,确定患者有良好的坐位、立位平衡能力。

2. 提前确认洗澡所需的衣物、洗浴用品都放置在容易取用的地方。

3. 为了保证安全,在浴盆底部及淋浴的地面上铺上防滑垫。

4. 根据患者能力情况,可对浴室进行环境改造,安装扶手或是其他辅助设备,帮助浴室里转移活动的完成与提高安全性。

（二）**洗澡训练**

①从水龙头放出适宜温度的洗澡水,根据个人习惯选择淋浴或浴缸泡澡;②轮椅-浴椅转移:参照本节转移的相关内容;③用转移板进入浴缸:在双手或者健手的帮助下,双腿进入浴缸(可先靠近浴缸的健腿再患腿),然后缓慢移动臀部进入浴缸或者调整至合适的位置;④坐在浴椅或浴缸上的转移板上,根据上述方法尽可能独立脱下衣服;⑤在健手的帮助下淋湿身体;⑥可用按压式沐浴露先涂到健侧上肢再依次擦到身体的其他部位,可利用长柄刷、带圈毛巾和沐浴球等辅助擦洗;⑦冲净身体,用毛巾擦拭干净,可先选择宽松浴袍穿上,待转移到床边等安全地方,再按照步骤穿上其他衣服。

八、ADL 训练的注意事项

1. 保证训练环境的安全性。

2. 患者在 ADL 训练前须做好准备活动,避免训练中发生扭伤、拉伤及跌倒。

3. 训练中要观察患者对规定动作的完成情况,以及对训练的积极主动性,及时对训练方案进行调整,使其难度保持在患者必须经过努力方可完成的程度。要对患者的进步及时给予鼓励,调动其积极性及训练的自觉性。

4. 强调反复练习的重要性。动作的熟练程度及完成质量取决于按照动作标准重复练习的次数。

5. 鼓励患者日常生活中自觉运用训练成果,并进行善意的督促及指导。

6. 对家庭成员的宣教。在保证患者安全的前提下,注意发挥患者自身残存的功能,避免包揽其一切日常活动而阻碍其生活自理能力的恢复。

(刘晓丹)

参 考 文 献

［1］胡军 . 作业治疗学 [M]. 北京 : 中国中医药出版社 , 2017.

［2］张建忠 . 工学结合"十二五"规划教材　作业治疗技术 [M]. 武汉 : 华中科技大学出版社 , 2014.

［3］刘璇 . 日常生活技能与环境改造 [M]. 北京 : 华夏出版社 , 2013.

［4］恽晓平 . 康复疗法评定学 [M]. 北京 : 华夏出版社 , 2014.

［5］WINSTEIN C J, STEIN J, ARENA R, 等 . 成年人卒中康复和恢复指南美国心脏协会 / 美国卒中协会对医疗卫生专业人员发布的声明 [J]. 国际脑血管病杂志 , 2016, 24 (8): 673-693.

［6］DUFFY L, GAJREE S, LANGHORNE P, et al. Reliability (inter-rater agreement) of the barthel index for assessment of stroke survivors: systematic review and meta-analysis [J]. Stroke, 2013, 44 (2): 462-468.

［7］POWERS W J, RABINSTEIN A A, ACKERSON T, et al. 2018 Guidelines for the early management of patients with acute ischemic stroke: a guideline for healthcare professionals from the American Heart Association/American Stroke Association [J]. Stroke, 2018, 49 (3): e46-e110.

第十二章
脑卒中常见并发症及康复

第一节 挛 缩

一、定义

挛缩（contracture）是指各种原因需长期制动所导致的关节周围的软组织、肌肉、韧带和关节囊等失去原有弹性，关节僵硬、活动受限的病理状态，是脑卒中患者常见的废用表现之一。挛缩可明显地影响患者的功能和能力，不利于清洁与护理，引起疼痛不适等。严重的挛缩治疗较为困难，应从早期开始预防。

二、病理机制

结缔组织是将机体所有细胞、组织和器官连成整体的特殊组织，由大量的细胞间质和散在于其中的细胞组成。由于它具有一定硬度和韧性，在机体内不仅起着黏合、连接、支撑和负重作用，还具有防御、保护、营养和修复等多方面的功能。结缔组织中最主要的成分是胶原纤维，多呈束状，相互之间可交织在一起，其特性是韧性大、抗拉力强,但缺乏弹性。以胶原为主要成分的结缔组织的特性是由胶原成分和细胞成分的比例所决定的。肌腱和韧带的胶原成分较多,密度大,抗拉力强,具有一定的弹性。皮下组织和肌间结缔组织的胶原成分相对较少,松软而富有弹性,有利于肌肉和关节的活动。

结缔组织分布很广泛而且种类很多,几乎遍布所有器官,其中与挛缩有关的主要是疏松结缔组织和致密结缔组织。在关节周围既有致密而具弹性的韧带,又有疏松且富弹性、运动性很大的疏松结缔组织。在关节固定制动、局部水肿和循环不良、创伤及炎症等情况下,韧带因受不到牵拉会自动缩短而且失去弹性;疏松结缔组织会出现增生性变化,胶原成分增多,密度增大变成较致密的结缔组织,限制关节的活动,造成挛缩。在关节内无炎症及其他变化的情况下,固定关节数日,关节囊就开始收缩变厚,失去弹性,因骨折行石膏固定 2~3 周后,关节就出现严重的运动障碍,特别是肩关节,内部的结缔组织通过上述变化容易发生挛缩。尽管关节囊部位的结缔组织由疏松的结合向致密的结合变化发展通常是可逆的,但恢复常常需要很长的时间。

单根的肌纤维集合成束称为肌束,包裹有一层稍厚的疏松结缔组织,称为肌束膜。许多肌束则形成完整的肌腹,肌腹外面又覆盖一层疏松结缔组织则为肌外膜,它与肌束膜相延续。肌束膜的胶原纤维与肌腱的胶原纤维相融合,后者又与骨膜的胶原纤维相延续,从而形成牢固的附着。肌腱没有弹性,不能收缩,仅起连接作用。而肌肉可自由地收缩和放松,可引起关节的活动,不受肌间结缔组织的影响。在肌痉挛、关节固定不活动及局部循环不良等情况下,肌间结缔组织胶原纤维增多,弹性和活动性下降,限制肌肉的活动,使肌肉被动缩短,伸展性下降,造成关节活动受限,称为肌性挛缩。

关节活动受限是由肌(胶原纤维)的变化引起的还是由关节囊的变化引起的,需加以鉴别。常见的尖足、足背伸受限,是小腿三头肌,尤其是腓肠肌在痉挛的基础上,结缔组织发生变化,使腓肠肌处于缩短位,伸展性和活动性下降形成的。但此时肌纤维本身未发生变化。挛缩的分类总结如下。

1. **关节性挛缩**　关节本身病变引起,如关节囊、软骨、滑膜等。

2. **软组织性挛缩**　关节周围软组织、皮肤、皮下组织、肌腱、韧带病变引起。

3. **肌性挛缩**　多发生在跨越双关节的肌肉(髂腰肌、腘绳肌、腓肠肌、阔筋膜张肌)的炎症、外伤、变性、缺血性等病变时。

总之,关节挛缩的主要原因是关节丧失了主动运动,关节不活动或活动范围不充分,使疏松结缔组织发生短缩变成了致密结缔组织,失去弹力和伸缩性能,这一过程发生在关节囊、周围筋膜、肌肉结缔组织和韧带等。引起挛缩的病因有意识障碍、年老体弱、外伤、制动、局部炎症、循环障碍、水肿等,尤其痉挛是其促发因素。

三、临床表现

脑卒中患者的关节挛缩发生较快,在病后1周内就开始出现,尤其是痉挛明显时,早期挛缩者较多。主要表现为关节活动受限,在关节运动范围的最大值时出现明显的被动运动的阻力和/或疼痛,随着挛缩的加重,关节活动度逐渐减小,在肩关节多伴有不同程度的疼痛。

脑卒中患者关节挛缩的易发部位和程度与痉挛模式有明显的关系。常见于肩关节外展、外旋、屈曲受限,髋关节外展、伸展受限,踝背伸受限。在年老体弱、意识障碍及痴呆等患者也常可见健侧肢体关节挛缩。挛缩可造成关节变形,如踝关节挛缩多表现为尖足内翻畸形。下肢挛缩畸形可明显地影响站立与行走。髋关节、膝关节的轻度屈曲挛缩可造成步态异常。膝关节屈曲挛缩使立位及步行的稳定性下降,膝关节屈曲20°以上的挛缩使步行耗氧量增加、步行速度减慢及步幅减小,平衡功能受损;偏瘫侧股四头肌及臀大肌控制能力差,导致过度屈曲、代偿困难,髋或膝关节的屈曲挛缩需其他关节屈曲来代偿方能站立;踝关节在膝关节伸展时背伸不能达到0°时表现出严重的步行障碍,即使用下肢矫形器也步行困难。踝关节于尖足位挛缩在站立时需膝过伸来代偿,使得步行稳定性下降。

四、预防与康复治疗

脑卒中患者发生肢体挛缩的主要原因是核上神经

元损伤后导致的肌张力增高。肢体挛缩时,因肌肉、关节活动度受限,使患者的肢体运动出现不同程度的功能障碍,进而影响患者的日常生活自理能力。脑卒中患者发生肢体挛缩后如缺乏有效的康复护理手段,将导致终身残疾,严重影响患者生活质量,增加家庭和社会负担。挛缩的预防比治疗要容易得多,关节固定 3 周以内发生的挛缩是可逆的,固定 40 天以上恢复缓慢,固定 180 天以上发生挛缩则是不可逆的,因此早期预防挛缩的发生发展有重要临床意义。

（一）良肢位的摆放与体位变换

在患者发病初期,应做好良肢位的摆放,并加强宣教,能有效防止痉挛模式的出现。正确的卧位姿势是康复成败的关键。良肢位是从治疗角度出发而设计的一种临时性体位,是患者提高日常生活能力和康复疗效的基础。良肢位的摆放,使肩胛骨充分前伸、上肢外展、肘和腕关节伸展、手指伸开,对抗了肩胛骨下沉、后缩和肱骨内旋的痉挛模式,维持肩胛胸廓关节的活动度,使髋关节处于内收内旋的姿势,从而抑制了异常的运动模式,促进正常运动模式的建立。患侧卧位是个重要的体位,可增加对患侧的知觉刺激输入,并使整个患侧被拉长,从而减少痉挛,且健手能自由活动。患侧卧位时,肩关节屈曲,肘关节伸展,这就是部分分离运动的动作模式。此外,长期处于一种体位易出现挛缩,故应不断变换体位。为预防髋关节屈曲挛缩,可行桥式运动。尽早下床活动,可防止踝关节等关节挛缩。

（二）保持正常的关节活动度

对尚未有更多活动的偏瘫肢体,可采用被动关节活动度训练。对已有部分运动功能恢复的偏瘫肢体,可采用主动的关节活动度训练。通常关节活动度训练可每日早、晚各进行 1 次,每一个关节均需完成达到最大关节活动度运动 3 次,对于可以主动运动的患者,家属主要的工作是对每次训练给予监督,尽量使患者每一动作均达到最大关节活动度。此外还应注意,关节的功能活动不一,因此关节活动度训练的方向也要根据不同关节不同对待,如肘关节膝关节主要是屈曲、伸展运动,而肩关节、髋关节除了屈曲伸展运动之外,还必须配合内收、外展、内旋、外旋运动。

进行关节被动运动时应注意以下几点。

1. **在生理的关节活动度范围内进行**　弛缓性瘫痪期,关节活动度增大,被动关节活动度超过正常生理范围时,可引起肌腱、韧带及关节囊破坏、松弛,造成关节不稳,出现肩关节半脱位、膝反张等。故在进行患侧运动之前,应先做健侧以了解正常的关节活动度,并预防健侧关节挛缩。

2. 伴有关节疼痛和挛缩的患者,被动运动的幅度以患者感到轻度的可忍受的疼痛为度。疼痛可反射性地引起肌肉收缩使被动运动困难。粗暴的运动可引起骨折(尤其是高龄、长期卧床伴骨质疏松者)、软组织损伤及异位骨化等。

3. 被动运动应缓慢地进行,因快速活动可激发拮抗肌痉挛性收缩,妨碍活动。

4. 进行上肢被动运动时要保护好肩关节(固定近端)。应重点进行对患侧肩关节的屈曲、外旋、外展,肘、腕关节及手指伸展,髋关节伸展、外展、外旋,膝关节伸展、足背伸。

自助被动运动也是常用的维持关节活动度的方法。一般在患者意识清楚后与被动运动交替进行,或在早期过后仅做自助被动关节活动度训练。与徒手被动运动比较,自助被动运动存在不能活动全部关节、不能保护固定肢体的近端、关节活动度有时难以达到全关节运动范围等缺点。由于受痉挛、疼痛、联合反应及健侧肢体力量等的影响,自助被动运动的效果受到一定的限制,若要维持完整的关节活动度,定期进行徒手被动运动以弥补自助被动运动的不足是必要的。

(三) 牵伸

牵伸是治疗关节挛缩的常用手段,如手法牵伸、夹板(如上肢充气夹板)、站立平台/板块(如足内翻时)、重物等。牵伸的强度以患者出现轻度可忍受的疼痛为度,每次牵伸的时间多在 20 分钟左右。实验证明,短暂的牵伸只能产生弹性延长,而反复多次,特别是持续较久的牵引方能产生较多的塑性延长。短暂牵伸所获得的关节活动度改善(弹性延长)往往不能维持,故对较重的挛缩宜采用持续的牵伸法,以便取得较好的效果。局部热疗可增强牵伸的效果。

(四) 物理治疗

包括超声波、超短波、蜡疗、水疗、红外线等。这些方法主要有镇痛、缓解痉挛、减少胶原弹性、增加伸展性、减少运动阻力的作用。如热水可增加挛缩组织弹性、涡流可有按摩作用等。

（五）支具

支具固定具有一定的辅助作用，夜间穿戴有利于保持矫正的位置，白天佩戴可辅助行走。对足内翻者可试用短下肢支具。轻度踝关节挛缩伴明显痉挛而出现足内翻者应用短下肢支具后多可恢复步行能力。部分尖足患者可试用坡底鞋。

（六）手术

对上述方法难以起效者，可考虑行手术治疗。如针对髋关节内收挛缩的内收肌切断术，针对足内翻的肌腱移行术及跟腱延长术，针对肩关节挛缩的肩关节松解术等。

（胡昔权　陈　曦）

第二节　肩　痛

肩痛（shoulder pain）是脑卒中偏瘫患者最常见的并发症之一。通常表现为活动肩关节时出现疼痛，严重患者可有静息痛。肩痛常成为严重干扰康复训练活动与休息的重要因素，一方面影响患侧上肢运动功能及日常生活活动能力的恢复，另一方面也影响患者的心理状态。

脑卒中后肩痛的发生率及流行病学特点尚缺乏专门的大样本研究。一般认为约有 5%~84% 的脑卒中患者存在肩痛,大多数(85%)出现在脑卒中恢复的痉挛期。

一、发病机制

肩痛的病因尚不清楚,许多因素可能与肩痛有关。如盂肱关节排列不整齐或半脱位、复合性区域疼痛综合征、肩肱节律丧失、肩关节粘连改变或肩关节活动度受限、肩袖撕裂、滑膜炎、肌腱炎、肩部肌肉痉挛、抑郁及忽略症等。

二、临床表现与诊断

1. **临床表现**　肩痛可发生在卒中后的各个时期,但多发生在病后 1 个月左右。它通常表现为一种典型的发病方式,即当患肢被动运动接近至最大活动范围时,患者开始出现尖锐的疼痛、钝痛或明显的牵拉不适感,并能准确地指出疼痛的局限部位。如致痛原因不解除,那么在一段时间内疼痛逐渐加重,或很快加重,并且患者感到在所有的运动中均有疼痛,尤其是在患侧上肢上抬、外展或外旋时。也有的患者仅在上肢处于某些位置或夜间卧床时感到疼痛。突然发生的剧烈疼痛在静止不动后仍不能缓解。

随着病情的发展,疼痛范围越来越弥漫,逐渐涉及整个肩关节、整个上肢甚至手部,也可向颈部放射。严重的患者不敢活动患侧上肢,甚至昼夜疼痛。如未采取有效的治疗措施,最后肩关节可能挛缩固定。

疼痛易发生的部位依次为腋窝后壁(76.9%)、腋窝前壁(46.1%)、大结节(46.1%)、大结节下方(38.4%)、肩胛冈角部(34.6%)及肱二头肌、肱三头肌和三角肌终止部(各 19.2%)。

易诱发肩痛的肩关节活动依次为外旋、外展、屈曲和内旋。静止状态下疼痛减轻。

肩痛患者多为痉挛期,也可无明显运动障碍,多有不同程度的关节活动度受限,可伴有肩关节半脱位、复合性区域疼痛综合征。

2. **诊断** 凡偏瘫后患肩在休息、运动时出现疼痛不适者,即可诊断为偏瘫后肩痛。目前尚无统一的疼痛程度分级标准。应记录肩痛的诱因、频率、程度、性质、范围,以利于查明原因;应评估肩痛对关节活动度、运动功能、ADL 等的影响,以便进行针对性的有效治疗。

三、综合治疗方法

对已知的可能致病原因进行适当的防治有可能减少肩痛的发生。尤其是要注意正确的姿势与体位,避免不正确的处理所造成的损伤。注意肩关节半脱位的预防与正确的处理等。肩痛的常用治疗方法可分为如下三类。

(一) 物理治疗

1. **局部物理因子治疗** 如热疗、冷疗、功能性电刺激、神经肌肉电刺激、痉挛肌电刺激及生物反馈等物理因子治疗及吊带、肩关节支撑、体位摆放等。冷疗可明显改善肩痛的程度,但疗效较 Bobath 技术差。

2. **神经发育疗法** 如 Bobath 技术、Brunnstrom 技

术、PNF 技术等。

（二）药物治疗

包括激素、消炎镇痛剂、局部麻醉药物和抗痉挛制剂等。

肩痛较轻或考虑与慢性炎症有关时，还可试用吲哚美辛、布洛芬等非甾体类抗炎药。

有固定的痛点且疼痛明显时，可以考虑行局部注射麻醉药及类固醇激素，可明显缓解肩痛。注射部位包括关节腔内、肩峰下及其他痛点，也可行肩胛上神经阻滞。常用药物为 0.25%~2% 普鲁卡因或 1% 利多卡因 5~10ml 加入醋酸曲安奈德（或泼尼松龙、地塞米松混悬液）10~20mg。

对剧烈肩痛、关节活动受限而考虑有肩周炎或肱骨头粘连固定的患者，可在手法松解粘连之前，使用止痛药物，以便治疗能顺利进行。

抗痉挛药物治疗可能对部分患者有效，可试用巴氯芬、丹曲林、地西泮、酚溶液及肉毒毒素等。

药物治疗应注意药物的副作用。

（三）外科手术疗法

主要是松解挛缩。对于后遗症期伴有严重挛缩、肩胛骨固定、肱骨内收和内旋肌严重痉挛、挛缩的患者，以及肩部异位骨化影响肩关节活动的患者等，可行手术治疗，松解挛缩固定，去除异位骨组织，恢复肩部的活动度。

除上述三种治疗方法外，还有针灸、按摩等中国传统的康复方法。可试用按摩、针灸、中药及外用膏药等治疗。这些方法虽然有不同的疗效,但尚缺乏充分的科学依据,哪种方法效果较好尚无定论。

四、康复训练措施

(一)正确的体位摆放

正确的体位摆放包括仰卧位、健侧卧位和患侧卧位(见第三章)。对于痉挛所致的僵硬和肩痛的患者,可先行仰卧位,然后逐渐地引入侧卧位。患者处于患侧或健侧卧位时,开始每 15 分钟翻身 1 次。要求患者以正确的姿势躺 15 分钟或直至感到疼痛,然后帮助他翻身,以后持续时间逐渐延长。

(二)抗痉挛、恢复正常肩肱节律

1. 肩胛骨松动技术 治疗师把一只手放在患侧胸大肌部位,另一只手放在肩胛骨下角部位,然后双手夹紧并上下左右活动肩胛骨。另一种方法是治疗师把一只手放在患肩前部,另一只手放在肩胛骨脊柱缘近下角部位按住肩胛骨并用力向上、向侧方牵拉,降低使肩胛骨下降、内收和外旋的肌肉的痉挛程度。通过上述活动,肩胛骨和肩关节的活动度可立即得到明显的改善,但往往不持久,故多在患侧上肢活动之前应用。

2. 抗痉挛活动

(1)促进患者坐位时躯体向患侧转移,重点是牵拉躯干的患侧。治疗师坐在患者患侧,将一只手放在患者腋下,让患者将躯体移向治疗师。在患者这样做时,治疗师用手抬高患者患侧的肩胛带。这个运动节律性地重复,每次持续几秒钟,并且每一次患者均试着把躯体进一步移向患侧。对患侧的牵拉抑制了阻碍肩胛骨自由活动的肌肉的痉挛。如果患者的手平放在治疗床上,患侧上肢伸展支撑躯体,治疗师使患者的肘关节保持伸展位,可进一步加强这一作用。

(2)患者坐在椅子上,双手交叉(可使肱骨外旋,同时使患侧手指外展而缓解痉挛),治疗师跪在患者前面,让患者身体前倾,双手去触摸自己的脚,同时治疗师把手放在患者的肩胛骨(双侧)上,通过使肩胛骨前屈、外展并向上旋转来促进这个活动。当患者能够触到自己的脚趾时,其肩关节已经屈曲 90°。

(3)患者仍坐着交叉双手,然后把双手放在前面的一个大球上,身体前倾,把球从自己膝部向前推,然后再拉回。这个运动实际是通过膝关节屈曲而发生的,同时患者的肩也进一步前屈。

(4)患者坐在表面光滑的桌子或治疗台旁边,双手交叉放在一条毛巾上,尽可能地把毛巾推向前方。如能在没有不适的情况下完成上述活动,可进一步在向前上方倾斜的桌面上做这一活动,以促进肩关节前屈。

(5)从仰卧位向患侧翻滚,可抑制躯干和上肢的痉挛。为了防止翻身时损伤肩关节,在翻身之前应双手交叉、上肢伸直、肩胛带前屈、肩关节前屈。对于严重肩痛患者,可在治疗师帮助下进行,治疗师用一只手保持患侧肩胛带前屈和患肩充分前屈,用另一只手帮助患者轻轻地向患侧翻身。为了避免损伤患者的肩部,起初患者仅翻一部分,然后回到原位。当他翻回原位时,治疗师从床上抬起他的上肢,以避免使患侧上肢处于完全的外展姿势。患者继续向前翻滚,而治疗师小心地把他的患侧上肢进一步前屈。做完上述活动后,治疗师在刚刚获得的关节活动度内使患者被动运动,并让患者双手交叉在一起进行自助运动,进一步前屈肩关节。

(6)患者仰卧,患腿屈曲与健腿一起,在治疗师的帮助下,通过摆动双腿慢慢地摇动骨盆。节律性地摇动、旋转躯干,可降低整个患侧的肌肉痉挛。在做上述活动时,治疗师在患者无任何不适的前提下抬高伸展的患侧上肢。可以发现随着上述活动的进行,上肢可无痛性地被逐渐抬高。

(7)患腿屈曲,倚在健腿上,治疗师把一只手放在患者的患侧胸部,轻轻向上、向中线方向加压以帮助患者深呼气,用另一只手抬起患侧上肢至最大的无痛范围。本活动可以抑制肩胛骨和肩关节部位周围肌肉的痉挛。

3. 增加肩关节被动活动范围 当肩胛骨可以自由活动时,可进一步增加被动活动范围。在试图做上肢活动之前,牵拉并伸展患侧。患者仰卧,双腿屈曲并拢且倾向健侧,治疗师把双手分别放在患者的患肩和患膝部位,用力向下压,通过使身体扭转来牵拉患侧,可有效地抑制整个患侧的肌痉挛。治疗师用一只手抬起患者的患侧上肢,维持肘关节伸展。肱骨外旋并轻微地牵拉,把另一只手放在肱骨头部位,用手指防止肱骨头撞在邻近的骨突起上,同时也帮助肱骨头在关节盂内的下滑运动,以允许进一步无痛性地上举(肩前屈)。

4. 自助上肢运动 如果患者抬起患侧上肢时伴有肩胛骨后缩和肘关节屈曲,将产生疼痛。在治疗师的帮助下,让患者学习双手交叉充分前伸双侧上肢,牵拉肩胛骨,然后伸展肘关节尽可能地抬高上肢。起初,患者或许仅能从桌子上抬高十几厘米,但通过反复地、正确地重复上述动作,每天多次,即可逐渐增加关节活动度,使疼痛减轻乃至消失。

(白玉龙 王瑜元)

第三节 肩关节半脱位

肩关节半脱位(shoulder subluxation)又称盂肱关节半脱位,是指盂肱关节机械连续性改变,肩关节肱骨头从关节盂下滑,导致肩峰与肱骨头之间出现可以触及的间隙。脑卒中患者肩关节半脱位的发生率为17%~81%,多数在发病3个月内发生。

一、发病机制

脑卒中患者肩关节半脱位主要由周围肌肉张力下降、关节囊松弛等原因造成,肩关节失去了正常的锁定机制。而此时前锯肌和斜方肌上部不能维持肩胛骨位于正常位置,肩胛骨下沉、下旋,使肩关节更易发生半脱位。脑卒中患者患侧肩关节还丧失了从相关肌肉反射及随意活动中得到的支持,在治疗过程中卧床体位不当、直立位时缺乏支持、不适当的牵拉上肢均可造成肩关节半脱位。

二、临床表现与诊断

1. **临床表现**　肩关节半脱位并非偏瘫后马上出现,多于发病后前几周开始行坐位等活动后才发现。早期患者可无任何不适感,部分患者当患侧上肢在体侧垂放时间较长时可出现牵拉不适感或疼痛,当上肢被支撑或抬起时,上述症状可减轻或消失。随着时间的延长可出现较剧烈的肩痛,可合并肩关节活动受限。

查体可发现肩部三角肌塌陷、关节囊松弛、肱骨头向下前移位,呈轻度方肩畸形。关节盂处空虚,肩峰与肱骨头之间可触到明显的凹陷,可容纳1~2横指。随着肌张力的增高与运动功能提高,上述体征可逐渐减轻或消失。多数患者仅在托起上肢或精神紧张、活动、用力时出现一时性的减轻、消失,在坐位放松上肢无支持而下垂时仍呈明显的半脱位表现。

2. **诊断**　按《中国康复医学诊疗规范》中肩关节半脱位的标准进行评估,排除肩部外伤。具体方法为:患者取坐位,肩关节半脱位时肩峰下沉或可触及凹陷,肩胛骨下角位置低,呈翼状肩;肩关节正位 X 线片示患侧肩峰与肱骨头之间的间距(acromio-humeral interval,AHI)>14mm 或患侧上述间距比健侧宽 10mm,将上肢下垂时患者可感到肩部不适或疼痛,若将上肢被动托起时,疼痛或不适减轻。符合以上条件可诊断为肩关节半脱位。

三、预防

脑卒中后肩关节半脱位的预防重于治疗。通过正确的体位摆放、护理人员恰当的操作、选取合适的康复训练项目,可预防肩关节半脱位的发生。脑卒中早期应避免用力牵拉患者肩关节,多主张使用安置在轮椅上的支撑台或采取良好的放置姿势。对各种吊带的使用争议较大,不仅吊带的有效性值得怀疑,其还可能有许多不利影响。

四、康复治疗措施

(一)正确的体位摆放

仰卧位时,患侧肩胛骨下垫枕,使其处于前伸位,肘关节伸展,前臂旋外,腕关节和手指伸展;患侧卧位时,患侧肩胛骨前伸,肩关节前屈,伸肘,前臂旋外;健侧卧位时,患侧肩和上肢充分前伸,肘关节伸展。坐位时,在患肢前方放置一平桌,将患肢托起,避免自然下垂。

(二)降低神经系统张力

坐位时,可以逐渐增加颈对侧侧屈的程度,使引起肩胛带过度上提的神经结构恢复其伸展性。治疗师用一只手帮助患者反复侧屈颈部的同时,必须用另一只手臂防止同时发生任何代偿运动。

(三)刺激肩关节周围稳定肌的活动和张力

1. **患侧负重**　患者取坐位,头转向患侧,健手协助控制使患侧肘关节伸展、腕关节背伸,患手放在坐位臀部水平略外侧,让躯体向患侧倾斜。患侧上肢做负重训练,通过对上肢关节的挤压,反射性的刺激肌肉的活动。治疗师一定要用手保证肩胛骨、躯干和肩关节的正确位置。

2. 治疗师一只手支持患臂伸向前,另一只手轻轻向上拍打肱骨头。肘的牵拉反射使三角肌和冈上肌的张力活动增加。

3. **关节挤压** 患者取侧卧位,患侧在上方,患侧肩关节屈曲,肘关节伸展,前臂旋外,腕关节背伸,治疗师一手放在肘关节处,另一手握患侧手,手掌相触,沿上肢纵轴,向肩关节处施加压力,患者予以对抗,让患者体会在此过程中的感觉,逐渐学会抵抗治疗师的手。

4. **快速刺激** 治疗师手指伸直,在冈上肌、三角肌、肱三头肌上由近及远做快速摩擦或以冰块刺激。

(四)保护肩关节全范围无痛性被动活动度

应在不损伤肩关节及其周围组织的情况下进行,被动活动肩关节时,弛缓期肩关节被动活动范围要控制在正常活动度的50%,随着肌力增加,关节活动度增加。无论在治疗中,还是在日常生活转移过程中,治疗师及家属应始终牢记加强对患肩的保护,千万不可牵拉患侧上肢,以防加重脱位,造成肩痛,增加治疗难度。

1. **肩胸关节的被动运动训练** 患者取坐位,治疗师一手扶持患侧上肢近端,一手拖住肩胛骨下角,辅助患者完成肩胛骨上举、外展、下压、内收的逆时针方向运动。然后根据患者情况进行相反方向的运动。随着患者主动运动的出现,逐渐由被动运动过渡到辅助主动运动、主动运动。患者健侧手搭在患肩上,告诉患者完成肩关节向自己鼻子的方向运动,使肩胛骨前伸,矫正肩胛骨后撤的异常姿势。

2. 肩关节屈曲、外展运动 治疗师一手扶持肩胛骨,另一手固定上肢,按肩肱节律运动比例向前上方运动,肩关节运动过程中,要将肱骨头向关节窝处挤压。在被动活动患侧上肢的整个运动中,治疗师都要保证肱骨头在盂肱关节中的正确位置。

(五) 改善肩胛带的弛缓状态

1. 患者在治疗台前取坐位,患手放在球上控制不动。治疗师协助调整姿势,使肩胛骨尽量外展,上肢前伸,两侧肩呈水平状态。

2. 治疗师可在患者维持训练时与其交谈,分散其注意力。对控制有困难的患者可以协助其患手保持腕关节背伸及远端固定。根据患者功能水平的不同设计不同的运动模式,加大训练难度。

3. 对近端弛缓的肌群,如三角肌中部与后部纤维、冈上肌、菱形肌等,可施加叩击方法,叩击前要调整患侧上肢呈抑制痉挛模式体位(肘关节伸展,腕关节背伸,手指伸展,平放在治疗台上)。治疗师用大腿压住患手,维持远端的固定及稳定,防止叩击手法对痉挛的影响。叩击手法节奏要快,力量均匀,用手指指腹接触患者身体。

4. 肩胛带负重训练

(1)患者面向治疗台,双手支撑于治疗台上。为缓解上肢痉挛,治疗者协助完成患肢肘关节伸展、腕关节背伸、手指伸展,让患者身体重心前移,用上肢支撑体重,然后完成重心左右交替转移,骨盆前倾、后倾,练习肩关节各方向的控制。

(2)患者背向治疗台,双侧上肢伸展、外旋,腕关节背伸,手指伸展,支撑在治疗台上,髋关节、膝关节伸展,使臀部离开治疗台,上肢充分负重。骨盆完成前倾、后倾运动,调整肩关节的负重。

(3)患者取膝手卧位,治疗师协助患肢肘关节伸展,根据患者上肢负重水平,用移动身体重心的方法调整负荷。治疗师可在肩胛骨处施加外力,或垂直向下,或前后、左右轻轻摆动,使上肢远端固定,活动近端,缓解上肢痉挛。

(六) 其他

对冈上肌和三角肌进行局部经皮电刺激、功能性电刺激可以预防和治疗肩关节半脱位,对已经发生肩关节半脱位的患者,可使用支持性装置、肩带、贴扎技术以防止进一步脱位,但不建议长期使用。

(白玉龙 王瑜元)

第四节 复合性区域疼痛综合征

复合性区域疼痛综合征(complex regional pain syndrome,CRPS)是以持续性(自发的和/或诱发的)区域性疼痛为特征的一类综合征,在时间或程度上常与创伤或其他损伤的严重程度不成比例。疼痛是区域性的(不在特定神经区域或皮肤节段),通常以肢体末端更为显著,表现为异常的感觉、运动、汗液分泌、血管舒缩及水肿和 / 或营养改变。

CRPS 最早于 1994 年由国际疼痛研究协会(International Association for the Study of Pain,IASP)定义,分为 I 型和 II 型。 I 型 CRPS 既往被称为反射性交感神经营养不良(reflex sympathetic dystrophy,RSD),多不伴有明确周围神经损伤,也有学者将脑卒中后 I 型 CRPS 称为肩 - 手综合征。II 型既往被称为灼性神经痛,伴有明确的周围神经损伤。2007 年 IASP 在 CRPS 指南中更新了 III 型,将症状和体征部分符合 CRPS 诊断标准,但又不能用其他更符合的诊断标准来解释的疼痛患者归于此类。

I 型 CRPS 作为脑卒中偏瘫后继发的并发症,多突然发生,亦可发展缓慢、隐蔽。据估计在脑卒中患者中的发生率为 12.5%~70%。较典型的表现是肩痛、手水肿和疼痛(被动屈曲手指时尤为剧烈)、皮温升高,消肿后手部肌肉萎缩,甚至挛缩畸形。

一、发病机制

CRPS 的病理生理机制目前尚不明确,且仍存在争议。CRPS 可发生于几乎任何(甚至微小)损伤,最常见的诱发事件包括骨折、扭伤、手术、制动等。尽管近年来对 CRPS 的认知有许多进展,但其发生、发展的精准机制仍有待商榷。目前认为 CRPS 是由多种因素引起的,讨论较多的机制包括神经源性炎症、中枢神经系统改变、自身免疫、自主神经功能异常、Moberg 的"肩 - 手泵"理论。此外,还有遗传因素、心理因素等。

二、临床表现与诊断

(一) 临床表现

本综合征常发生于脑卒中后 1~3 个月,但有的可能发病数月后才出现,多突然发生,临床表现包括区域性疼痛、水肿、血管运动障碍、关节活动度受限及活动后症状及体征加重。临床经过常分为三期。

1 期(急性期):肩痛,活动受限,同侧手腕、指肿痛,出现发红、皮温上升等血管运动性反应。手指屈曲受限,被动屈曲可引起疼痛。X 线通常无明显异常。此阶段可持续 3~6 个月,如未得到治疗进入2 期。

2 期(营养不良期):疼痛加剧并向周围蔓延,伴随血管舒缩运动变化、软组织水肿加重,皮肤 / 肌肉萎缩、指甲萎缩,关节活动度下降。X 线可发现斑片状骨质脱失。此阶段可持续 3~6 个月。

3 期(萎缩期):手部皮肤、肌肉萎缩显著,手指肌腱挛缩,皮肤干燥、发冷,X 线可见广泛的骨质脱失。

(二) 诊断

目前较为被广泛认可的 CRPS 诊断标准是 2007 年IASP 新修订的布达佩斯诊断标准,详见表 12-1。

表 12-1 CRPS 临床诊断标准

1. 持续疼痛和起初的伤害不成比例

2. 四组症状中,至少存在三组症状(每组至少 1 个症状)

感觉:痛觉过敏;

血管舒缩:皮肤温度和 / 或颜色改变 / 不对称;

汗液分泌 / 水肿:出汗或水肿改变,或出汗不对称;

运动 / 营养:关节活动度下降和 / 或运动功能障碍(无力 / 震颤 / 肌张力障碍)和 / 或营养性改变(毛发 / 指甲 / 皮肤)。

3. 四组体征中,至少存在两组体征(每组至少 1 个体征)

感觉:痛觉过敏(针刺)或异常疼痛(轻触)的征象;

血管舒缩:皮肤温度和 / 或颜色改变 / 不对称的征象;

汗液分泌 / 水肿:出汗或水肿改变,或出汗不对称的征象;

运动 / 营养:关节活动度下降和 / 或运动功能障碍和 / 或营养性改变的征象。

4. 没有其他更好的诊断可以解释症状和体征

三、预防

尽可能地防止引起 CRPS 的原因,避免患者上肢尤其是手的外伤(即使是小损伤)、疼痛、过度牵张及长时间悬垂。在生命体征平稳的情况下尽快介入康复治疗,避免制动时间过久。已有水肿者应避免在患手静脉输液。

四、治疗

在 CRPS 早期治疗可取得较好的效果,故应早诊断早治疗。在 CRPS 早期,一旦出现水肿、疼痛或运动范围受限,就开始治疗,可获得最好的结果。然而,即使在数月之后,如果患侧手仍红肿或存在急性的疼痛和水肿,治疗也可能是有效的。一旦发生了肌肉萎缩、肌腱挛缩,各种方法几乎都没有效果。治疗的主要目标是尽快地减轻水肿、缓解疼痛和改善僵硬。对于 CRPS 患者,推荐适度抬高患肢并配合被动活动。常用治疗包括康复治疗(主动被动训练、力量训练、日常生活活动训练等)、药物治疗、精神心理治疗。

(一) 康复治疗

1. **放置** 在卧位时,患侧上肢可适当抬高;在坐位时,把患侧上肢放在前面的小桌子上并使腕部轻度背伸,有利于静脉和淋巴回流。

2. **避免腕部屈曲** 为了改善静脉回流,在 24 小时内维持腕关节于背伸曲位是非常重要的。可用石膏制的一种尖向上翘的小夹板放于掌侧,夹板的远端达手掌横纹以下,并且从第 1~5 掌指关节适当地向下倾斜,以免限制掌指关节的屈曲。当用绷带把小夹板固定之后,应使腕关节处于背伸稍偏向桡侧的位置,患者日夜戴着夹板,只在做皮肤检查、洗手或治疗时才除去。夹板一直戴到水肿和疼痛消失、手的颜色正常为止。即使戴着夹板,患者仍可进行自主活动,以维持肩关节的活动度并防止手部僵硬。

3. **向心性加压缠绕** Cain 和 Liebgold 认为手指或末梢的向心性加压缠绕是简单、安全、具有显著效果的治疗方法。

治疗师用一根粗约 1~2mm 的长线,从远端到近端,先缠绕拇指,然后再缠绕其他手指,最后缠绕手掌和手背,一直到恰好在腕关节以上。缠绕时,先做一个可以拉开的小线圈,套在指甲根部水平,然后治疗师用力紧密而快速地缠绕,直到腕关节以上,随后立即拉开线圈的游离端除去绕线。本方法可暂时地减轻水肿。

4. 冷热交替治疗　有止痛、解痉及消肿的效果。对脑卒中偏瘫患侧手肿胀的患者,分别用 9.4~11.1℃的冷水和 42℃左右的热水,每天交替浸泡患侧手,一般情况,冷水 1 分钟,热水半分钟,共计 30 分钟,经 2 周治疗,水肿可逐渐减轻。

5. 主动活动　在可能的情况下,治疗中完成的活动应是主动的而不是被动的,因为肌肉的收缩可提供最好的减轻水肿的泵活动。在肩胛骨活动之后,可在上肢上举的情况下进行活动。刺激患侧上肢功能恢复的任何活动均可利用,尤其是那些需要抓握的活动,如握住一条毛巾并在治疗师帮助下摆动;抓握并放松一根木棒。从预防 CRPS 的角度考虑,在疼痛和水肿被完全去除之前,不应练习使伸展的患侧上肢的持重活动。因为这些活动可能是 CRPS 的促发因素,并常可导致疼痛而使 CRPS 长期存在。

6. 被动运动　患侧上肢的被动运动可防治肩痛,维持各个关节的活动度,纠正前臂旋内并促使旋外功能的恢复,但这些活动应非常轻柔,以不产生疼痛为度。所有活动均可在患者仰卧、患侧上肢上举的状态下进行,以利于增加静脉回流的情况下进行。

(二) 药物治疗

目前美国 FDA 没有批准任何药物用于治疗 CRPS;没有任何单药或药物组合确认对每个患者都有效。

1. **皮质类固醇** 在 CRPS 急性期,大多数患者对系统性使用皮质类固醇有反应,可口服或肩关节腔及腱鞘注射,对肩痛有较好的效果,可减轻局部的炎症反应。据报道其对手肿也有效,认为其改善了交感神经活动亢进所引起的血管通透性增加和渗出,或减轻了免疫反应。其中糖皮质激素以小剂量口服醋酸泼尼松片为主,可减轻周围神经水肿,以及抑制周围神经轴突变性及继发性脱髓鞘病变,促进神经功能恢复。泼尼松初始剂量60~80mg,2 周后开始逐渐减量。

2. **抗骨质疏松药物** 降钙素能够有效改善骨质疏松,在一定程度上可起到缓解疼痛的效果。对于较为复杂的 CRPS,早期进行喷鼻或者皮下注射降钙素可以有效改善病情。

双膦酸盐药物对于疼痛有控制作用,并且有较好的耐受性,对 CRPS 患者有缓解疼痛的效果。

3. **其他药物** 有报道认为,抗惊厥类药物、α- 受体阻滞剂、β- 受体阻滞剂、钙通道阻滞剂、N- 甲基 -D- 天冬氨酸(N-methyl-D-aspartic acid,NMDA)受体拮抗剂、肉毒毒素可能有效。其他药物,如免疫球蛋白、氯胺酮等可能对难治性 CRPS 有效。非甾体类抗炎药多无效。

(三)传统康复治疗

常用的传统医学治疗方法主要有:针灸治疗、推拿、穴位注射、穴位贴敷、中药外敷、中药熏蒸及中药内服治疗等。其中对于针刺及推拿的穴位选取主要以上肢穴位为主,其中手三阳经选取穴位较多,尤以手阳明大肠经选穴最多,穴位主要有肩髎、肩髃、肩贞、曲池、外关、合谷；对于疼痛部位固定且剧烈者往往选取阿是穴，此外可根据临床经验增加经外奇穴及局部穴位以增加疗效。对于中药外敷、中药熏蒸治疗选取的中药主要为活血化瘀止痛类药物；中药内服主要为益气活血止痛药物，根据患者不同体质予以加减。

（四）心理治疗

CRPS 患者住院期间因病情所致生活不便经常出现负面情绪，严重时可影响各项治疗的顺利进行和康复疗效。因此，采取积极有效的心理治疗措施，缓解或消除患者的负面情绪尤为重要。利用首因效应、疏导和支持方法取得患者的信任，消除患者负面情绪，改善患者精神和躯体状态，并针对患者不同的个性特征、文化程度、内心活动及心理诉求，提供个体化心理治疗方案，从而增强患者治疗的积极性和主动性。

（五）有创治疗措施

星状交感神经阻滞能短期控制疼痛，但长期疗效不明确；交感神经切断术、脊髓电刺激、外周神经刺激、运动皮质刺激、脑深部刺激、鞘内药物泵的疗效均报道不一，有待进一步研究。

（六）新技术

1. **手法淋巴引流技术**　以淋巴系统的解剖结构为基础，作用于特定的淋巴管和淋巴腺体，沿着一定的方向在皮肤上移动的一种治疗技术。可以减轻 CRPS 手部肿胀的症状。治疗时，首先刺激淋巴结，然后沿淋巴管方向施加适当压力，手法要轻柔平滑呈螺旋式前进，与淋巴流动的方向一致。手法强度不宜过大，在推动皮肤时不应出现褶皱,否则会影响淋巴管内液体回流。按压处如有淋巴结,可适当增加手法操作时的压力,增加淋巴管与淋巴结的重吸收功能,将水肿部位及其周围组织中多余的液体排出,消除组织中滞留的水分,改善体液的流速加速淋巴回流,同时建立新的淋巴引流途径。与呼吸放松训练相结合时,疗效更为显著。

2. 肌内效贴布　主要有以下四点效用:①调整肌肉收缩功能,增强弱化的肌肉,抑制强化的肌肉;②增加上肢静脉回流血量,加快局部血流速度,改善循环,消除肿胀;③调整关节,矫正姿势;④通过对皮肤表面感受器的刺激增加本体感觉的反馈,调整神经肌肉活动。

贴扎方法:①减轻肩部疼痛贴法,采用 X 形贴布(自然拉力)。摆位为仰卧位,锚固定于肩部痛点,尾向两端延展。②减轻手部水肿,促进腕伸肌群收缩的贴法:采用爪形贴布(自然拉力)。摆位为坐位或仰卧位,手臂旋内放于治疗床边,手腕悬于床沿,腕关节自然屈曲位;锚在肱骨外上髁,沿腕伸肌群延展,尾从手背延展绕过指间。以上贴扎一次持续 3 天,2 次之间休息 1 天,持续贴扎 3~4 周。

3. 脊髓电刺激　适用于治疗慢性顽固性疼痛,对CRPS 也有一定疗效。由植入式脊髓硬膜外腔电极产生的脉冲电流,阻断疼痛信号通过脊髓向大脑皮质传递,从而达到控制疼痛的目的。有研究表明使用高频脊髓刺激 10Hz 可减轻 CRPS 患者的疼痛。另有研究表明,其对于缓解 CRPS 疼痛有一定疗效,但不能改善运动功能。但脊髓电刺激疗法为有创治疗,故而在选择上须谨慎。

4. 重复经颅磁刺激 利用脉冲磁场穿透颅骨,作用于大脑皮质从而产生感应电流,当感应电流强度超过神经组织的兴奋阈值时,引起局部大脑神经细胞的去极化,影响大脑兴奋性的变化,产生一系列生理生化反应。有研究表明,重复高频10Hz经颅磁刺激运动皮质区M1区对于Ⅰ型CRPS患者有效。

5. 镜像疗法 通过展现健侧肢体在镜中的影像,让患者误以为是患肢的活动,从而达到减轻患肢疼痛,促进肢体功能恢复。有研究显示镜像疗法对CRPS患者的疼痛程度、CRPS严重程度、各种症状体征及患肢功能都具有一定疗效。

(白玉龙 邱 晓)

第五节 异位骨化

异位骨化(heterotopic ossification,HO)是指在非骨化组织中有新生骨的形成。据报道,神经源性异位骨化的发生率10%~53%不等,其中脑卒中患者的发生率较截瘫患者低,但由于尚没有特效的治疗方法,一旦出现,处理起来十分棘手。

一、病因及发病机制

HO的病因及发病机制尚不明确,大多数患者都有创伤史,包括骨折、脱位、肌肉挫伤、反复皮下注射等。中枢神经系统损伤是HO发生的危险因素。

二、临床表现与诊断

通常在创伤性脑损伤 2 个月后发现,以疼痛和关节活动度下降为特点,多发于成人,儿童少见。早期症状难与蜂窝织炎、骨髓炎、血栓性静脉炎相鉴别,临床上要想到 HO 的可能性,避免漏诊。多发生在关节周围,可累及一个或多个关节,最常见于髋关节,然后是肩、肘和膝关节,只有 3%~8% 的患者发生关节强直。局部多有炎症反应、疼痛和关节活动受限,可伴全身低热。局部软组织内可触及质地较硬的团块。影响日常生活活动、功能训练及护理。对有明显关节活动受限、活动时疼痛者应高度怀疑本病。

在实验室检查方面,血清碱性磷酸酶(alkaline phosphatase, ALP)水平可以反映骨化的活跃程度。临床症状出现前几周,ALP 就会升高,但如果患者伴有骨折或肝病时也会升高,所以 ALP 可作为筛选指标。尿前列腺素 E_2(prostaglandin E_2, PGE_2)水平可用来判断异位骨化的发生,其升高会持续到骨化成熟,24 小时尿 PGE_2 水平对早期诊断异位骨化是非常有价值的指标。

在影像学表现方面,普通 X 线片不能早期证实 HO(损伤 6 周后可明显显示,直到 2 个月后才能明确诊断),但是可作为一种廉价而简单的方法用于评估累及范围。三维骨扫描可早期发现骨化及评价其成熟程度。骨扫描在 2 个月左右达到顶点,然后下降,12 个月后恢复正常,也有直到骨化成熟后才恢复正常的。应用动态血流相及静态血池可检测早至 2.5 周的 HO。短期内动态随访 CT 可能有助于早期识别异位骨化的发生。

三、治疗

治疗主要针对广泛而严重和引起功能障碍者,主要有物理治疗、药物治疗、放射治疗、外科切除治疗等。

1. **物理治疗** 目前疗效尚不确切。有研究者对两侧膝关节 HO 患者行常规物理治疗和持续被动运动 4 周,发现膝关节活动度获得提高。但在烧伤及脊髓损伤患者中,早期的关节活动训练对 HO 的影响仍然存在争议。在目前临床工作中,仍然建议以在无痛范围内主动活动为主,配合推拿、按摩等手法治疗,手法宜轻柔,避免暴力,以免引起骨折或软组织损伤,加重病情。

2. **药物治疗** 非甾体抗炎药(NSAID)能可逆和不可逆地阻断环氧化酶作用途径,进而抑制 PG(PG 是正常骨循环和骨折愈合所必需的)的合成,最终抑制骨痂的成熟。NSAID 如吲哚美辛可预防脑损伤患者异位骨切除术后的复发。但经常有患者因药物不良反应不得不停药。双膦酸盐如羟乙二磷酸,其药理学依据是能与羟基磷灰石牢固结合,阻止未结晶的钙磷转化成羟基磷灰石晶体。虽然临床广泛应用,但还没有明确的证据表明双膦酸盐可以阻止 HO 的发生。

3. **放射治疗** 其目的是阻止前体细胞向成骨细胞转变。尽管局部低辐射放射治疗已成功阻止全髋关节置换术后 HO 的发生,但是还很难应用于脑损伤患者,因为全髋关节置换术后 HO 位置可以预测,而脑损伤后

HO 位置难于预测。放射治疗对减少已确定的 HO 体积没有作用,但可应用于对吲哚美辛不耐受患者以减轻疼痛,预防手术切除后 HO 复发。

4. **外科治疗**　这是目前唯一有确切疗效的方法。主要包括异位骨切除、软组织松解、关节成形术、截骨术及联合术式,可改善关节姿势并提高关节活动度。以往为避免术中出血及刺激加重病情、增加复发风险,多选择在异位骨化成熟后数月行手术治疗。现有研究表明,手术切除时间可能与其复发无明确相关性,故部分观点认为可提前手术时间,促进患者功能早期恢复,减少并发症。

四、预防

目前,HO 的预防大多为早期识别并处理其危险因素。神经源性 HO 的危险因素主要包括瘫痪程度、活动减少、深静脉血栓形成、不良体位的摆放、痉挛状态、压疮、持续的压迫及尿路感染等。预防上述危险因素的发生,可有效减少异位骨化的形成。

(白玉龙　华　艳)

第六节　骨质疏松

一、概念

脑卒中患者由于长期卧床、运动功能下降等因素可使骨骼所受到的机械应力减少、骨代谢异常、骨重建紊乱,最终导致患侧肢体易发生骨密度(bone mineral density,BMD)降低,从而引起继发性骨质疏松。骨质疏松是脑卒中后常见的并发症,表现为骨密度的减少,临床研究表明脑卒中后骨质疏松发生率较正常人明显增高,在脑卒中后的第 1 年,患者骨密度的丢失可以从3.6% 上升至 17%。脑卒中后骨质流失可能与以下因素相关:长时间卧床不动、偏瘫严重程度、血清维生素 D 水平偏低、高龄、女性更年期等。

二、发病机制

1. **运动减少** 脑卒中患者由于肢体无力或瘫痪可导致运动减少,而运动减少是骨量丢失最主要的原因。偏瘫肢体活动的减少,肌腱伸拉功能出现紊乱,可进一步导致骨组织失去了机械应力的作用,骨细胞活性增强,骨组织被吸收,易发生骨质疏松。有研究表明,脑卒中患者偏瘫侧肢体的骨密度是降低的,制动可能是引起骨质疏松的重要原因。Yavuzer 等研究也发现肢体损伤的严重程度和每天的活动量是影响骨密度的决定因素。IKai 等也报道脑卒中患者日常活动量与骨质疏松发生的严重程度密切相关,增加日常活动量可降低骨质疏松的发生、发展。长期卧床可以导致失用性骨质疏松。有研究表明长期制动可引起高钙血症、高钙尿症,加速骨的吸收引起骨质疏松,且随着病程的延长,骨的形成减少,在活检组织中也发现类骨质的浓度和矿化率明显降低。

2. **钙镁离子代谢异常和甲状旁腺激素增加** 急性脑卒中发作时,细胞的能量代谢发生障碍,可导致细胞排钙保镁离子的能力下降,使细胞内钙超载,加速细胞的损伤。同时急性脑卒中所致的应激反应可引起体内儿茶酚胺增加,儿茶酚胺能促使体内非酯化脂肪酸增高,游离脂肪酸则可螯合镁离子形成脂肪酸皂而使血清镁离子降低。因此,急性脑卒中患者的血清钙和镁是降低的,血清钙和镁是骨基质的重要组成成分,血清钙和镁降低进一步刺激了甲状旁腺素的分泌,导致骨质溶解,发生骨质疏松。

3. 维生素 D 缺乏　脑卒中患者因运动减少,日照时间缩短,25- 羟维生素 D 的合成降低,发生维生素 D 缺乏。当维生素 D 缺乏时骨的矿化被破坏,将导致未矿化基质在骨骼中蓄积。此外,脑卒中发生时,由于胃肠道功能紊乱致维生素 D 吸收障碍,肠道内钙磷吸收减少,血钙、血磷下降,可促进甲状旁腺素分泌的增加而加速骨质疏松发生。

4. 细胞因子　近年来的研究表明,脑梗死的病理过程中伴随着炎症和免疫反应,而细胞因子白介素 -1、白介素 -6 和肿瘤坏死因子在其中发挥重要的作用,而白介素 -6 及肿瘤坏死因子目前被认为是与骨吸收密切相关的细胞因子。

5. 神经营养不良　急性脑卒中可并发反射性交感神经营养不良,功能受损可导致骨去矿化,还可引起小动脉血管痉挛,导致血液在毛细血管和微血管内的淤积,这样可降低血液 pH 并引起骨矿物质的溶解。病变影响下行交感通路,引起上肢血管舒缩功能障碍,出现过度灌注或静脉扩张、动脉收缩,循环充血、循环缺血及微循环障碍均可存在。许多患者有肩周软组织损伤和骨质疏松。

脑卒中继发骨质疏松是多因素的,除与上述因素有关外,还与年龄、性别、遗传、失重、妇女绝经年限、生活方式、饮食习惯(如吸烟、酗酒、饮茶)、高血压和糖尿病等多种因素有关。

三、临床表现

1. **症状和体征**　脑卒中并发骨质疏松患者除具有脑神经系统损伤表现的运动、感觉功能障碍外,随着病情的发展会逐渐出现乏力、腰背酸痛和骨痛。骨痛的特点为持续性钝痛,常见部位为腰背部、双侧肋部和髂骨区,晚期下肢痛较剧烈,改变体位也不能缓解,严重者在无外力作用下甚至发生骨折。

2. **骨密度减少**　偏瘫肢体负重的减少和肌肉拉力的降低均可造成骨矿含量的丢失。Sato 等研究发现脑卒中患者骨密度较对照组明显降低,偏瘫侧股骨颈的骨密度较健侧降低 4%~7%,且骨密度的降低与肢体瘫痪的程度和瘫痪时间有关。Jorgensen 等研究发现,脑卒中患者瘫痪肢体骨密度每年降低可高达 13%,与不负重的骨骼相比,髋关节是骨量丢失最严重的。

Ramnemark 等应用双能 X 线骨密度仪前瞻性地观察 18 例脑卒中患者发病后 1 个月、4 个月、7 个月、12 个月时上肢、下肢、头和脊柱部位骨密度的变化。他们发现在基线时,患者的全身骨密度与同年龄组的人相比是正常的,但此时患侧的骨密度比健侧显著降低 4.8%;在脑卒中发生 1 年内,头和脊柱的骨密度无变化,而全身骨密度下降了 2%($P<0.05$),下降最明显的部位是患侧的肱骨和股骨近端,分别降低了 17.4% 和 12.2%。双侧下肢骨密度在 1 年内均有下降,而以患侧明显。然而,1 年内健侧桡骨中段骨密度显著升高 5.8%,作者推测可能与健侧的活动量增加及骨矿物在体内再分布有关。而在一般的老年人群中。每年骨密度的下降率大约是 1%~1.5%。

四、诊断标准

临床诊断骨质疏松的金标准仍是通过采用双能 X 射线吸收法(dual-energy x-ray absorptiometry,DEXA)测定的骨密度来判断。根据 WHO 的定义,以年轻、健康白人女性的股骨近端和腰椎的 DEXA 所测得的 BMD 值为标准,正负 1 个标准差(standard deviation,SD)之内为正常值范围;低于 1~2.5 个 SD 为骨量减少,低于 2.5 个 SD 以下为骨质疏松;骨密度降低的程度符合骨质疏松的诊断标准,同时伴有 1 处或多处骨折则为严重骨质疏松。

此外,目前临床也有采用许多无痛、无创的方法测量骨密度,如:单能 X 线骨吸收仪(single-energy x-ray absorptiometry,SXA)、定量 CT(quantitative computerd tomography,QCT)、定量超声(quantitative ultrasound,QUS)等。

五、预防与治疗

1. **预防**　最基本的预防原则为合理饮食、适量补充钙剂和维生素 D,以及充分的阳光照射。骨的生长发育及健康状态的维持需要多种营养成分,如蛋白质、钙、磷、维生素 D、维生素 C、维生素 K、锌、锰、铜等。特别是适当地补充钙和维生素 D 制剂可增强抗骨质疏松药物的作用。脑卒中患者容易出现 25-羟维生素 D 缺乏,每天可补充适当的维生素 D 和钙剂,并增加阳光照射。

2. **药物治疗** 骨量减少是脑卒中的并发症,如果在预防措施的基础上出现了骨量减少或骨质疏松,则应给予抗骨质疏松治疗以减少继发性骨折的发生危险。

抗骨质疏松的药物主要分为两类:骨吸收抑制剂和骨形成促进剂,前者包括双膦酸盐、激素替代治疗(hormone replacement therapy,HRT)、选择性雌激素受体调节剂(selective estrogen receptor modulator,SERM,如雷洛昔芬)和降钙素等 4 类,这些药物具有抑制骨吸收,间接增加骨量的作用;后者包括氟化物、生长激素、人甲状旁腺素(1~34)、维生素 D3 等,具有促进骨形成和成骨细胞分泌胶原及基质,并加强基质矿化等作用。近年发现,他汀类制剂及锶盐类均有促进成骨的作用。针对脑卒中后骨质疏松的治疗,临床应用最多的药物是双膦酸盐类。

3. **康复治疗** 骨量与肌肉残存力量、负重步行能力和日常活动能力成正比,而康复治疗可以通过改善患者的运动功能,增强脑卒中后患者肌肉的力量、增加患侧肢体负重量,从而减少骨量丢失、保持骨密度,这是预防骨量丢失和减少并发骨折的最关键治疗措施。此外,康复训练还有助于患者保持良好的精神状态,改善食欲,增加营养物质如蛋白、钙、磷及维生素 D 等摄入和吸收。进行户外活动还可接受充足阳光照射,促进胆固醇转变为维生素 D,使钙吸收增加、丢失减少。

(郑海清　胡昔权)

第七节　跌　倒

跌倒是脑卒中康复期患者最常见的并发症之一,在急性治疗期有过跌倒的脑卒中患者的比例为14%~64.5%,在康复治疗阶段24%~47%的患者发生过跌倒,在返回社区生活的脑卒中患者中跌倒比例为37.5%~73%,其中有47%的社区脑卒中患者发生超过1次的跌倒。

一、跌倒的风险因素

脑卒中患者跌倒的危险因素分为内在因素和外在因素。

(一)内在因素

1. **年龄**　随着年龄的增长,老年人各器官功能逐渐衰退、感觉迟钝、反应变差,与其他年龄段的人群相比更容易跌倒。此外,跌倒或害怕跌倒可能会导致一些年长者限制他们的活动,从而使他们的功能开始螺旋性下降。大约有1/3的年龄超过65岁的老人每年会有跌倒,而他们中的一半会反复跌倒。

2. **躯体移动障碍**　脑卒中可导致各种功能障碍损

害,如肢体肌力下降、肌肉萎缩、关节运动受限、平衡功能障碍、肌痉挛、肌张力障碍、姿势步态异常等,使患者的移动速度和控制能力下降,容易引起跌倒。研究显示平衡能力及跌倒风险与跌倒次数明显相关。

3. **跌倒史** 有跌倒史已被证明是将来跌倒的显著风险因素,有研究者指出有过 1 次或多次跌倒将会增加多于双倍的跌倒概率。在脑卒中患者中,有跌倒史的脑卒中患者的跌倒概率高于没有跌倒史的患者。

4. **视力障碍** 脑卒中会使患者产生偏盲而造成视力障碍,同时随着年龄的增长视力的敏锐性和适应性都会下降。视力损害有增加跌倒的可能性。

5. **认知障碍和痴呆** 脑卒中患者认知障碍、智力下降和痴呆都增加跌倒的风险,患者可能对情况的判断有误差,也可能不会意识到危险的存在。

6. **体位性低血压** 患者改变体位时(如起床、下床、行走、由蹲位起立等),动作过快或降压药用量过大,容易发生低血压,导致一过性脑缺血发作而引起跌倒。

7. **精神心理因素** 害怕跌倒在脑卒中患者中是普遍的心理现象,许多研究显示害怕跌倒与活动限制有关,害怕跌倒会减少活动,从而降低活动能力,而活动能力的低下会进一步增加跌倒的风险。

(二) 外在因素

1. **药物治疗** 多种药物的使用常会引起患者头昏眼花、丧失方向感、低血压或其他影响平衡能力的因素。

镇静止痛药、安眠药、抗高血压药、心血管药、抗抑郁药、地西泮、利尿剂和轻泻剂等都与跌倒风险增加有关。长期使用(肾上腺)皮质激素类药物会导致骨量的丢失而易发生骨折。

2. 环境危险因素　有 1/3 的老年人由于家中的环境危险因素而跌倒,而有研究者通过对社区老年妇女的研究指出,56% 的跌倒发生在室外(花园、街道、人行道或商店内),其他 44% 发生在室内的不同地方。家中有关危险因素有走道、昏暗的光线、不平松散的地毯、不平和湿的地板,而大部分在家中的跌倒主要发生在家具或阶梯旁或在上下楼梯时。

二、预防

所有脑卒中患者住院期间均需进行跌倒风险的评估,推荐在住院期间为脑卒中患者提供正式的跌倒预防方案。行走时跌倒的风险评估能为患者和家属提供重要的建议,其中对于具备步行功能的患者应考虑进行标准化平衡测试和步行速度测试。

如果患者之前有过跌倒史,则应详细分析跌倒时周围环境的危险因素,从而对既往的跌倒预防计划作出修正和改良。

患者、家属及看护者均应接受预防跌倒的宣教。患者家属及看护者应接受安全转移和移动患者的技巧训练。教育患者、家属及其看护者正确使用步态辅助器具、鞋子、转移工具、轮椅(比如轮椅的操纵方向、转移带使用、安全带使用、前臂支撑设备、脚踏和刹车等)。

医护人员应掌握正确安全转移和移动患者的方法,熟悉医院治疗设备及环境的安全隐患,告知患者其跌倒的风险并叮嘱患者减少或预防跌倒的注意事项。

医护人员在出院前应对脑卒中患者进行预防跌倒健康教育,推荐出院后进入社区生活的脑卒中患者参加包含平衡训练的锻炼项目以减少跌倒风险。脑卒中患者应接受平衡功能、平衡信心和跌倒风险方面的评估。应对平衡功能差、平衡信心不足,以及害怕跌倒或存在跌倒风险的脑卒中患者提供平衡训练计划。

卒中患者如需要改善平衡功能,应遵医嘱安装辅助装置或矫形器。建议使用适合所处环境的、确实有效的评测工具对脑卒中患者的跌倒风险每年进行 1 次评估。建议为脑卒中患者及其看护者提供旨在减少跌倒的家庭和生活环境改进方面的信息。

应鼓励脑卒中患者进行定期的运动训练,建议看护者或治疗师应在运动前考虑脑卒中患者的跌倒风险和其他并发症。太极拳锻炼对于预防脑卒中患者跌倒可能有效。

(白玉龙　邱晓)

第八节　压　疮

压疮(pressure ulcers)是指身体局部受到压力、剪切力或摩擦力等损害,引起血液循环障碍,造成皮肤和皮下组织的坏死。压疮不仅好发于长期卧床的患者,也是行动不便、长期依赖轮椅生活患者的常见并发症,多发生于脊髓损伤、脑血管病患者及年老体弱、营养不良者。

一、形成原因

参与压疮形成的四种主要因素是压力、剪切力、摩擦力和潮湿。其中压力是压疮形成的主要因素,并与持续时间和压力大小有关。因此定期进行皮肤减压是预防压疮的重要手段。

二、危险因素

内在因素包括年龄、移动翻身困难、感觉丧失、意识障碍、营养不良、低蛋白血症、过度消瘦、大小便失禁、局部或全身感染等。外在因素包括床垫过软或过硬、不透气、床单不平整、不适当的翻身或皮肤按摩等。

三、好发部位

身体任何部位均可发生压疮,但身体下半部分发生压疮的比例较大。美国统计了 177 家医院共 3 000 例患者,骶尾部发生压疮的比例是 36%,足跟部 30%,肘部 9%,足踝 7%,大小转子 6%,坐骨结节 6%,膝部 3%,肩胛骨 2%,肩部 1%,头后部 1%。

四、分型、分度和评价

(一) 压疮的分型

1. 溃疡型　本型多见,压疮由皮肤表层逐渐向深层发展,形成深部组织坏死的溃疡。边缘皮下多形成潜腔,合并有感染。慢性溃疡型压疮周围皮下多形成很厚的瘢痕组织,愈合困难。

2. 滑囊炎型　主要发生在坐骨结节部位。滑囊受压后出现滑囊炎,囊内可抽出黄色或红色液体。表皮无明显破损,故又可称为闭合性压疮。皮下组织坏死较广,可破溃形成窦道,合并有深部感染。

(二) 压疮的分度

1. 溃疡型分度

Ⅰ度:仅限于表皮,皮肤完整,有红斑出现,压之不褪色;皮温增加或降低、感觉疼痛或痒、有硬结或皮肤变硬、颜色变黑等均提示压疮征象。

Ⅱ度:累及真皮,表现为皮肤磨损、水疱或表浅的火山口形。

Ⅲ度:累及皮下组织,直至深筋膜受损或坏死,未穿透深筋膜。

Ⅳ度:组织坏死,累及肌肉、骨、韧带、关节。

2. 滑囊炎型分度

Ⅰ度:局部红肿充血,皮肤无溃疡形成,滑囊内可抽出黄色或红色液体。

Ⅱ度:局部皮肤破溃,外口小而内腔大,滑囊内渗出多,多合并感染。

Ⅲ度:皮肤破溃口加大,深层组织坏死,累及骨组织及附近深层组织,有窦道形成。

(三) 压疮的评价

可根据压疮的解剖定位、面积、渗出液量、渗出液性质和颜色、外形、周围皮肤表现、覆盖敷料或去除敷料时疼痛情况等特点进行评价。

对压疮患者制订治疗计划前,不仅要评价压疮伤口,还要详细了解病史,进行体格检查,确定同时存在的疾病和并发症情况,进行营养状况评价、疼痛评价和心理评价。美国国家压疮咨询委员会(National Pressure Ulcer Advisory Panel,NPUAP)推荐使用经过效度和信度检验的 Norton 量表或 Braden 量表(表12-2、表 12-3)。所有Ⅲ度或Ⅳ度压疮患者均应进行外科手术的评价。

脑卒中患者入院后建议每天进行一次压疮危险性评估(如 Braden 量表),若确认患者有压疮风险,应制订并执行相应的预防措施,避免压疮的发生。

表 12-2　Norton 量表

项目	4分	3分	2分	1分
身体情况	良好	尚可	虚弱	非常差
精神状态	清醒	淡漠	混淆	木僵
活动能力	活动自如	扶助行走	轮椅活动	卧床不起
移动能力	移动自如	轻度受限	严重受限	移动障碍
失禁	无	偶尔	经常	二便失禁

注:最高 20 分,最低 5 分,总分≤ 14 分为压疮危险人群,分值越低危险性越大。

表 12-3　Braden 量表

患者姓名	评价者姓名		日期	
感觉	1 完全受损	2 严重受损	3 轻度受损	4 无受损
潮湿	1 持续潮湿	2 经常潮湿	3 偶尔潮湿	4 很少潮湿
活动能力	1 卧床	2 轮椅活动	3 偶尔行走	4 经常行走
移动能力	1 完全受限	2 严重受限	3 轻度受限	4 不受限
营养状态	1 非常差	2 可能不良	3 较好	4 非常好
摩擦力和剪切力	1 存在	2 潜在因素	3 无明显问题	
总分				

注:最高 23 分,最低 6 分,15~18 分轻度危险,13~14 分中度危险,10~12 分为高度危险,9 分以下为极度危险。

五、预防和治疗

1. **定时变换体位**　应防止患者长时间同一部位持续受压。卧床患者应每 2 小时翻身 1 次,每次翻身时均需检查皮肤受压情况,还要根据患者的皮肤反应调整翻身时间。侧卧位可保持 30° 角,而不是身体垂直于床面,从而减轻对大转子处皮肤的压力。半坐卧位时头抬高应小于 30°,以改善骶骨和坐骨结节处皮肤的血液循环。坐轮椅者需每隔 20~30 分钟伸直双上肢,撑起躯干使臀部离开坐垫,防止坐骨结节受压时间过长。每次支撑时间尽可能延长至 20~40 秒。四肢瘫患者可轮流向一侧侧身,单侧臀部皮肤可得到减压。

2. **使用减压装置**　减压装置可用来帮助减轻或减小各种压力。各类减压装置可分为静压垫(海绵、泡沫塑料等)和动压垫(充气、充水等)。可用软枕或海绵等将骨突出部位垫高,如后枕部、肩胛骨、骶尾部、膝部、足跟和内外踝等。不建议使用气垫圈,因其会使圈内皮肤血液循环受阻,中心区呈淤血状态。使用材质良好的床垫,应具有一定的厚度和弹性,使承重面积尽量增大,并有良好的散热、吸汗、透气性能。坐垫厚约 10cm 为宜,多充入凝胶、泡沫、空气或水。其中波浪形的泡沫垫比普通坐垫及多孔气垫效果好。

3. 改善全身营养状况　对大多数患者来说最好的营养状态是维持理想体重、适当的减肥和理想的前白蛋白水平。前白蛋白是体现营养状态的更为敏感的指标,半衰期是 2 天,白蛋白受水合作用影响,半衰期为 21 天,前白蛋白较白蛋白更能反映当前的营养状态。淋巴细胞总数可反映机体免疫系统情况,也可用来评价营养情况。营养支持主要包括适量的碳水化合物、蛋白质、脂肪、维生素、电解质和微量元素等。对于不能经口进食者,可给予肠内或肠外营养。过度肥胖者要减肥,控制体重,增加活动或运动。

4. 皮肤护理　患者家属、看护人员应接受预防压疮及保护皮肤的宣教,保持患者皮肤的干燥清洁,卧床患者每周擦浴或洗澡 1~2 次,会阴部每天清洗 1 次;大小便污染者随时清洁,特别注意皮肤皱褶处的清洁。康复训练中注意避免局部皮肤长时间受摩擦或牵拉,如仰卧起坐时,应注意骶尾部皮肤。床单应清洁平整,无皱褶,无渣屑,不拖曳扯拉患者,防止产生摩擦。如厕时外用开塞露避免划伤肛门。及时治疗各种皮肤疾病,如压疮好发部位的疖肿和湿疹等。每天检查皮肤,如局部皮肤发红、发紫或出现水疱、硬结等表现,应考虑可能发生压疮,需及时进行减压。

5. **皮肤局部换药**　更换敷料使伤口创面保持湿润,有利于减小压疮创面。可根据创面情况选用不同的敷料(表 12-4)。渗出多的创面可增加换药次数,每日可换 2 次。对渗出不多、有新鲜肉芽组织的创面可 2~3 天换 1 次敷料。伤口局部可用过氧化氢或生理盐水冲洗,随着创面变浅、变小,应减少过氧化氢使用次数,否则不利于上皮组织的生长。愈合期过度更换敷料可能反而不利于伤口愈合。换药时为避免纱布与伤口粘连损伤新生的肉芽组织,可使用透气的油纱。对于较深的伤口,要充分引流,但引流条压力不宜过大,以免影响肉芽组织生长,外口要压紧,防止形成死腔。一般局部不使用或慎用抗生素,以免造成细菌耐药。伤口外用药物包括生物制品、化学及酶类外用药。

表 12-4　压疮敷料

敷料类型	适应证	作用	缺点
皮肤密封胶	Ⅰ度压疮,周围皮肤压疮	保护皮肤,在健康和局部受损皮肤间建立屏障	无
水凝胶	有少量或无分泌物的压疮	保持湿润环境,促进伤口愈合,促进坏死组织溶解,减少疼痛	可能使压疮周围组织软化,如敷料干燥可能与压疮粘连,可能促进微生物生长

敷料类型	适应证	作用	缺点
水胶体	Ⅱ度压疮	保持湿润环境,促进压疮自然愈合,促进坏死组织自溶	以下情况不能使用:大量渗出、窦道形成、结痂、骨或韧带暴露、Ⅲ度烧伤或感染
藻酸盐	Ⅱ度压疮大量渗出;Ⅲ度或Ⅳ度压疮	保持湿润环境	Ⅲ度烧伤或大量出血、局部干燥的压疮不能使用
海绵	部分或全层受累已引流的压疮	抵御水、细菌或其他感染物;维持潮湿环境;减少各种气味	周围皮肤可能软化;以下情况不能使用:干燥压疮、受损局部缺血、肌肉、肌腱或骨暴露
浸盐水纱布	Ⅱ度、Ⅲ度或Ⅳ度压疮	维持潮湿环境	可吸收少量渗出,局部较潮湿时需更换敷料,每日需多次更换

6. **感染的处理**　开放的压疮(Ⅱ~Ⅳ度)易合并细菌感染。有效的伤口清洁和清创可减轻感染。当压疮伤口化脓或有恶臭的气味时,应加强清洁或清创,并考虑伤口已经出现感染。虽然对压疮局部清洁或清创可防止伤口感染恶化,但如清洁伤口后分泌物大量增加或经2~4周处理后无愈合征象,应考虑局部应用抗生素2周。如怀疑有潜在的感染(无蜂窝织炎征象),推荐做表面清创或局部使用抗菌药。如压疮对

局部抗菌治疗无效,应考虑是否合并骨髓炎。当合并菌血症、脓血症或骨髓炎时应全身使用抗生素。处理同一患者的多个压疮时,严重感染的伤口应最后处理;使用无菌器械清创;尽可能使用清洁敷料。伤口局部细菌培养可采取三种方法:拭子培养、组织培养、抽吸分泌物培养。

7. **手术治疗**　较表浅的 I 度或 II 度压疮通常采取保守治疗,III 度或 IV 度压疮保守治疗无效者可选择手术治疗。较大面积的压疮如保守治疗通常需数月才能愈合,手术可能会加速创面愈合。长期不愈的压疮可能发生淀粉样变或恶变,可考虑手术治疗。另外骨组织感染也是外科手术的指征之一。

(孙莉敏)

第九节　深静脉血栓形成

深静脉血栓形成(deep venous thrombosis,DVT)是血液在深静脉内不正常凝结引起的病症,多发生在下肢,表现为患肢肿胀、疼痛,血栓脱落,可引起肺栓塞(pulmonary embolism,PE),严重者可危及患者生命。有报道如果未采取任何预防措施,脑卒中 2 周之内 DVT 的发生率可高达 50% 左右。DVT 不但影响瘫痪肢体的功能康复,也增加了脑卒中患者的致残率和致死率。偏瘫后早期预防,及时诊断和治疗 DVT 对于改善脑卒中患者的生活质量有重要的意义。

一、发病原因

血液黏度高、血流缓慢及血管壁的损伤是形成 DVT 的三大主要原因。

脑卒中患者是 DVT 的高危人群,这与脑卒中患者自身的病理生理特点有关系。①脑卒中患者往往伴有高血压、糖尿病、高脂血症等基础疾病,部分患者还合并感染,这都是血栓形成的危险因素;②脑卒中早期给予利尿剂、限制液体输入,常引起血容量不足,导致血液呈高凝状态;③脑卒中后引起的肢体瘫痪,早期肌张力减低,主动活动减少,下肢血液失去肌肉泵的挤压作用,血流缓慢淤滞,易形成血栓;④偏瘫后患者长期卧床,肢体如果长时间固定一个体位,血管易受压而影响血液回流;⑤严重的脑卒中患者急性期机体处于应激状态,儿茶酚胺分泌增加,血管收缩,肢体远端的微循环不良,促进血栓形成;另外,早期的应激反应释放大量的细胞因子、炎症介质入血,引起系列的炎症反应,也促进了血栓的形成;⑥脑卒中患者急性期凝血系统、抗凝及纤溶系统发生改变,如血浆纤维蛋白原水平增高,血黏度及凝固性增加,也是脑卒中后 DVT 的重要危险因素;⑦值得指出的是部分医院选择患侧肢体进行静脉穿刺和 / 或股静脉置管,导致静脉的损伤,也成为 DVT 的危险因素。

二、临床表现

1. 患肢肿胀发硬,疼痛,活动后加重,抬高患肢可好转。

2. 偶有低热、心率加快。

3. 血栓部位压痛,沿血管可扪及索状物,血栓远侧肢体或全肢体肿胀,皮肤多正常或轻度淤血,重症可呈青紫色,皮温可正常、略高或略低。如影响动脉,可出现远端动脉搏动减弱或消失。血栓发生在小腿肌肉静脉丛时,可出现血栓部位压痛(Homans 征和 Neuhof 征阳性)。

Homans 征阳性:患肢伸直,踝关节背伸时,由于腓肠肌和比目鱼肌被动牵拉而刺激小腿肌肉内病变的静脉,引起小腿肌肉深部疼痛。

Neuhof 征(即腓肠肌压迫试验)阳性:刺激小腿肌肉内病变的静脉,引起小腿肌肉深部疼痛。

后期血栓机化,常遗留静脉功能不全,出现浅静脉曲张、色素沉着、溃疡、肿胀等,称为血栓形成后综合征(post-thrombosis syndrome,PTS)。

血栓脱落可引起 PE,表现为突发的呼吸困难、胸痛伴焦虑,有顽固的低氧血症,重者可以突然死亡。

三、诊断

(一)辅助检查

1. **彩色多普勒超声探查**　其敏感性、准确性均较高,为无创检查,临床应用方便,是最常用的筛选、监测方法。高度可疑者,如阴性也应每日复查。

2. **血浆 D- 二聚体测定**　D- 二聚体是反映凝血激活及继发性纤溶的特异性分子标志物,诊断急性 DVT

的灵敏度较高,D 二聚体 >500μg/L(酶联免疫吸附测定,enzyme-linked immunosorbent assay,LISA)有重要参考价值。但由于多种疾病均可引起 D- 二聚体增高(如肿瘤、心力衰竭、炎症等),特异性不高,因此 D- 二聚体对于 DVT 的诊断或者鉴别诊断价值不大,但可用于术前 DVT 高危患者的筛查。

3. **静脉造影**　是 DVT 诊断的金标准,但由于是有创检查,故不常用。

4. **阻抗体积描记测定**　对有症状的近端 DVT 具有很高的敏感度和特异度,且操作简单;但对于无症状 DVT 的敏感度较低,阳性率低。

5. **其他**　包括放射性核素血管扫描检查、螺旋 CT 静脉造影(computedtomo-venography,CTV)也是 DVT 有价值的检查方法。

(二)临床可能性评估和诊断流程

DVT 的临床可能性评估见表 12-5,PE 的风险评估见表 12-6。每例脑卒中患者入院后应常规评估 DVT 风险,尤其是脑卒中伴有心力衰竭、感染、脱水、肢体骨折等的患者,其 DVT 发生风险更大。

表 12-5　下肢 DVT 诊断的临床评分

临床特征	分值
肿瘤	1
瘫痪,或近期下肢石膏固定	1
近期卧床 >3 天,或大手术后 4 周内	1

续表

临床特征	分值
沿深静脉走行的局部压痛	1
整个下肢水肿	1
与健侧相比,小腿肿胀 >3cm(胫骨粗隆下 10cm 处测量)	1
既往有 DVT 病史	1
凹陷性水肿(有症状腿部更严重)	1
有浅静脉的侧支循环(非静脉曲张性)	1
其他诊断(类似或与下肢深静脉血栓形成相近的诊断)	–2

注:低度≤0;中度 1~2 分;高度≥3 分。若双侧下肢均有症状,以症状严重的一侧为准。

表 12-6 肺栓塞风险评估

临床特征	分值
DVT 的临床症状和体征	3
心率 >100 次 /min	1.5
近期卧床 >3 天,或大手术后 4 周内	1.5
恶性肿瘤(或近 6 个月内接受过治疗)	1
咯血	1
既往有 DVT 或 PE 史	1.5
肺栓塞可能性大于其他疾病	3

注:>6 分为高度风险,2~6 分为中度风险,0~1 分为低度风险。

四、治疗

DVT 早期一般要求患者绝对卧床,抬高患肢,急性期有条件可以手术取栓,发病 72 小时可考虑溶栓。保守治疗还包括抗凝治疗,扩容、祛聚治疗,以及祖国医学治疗。

(一) 早期深静脉血栓形成的治疗

1. **抗凝治疗**　是静脉血栓栓塞症的标准治疗,可抑制血栓蔓延,降低肺栓塞发生率和病死率,减少复发。DVT 的早期抗凝治疗可皮下注射低分子肝素或静脉、皮下注射肝素(指普通肝素,下同)。根据病情需要,在治疗的第 1 天可以开始联合应用维生素 K 拮抗剂(如华法林)和低分子肝素或肝素,在国际标准化比值(international normalized ratio,INR)稳定并大于 2 后,停用肝素。低分子肝素推荐剂量每日 3 000~6 000U 是合适的,且不显著增加患者出血的风险,注意肾功能不全者慎用。新型抗凝药物 Xa 因子抑制剂如利伐沙班因治疗剂量个体差异小,且不需要监测凝血功能,可考虑使用,疗效与低分子肝素联合华法林治疗疗效相当。

对于临床高度怀疑 DVT 的患者,如无禁忌,应在检查的同时进行抗凝治疗。

2. **溶栓治疗**　使用溶栓药溶解静脉血栓以迅速减轻血管阻塞是 DVT 患者的重要治疗措施之一。早期溶栓治疗有效,但是溶栓治疗可能增加出血风险,是否减少 PTS 的发生尚不确定。

3. 手术取栓　手术静脉取栓主要用于早期近端严重的 DVT,如髂股静脉血栓形成,远期疗效如 PTS、通畅率等尚不确定。

4. 静脉内球囊扩张成形术和支架成形术、下腔静脉滤器植入术等。

(二)深静脉血栓形成的慢性期治疗

DVT 患者需长期抗凝治疗以防止血栓进展和 / 或复发,避免病情加重。使用维生素 K 拮抗剂华法林应定期监测 INR 使其维持在 2.0~3.0。

对于继发于一过性危险的 DVT 初次发作患者,推荐使用维生素 K 拮抗剂至少 3 个月。

对于特发性 DVT 的初次发作患者,推荐使用维生素 K 拮抗剂至少 6~12 个月或更长时间。

对于有 2 次以上发作的 DVT 患者,建议长期治疗。

对于长期抗凝治疗患者,应定期进行风险效益评估以决定是否继续治疗。

(三)血栓形成后综合征

血栓形成后综合征(PTS)定义为曾患过静脉血栓形成的患者出现的一系列症状体征群,PTS 发生率为 20%~50%。通常与慢性静脉功能不全有关。最主要的症状是慢性体位性肿胀、疼痛或局部不适。症状的严重程度随着时间的延长而变化,最严重的表现是踝部的静脉性溃疡。一般认为使用弹力袜对于因 PTS 导致下肢轻度水肿的患者效果好,对于因 PTS 导致下肢严重水肿的患者,建议使用间歇性加压治疗。

五、预防

1. 药物治疗 即用抗凝药物降低血液黏滞性,防止血栓形成。缺血性脑卒中患者在急性期和康复住院期间或活动能力恢复前应使用预防剂量肝素皮下注射,预防剂量低分子肝素预防 DVT 效果优于预防剂量的普通肝素。脑出血患者在发病 2~4 天可开始使用预防剂量肝素皮下注射(普通肝素或低分子肝素),其效果优于不使用此预防措施,使用预防剂量低分子肝素效果优于预防剂量普通肝素。一般认为低分子肝素 4ml,每日 2 次皮下注射较为安全,一定程度上起到预防作用,且出血风险不高。但应注意使用肝素后引起的血小板减少症,在使用 7~10 天后要进行血小板计数检查。阿司匹林预防血栓的作用要弱于低分子肝素抗凝,对于不能应用低分子肝素预防 DVT 的患者,可以考虑口服阿司匹林。此外,联合使用叶酸和维生素 B_{12} 能够降低同型半胱氨酸相关缺血性脑卒中后 DVT 的复发率。

2. 静脉滤器 对有肺栓塞风险同时有抗凝禁忌的患者可考虑安置临时或永久性下腔静脉滤器,当出血性卒中患者合并下肢近端 DVT 时,特别是可能出现肺栓塞时,也应考虑放置下腔静脉滤器。

3. 间歇或持续的下肢气动压力装置 该装置通过对套在肢体末端的袖套充气和放气来促进血液流动和深静脉血回流至心脏。

4. 分级压力袜(graduated compression socks,GCS) 能

够提供不同程度的外部压力（如踝部可达100%，小腿中部70%，大腿中部40%）。GCS通过将外部压力作用于静脉管壁来增加血液流速和促进血液回流，但使用GCS时需注意患者的皮肤问题，避免长期佩戴引起皮肤压疮或坏死。

5. **康复治疗及其他** 鼓励长期卧床的患者做下肢主动运动，以促进下肢静脉回流。鼓励患者在卧床期间多饮水，并告知DVT的危险因素及预防措施。积极治疗伴随疾病，如高血压、高脂血症、糖尿病及冠心病等，以降低患肢血栓形成的风险。避免在患肢输液及留静脉留置针。

（孙莉敏）

第十节 疲 劳

脑卒中后疲劳（post-stroke fatigue，PSF）是指脑卒中后自觉疲劳、乏力或能量缺乏而影响自主活动的一种主观感受。多在脑卒中后4~6周发生，患者常表现为慢性的、持续的身体或身心疲劳，并干扰其日常活动，通过休息无法缓解。PSF为脑卒中后常见并发症。

一、发病机制

PSF的病理机制目前尚不明确。早期疲劳可能是由于生物学因素，如免疫功能紊乱、皮质运动功能兴奋性降低；脑卒中后持久的疲劳症状的主要机制可能与心理行为因素有关。

二、危险因素

（一）人口学因素

1. 年龄　好发人群为青年,可能是由于青年脑卒中患者在积极治疗和康复训练方面比老年脑卒中患者有较强的主观能动性,导致青年患者疲劳感较明显;此外,老年患者在疲劳的感知上可能低于青年患者。

2. 性别　目前争议较大。有研究报道女性脑卒中患者疲劳发生率高于男性患者,也有研究表明多见于男性脑卒中患者,目前尚无定论。

（二）疾病相关因素

1. 严重程度　PSF 的发生可能与脑卒中患者的严重程度呈正相关。

2. 卒中前疲劳　指患者发病前至少有 3 个月的疲劳感受。

3. 其他　如脑卒中病变部位、功能障碍、疼痛、睡眠障碍等。

（三）社会心理因素

1. 家庭社会支持系统　不良的家庭社会支持系统使脑卒中患者面临较大的精神和经济压力,导致患者产生焦虑、抑郁的负面情绪,诱发 PSF 的产生。

2. 情绪障碍　脑卒中后疲劳患者常伴有抑郁症状,而伴有抑郁症状的脑卒中患者更易疲劳。

（四）生物学因素

炎症反应,如高水平的 C 反应蛋白、细胞炎性因子。

（五）其他

如高血压、心脑血管疾病等合并症。

三、临床表现及诊断、评估

（一）临床表现

早期出现疲惫、厌倦，不愿进行主动活动。

（二）诊断

2003 年提出了 PSF 诊断标准（De Groot 等）：脑卒中患者在过去 1 个月的 2 周时间里，每天或几乎每天出现明显的疲劳、精力不足或需要更多的休息时间，疲劳程度与体力活动不成比例，再加上以下任意 3 项：①睡眠或休息无法缓解疲劳状态；②动机（保留）和效率（下降）失衡；③自觉需要努力克服这种疲倦感；④疲劳影响患者日常活动及生活；⑤活动后乏力明显，持续数小时；⑥明显关注疲劳。

（三）评估

1. **疲劳严重程度量表**（fatigue severity scale，FSS）　侧重于评价脑卒中患者的疲劳状况。FSS 评分 ≥ 4 分被定义为 PSF。

2. **个人强度目录**（checklist individual strength，CIS）　用于测量疲劳严重程度及疲劳的行为结果，适用于评价疲劳对患者认知功能的影响。

3. **疲劳影响量表**（fatigue impact scale，FIS）　侧重于反映疲劳对患者社会功能的影响。

4. **疲劳评价量表**（fatigue assessment scale，FAS）

5. **疲劳评定表**（fatigue assessing instrument，FAI）　分值越高，疲劳程度越重。

6. 多维疲劳目录（multidimensional fatigue inventory，MFI-20）。

7. Chalder 疲劳量表（Chalder fatigue scale，CFS）。

8. Goteborg 生活质量评定表（Goteborg quality of life instrument，GQLI）。

四、综合治疗

建议对病情稳定的脑卒中患者进行疲劳评估，特别是在参与康复治疗或生活质量受到影响时（Ⅰ级推荐，A级证据）。如果诊断为 PSF，治疗措施如下。

1. **药物治疗**　抗抑郁药一般对脑卒中患者的疲劳症状没有明显的缓解作用（Ⅱ级推荐，B级证据）。莫达非尼（modafinil）对间脑和脑干脑卒中患者的疲劳症状有一定的治疗作用（Ⅳ级推荐，D级证据）。

脑卒中患者服用 200mg 莫达非尼可以缓解疲劳症状（Ⅱ级推荐，B级证据）。中药治疗能够改善脑卒中后的疲劳症状（Ⅱ级推荐，B级证据）。

2. **康复治疗**　联合认知功能训练、分级活动训练能减轻脑卒中后长期的疲劳状态（Ⅱ级推荐，B级证据）。

康复治疗应选择在患者一天中最活跃的时间进行，避免在认知或身体疲劳状态下进行（Ⅳ级推荐，D级证据）。

3. **健康教育**　包括潜在的管理策略，如良好的睡眠模式、合理运动、避免酗酒和应用镇静药物等（Ⅳ级推荐，D级证据）。

（张　峰）

第十一节　睡眠障碍

脑卒中后睡眠障碍(post-stroke sleep disorders，PSSD)指的是脑卒中患者的睡眠质量、数量或时间存在紊乱，影响患者的康复及预后，甚至可能增加脑卒中的复发率，给患者的身心健康和生活质量带来了严重的影响。脑卒中后睡眠障碍的发生率为78%，其中女性患者的发病率高于男性。

脑卒中患者大多在患病后的1周内出现睡眠障碍，并且在患病后3~4个月时普遍存在睡眠障碍，存在时间常常为1个月至3年。

一、影响因素

1. **脑卒中的发生部位**　尚无确切定论。有研究表明，睡眠障碍的发生与脑卒中部位存在相关性，在梗死灶或出血灶面积相同的前提下，睡眠障碍在脑干、额叶皮质及基底核区受损时的发生率较高。

2. **睡眠 - 觉醒系统失衡**　人体的正常睡眠与睡眠 - 觉醒系统的正常调节有关，该系统的维持与神经递质和大脑解剖结构相关。当发生脑卒中后，患者体内5- 羟色胺、去甲肾上腺素、组胺、神经肽类等神经递质分泌失衡，丘脑、脑干神经核等解剖结构受损，使睡眠 - 觉醒系统调节异常，从而造成睡眠障碍。

3. **睡眠相关分子分泌失衡**　主要包括5- 羟色胺、

褪黑素等。其中,5- 羟色胺与睡眠 - 觉醒系统的正常调节相关。此外,相关研究表明,褪黑素具有改善睡眠障碍的作用。褪黑素的分泌与光周期密切相关,褪黑素在夜间的分泌量明显比日间分泌量高。脑卒中后患者体内褪黑素含量在夜间明显下降,但仍具有昼低夜高的特点,并且日间嗜睡患者的褪黑素含量在夜间下降更为明显。因此,睡眠障碍可能与褪黑素节律与浓度的改变密切相关。

4. 社会心理学因素　主要与年龄、性别、病房环境、居住情况、心理状态等因素相关。患者住院后,病房环境陌生且吵闹,同时存在夜间治疗护理,这些都会造成睡眠障碍。当患者发病后,肢体功能障碍,日常生活需要由他人照顾;同时还会担心治疗的费用问题。心情常常会烦躁不安、焦虑,甚至绝望,易造成睡眠障碍。此外,独居的脑卒中患者更易发生日间嗜睡及夜间失眠的现象。

5. 生理因素　脑卒中后,患者的肢体会有无力、疼痛及麻木感,这些都会对睡眠产生影响;同时日间活动减少,夜间常常无睡意。

二、诊断标准

PSSD 诊断的前提是存在脑卒中的病史,且具有不同类型睡眠障碍的临床表现特征。目前主要使用的诊断标准包括第 10 版《国际疾病分类》、第 4 版《美国精神障碍诊断统计手册》及第 3 版《中国精神疾病分类方案与诊断标准》。其中《中国精神疾病分类方案与诊断标准》在国内使用较多。

三、临床表现及主要亚型

（一）临床表现

主要包括入睡困难；昼夜节律颠倒、睡眠维持困难、夜间觉醒次数增加、早醒、睡眠结构紊乱、睡眠呼吸障碍、睡眠运动障碍、夜间入睡以后存在精神症状。

其中，不同的患者具有其独特的临床表现，脑出血患者的睡眠障碍多呈睡眠过度及日间睡眠时间延长，而脑梗死患者的睡眠障碍多呈睡眠时间减少及失眠。

（二）亚型

1. **失眠**　失眠是指患者在夜间入睡困难，或者夜间醒来后难以入睡，导致患者在日间感到疲倦、思维迟缓、情绪波动大并且造成个人功能低下。据报道，脑卒中后大约有 26.9% 的患者会患有失眠。失眠会严重阻碍患者的身体康复，并且降低患者的生活质量，同时易引起继发性糖尿病和高血压，增加脑卒中的复发率。

2. **睡眠呼吸暂停**　睡眠呼吸暂停综合征是指患者睡眠时出现呼吸暂停，常伴有打鼾、日间嗜睡及睡眠结构紊乱，通常由于上气道阻塞或呼吸中枢障碍导致。其中，阻塞性睡眠呼吸暂停综合征较多见。据调查，成人中阻塞性呼吸暂停综合征的发病率为 2%~4%，但其在脑卒中患者群体中的发病率却高达 44%~72%。阻塞性睡眠呼吸暂停综合征作为判断脑卒中患者预后的独立指标，同时也是缺血性脑卒中患者的独立危险因素。两者相互促进，造成恶性循环。

3. 不宁腿综合征 不宁腿综合征的主要临床表现是小腿部存在明显的感觉异常或者不适感,异常的感觉可表现为烧灼感、跳动感、撕裂感或者挤压感,通常在睡眠或安静时出现,活动后可以减轻。有研究表明,不宁腿综合征在脑卒中患者中的发病率(15%)明显超过正常人群的发病率(3%)。不宁腿综合征与脑卒中都是常见的神经系统疾病,两者联系紧密,严重影响患者的睡眠质量。

4. 快速眼动睡眠行为障碍 快速眼动睡眠行为障碍的临床特征是快速眼动、睡眠时肌肉失迟缓,并且存在与暴力梦境有关的异常行为,常常伤及患者或床伴。一项国内研究曾报道,在脑卒中患者群体中快速眼动睡眠行为障碍的患病率为11%,并且与脑干梗死和较小的梗死灶体积显著相关。

四、评定

(一)量表评定

对脑卒中患者的睡眠障碍进行评定时,需要根据患者的临床症状采用适合的量表。主要评定量表如下:

1. 诊断量表 包括①阿森斯失眠量表(Athens insomnia scale,AIS):可评定患者失眠的严重情况;②睡眠障碍评定量表(sleep dysfunction rating scale,SDRS):通常和《中国精神疾病分类方案与诊断标准》配套使用;③睡眠障碍问卷(sleep disorders questionnaire,SDQ):主要用来筛查失眠及其流行病学情况。

2. 症状量表 包括①匹兹堡睡眠质量指数

（Pittsburgh sleep quality indexs，PSQI）：可用来评估脑卒中患者近 1 个月内的睡眠质量，分为 7 个因子，每个因子评分为 0~3 分，共计 21 分，分值越高代表病情越严重。② Epworth 嗜睡量表（Epworth sleepiness scale，ESS）：用来评估患者日间的嗜睡情况，分为 8 个因子，每个因子评分为 0~3 分，共计 24 分，得分 >6 分时表明患者存在嗜睡情况。通常用于以嗜睡为主的阻塞性睡眠呼吸暂停综合征。③焦虑自评量表（self-rating anxiety scale，SAS）：可以反映患者的焦虑情况，使用 4 级评分，>50 分表明患者存在焦虑。

（二）多导睡眠图

多导睡眠图（polysomnography，PSG）可用于确诊并评估患者睡眠障碍的严重情况，通常用于脑卒中后失眠及睡眠呼吸暂停患者，对疑似患有快速眼动睡眠行为障碍的患者可以使用视频 PSG 来确诊。

五、治疗

（一）药物治疗

进行药物治疗时，要充分考虑药物的副作用和安全性。临床中首选非苯二氮䓬类药物，如唑吡坦、扎来普隆等。失眠患者可以使用褪黑素受体的激动剂与非苯二氮䓬类药，当患者存在焦虑或者抑郁时，可以加入一些抗抑郁药物（如米氮平、帕罗西汀）。

（二）非药物治疗

非药物治疗是脑卒中后睡眠障碍患者的首选治疗方案，根据不同的亚型选择合适的治疗方案，例如，当患者存在失眠时注重认知行为治疗;存在快速眼动睡眠行为障碍时注重睡眠环境的安全性。

1. **认知行为治疗** 通过宣教,使患者对睡眠有一个正确的认识及态度,养成良好的睡眠习惯,从而提高睡眠质量。主要包括如下内容。

(1)饮食习惯:患者应多选择粗纤维类和益于睡眠的食物,尽量清淡,避免油腻;晚餐不要进食过多;睡前避免饮用咖啡、浓茶等。

(2)宣教:让患者充分了解睡眠及脑卒中后发生睡眠障碍的病因,使其对脑卒中后睡眠障碍形成全面且正确的认知,仔细倾听并回答患者的问题。

(3)养成良好的生活习惯:睡前可按摩头皮并且用温水泡脚;帮助患者形成良好的作息规律,日间睡眠时间 <1 小时。

2. **持续气道正压通气** 该方法非常适用于脑卒中后存在睡眠呼吸暂停的患者,当患者拒绝使用或者不耐受该方法时,主张患者改变体位或者采用口部装置来缓解症状。尤其是当睡眠呼吸暂停与体位相关时,更应注重睡眠体位的指导。

3. **生物反馈疗法** 将患者的神经 - 肌肉的活动情况记录、放大并且转换为视觉或者听觉等其他反馈信号,患者可依据于反馈信号来改善睡眠、放松紧张的肌肉,此疗法不存在不良反应,并且对卒中后失眠患者的治疗效果良好。

4. **电刺激** 相关研究表明,伴有睡眠障碍的脑卒中患者接受小脑顶核部位的电刺激后,可以显著提高其睡眠质量。

5. 经颅磁刺激　经颅磁刺激可显著提高脑卒中后失眠患者的睡眠质量。

6. 传统中医治疗　包括穴位按摩、中药、针灸和中药氧疗疗法，其中针灸疗法包括体针、耳针、眼针和穴位压豆等。

7. 康复锻炼　根据患者具体情况制订合适的康复运动方案。

（张　峰）

参 考 文 献

［1］FURIE K L, JAYARAMAN M V. 2018 guidelines for the early management of patients with acute ischemic stroke [J]. Stroke, 2018, 49 (3): 509-510.

［2］ADA L, GODDARD E, MCCULLY J, et al. Thirty minutes of positioning reduces the development of shoulder external rotation contracture after stroke: a randomized controlled trial [J]. Arch Phys Med Rehabil, 2005, 86 (2): 230-234.

［3］ATHANASOULIS C A, KAUFMAN J A, HALPERN E F, et al. Inferiorvena caval filters: review of a 26-year single-center clinical experience [J]. Radiology, 2000, 216 (1): 54-66.

［4］BARONE F C, ARVIN B, WHITE R F, et al. Tumor necrosis factor-alpha. a mediator of focal ischemic brain injury [J]. Stroke, 1997, 28 (6): 1233-1244.

［5］BRADY R D, SHULTZ S R, MCDONALD S J, et al. Neurological heterotopic ossification: current understanding and future directions [J]. Bone, 2017, 109: 35-42.

［6］CHATTERJEE S, HAYNER K A, ARUMUGAM N, et al. The California tri-pull taping method in the treatment of shoulder subluxation after stroke: a randomized clinical trial [J]. N Am J Med Sci, 2016, 8 (4): 175-182.

［7］DE GROOT M H, PHILLIPS S J, ESKES G A. Fatigue associated with stroke and other neurologic conditions: implications for stroke rehabilitation [J]. Arch Phys Med Rehabil, 2003, 84 (11): 1714-1720.

［8］ GOLDHABER S Z. Low intensity warfarin anticoagulation is safe and effective as along-term venous thromboembolism prevention strategy [J]. J Thromb Thrombolysis, 2006, 21 (1): 51-52.

［9］ HANDELZALTS S, SOROKER N, MELZER I. Measures of reactive balance capacity and fall risk post stroke [J]. Arch Phys Med Rehabil, 2018, 99 (10): e7.

［10］ HARDEN R N, BRUEHL S, STANTON-HICKS M, et al. Proposed new diagnostic criteria for complex regional pain syndrome [J]. Pain Med, 2007, 8 (4): 326-331.

［11］ HARDEN R N, OAKLANDER A L, BURTON A W, et al. Complex regional pain syndrome: practical diagnostic and treatment guidelines, 4th edition [J]. Pain Med, 2013, 14 (2): 180-229.

［12］ IKAI T, UEMATSU M, EUN S, et al. Prevention of secondary osteoporosispostmenopause in hemiplegia [J]. Am J Phys Med Rehabil, 2001, 80 (3): 169-174.

［13］ INCZE M, REDBERG R F, GUPTA A. I have insomnia-what should I do?[J]. JAMA Intern Med, 2018, 178 (11): 1572.

［14］ JORGENSEN L, JACOBSEN B K, WILSGAARD T, et al. Walking after stroke: does it matter ? changes in bone mineral density within the first 12 months after stroke: a longitudinal study [J]. Osteoporos Int, 2000, 11 (5): 381-387.

［15］ KATZ R T, RYMER W Z. Spastic hypertonia: mechanisms and measuremen [J]. Arch phys Med Rehabil, 1998, 70 (2): 144.

［16］ LEIZOROVICZ A, MISMETTI P. Preventing venous thromboembolism in medical patients [J]. Circulation, 2004, 110 (24 Suppl 1): 13-19.

［17］ LU J, SHERMAN D, DEVOR M, et al. A putative flip-flop switch for control of REM sleep [J]. Nature, 2006, 441 (7093): 589-594.

［18］ LYNCH D, FERRARO M, KROL J, et al. Continuous passive motion improves shoulder joint integrity following stroke [J]. Clin Rehabil, 2005, 19 (6): 594-599.

［19］ MEYERS C, LISIECKI J, MILLER S, et al. Heterotopic ossification: a comprehensive review [J]. JBMR Plus, 2019, 3 (4): e10172.

［20］ NARDONE R, BRIGO F, HOLLER Y, et al. Transcranial magnetic stimulation studies in complex regional pain syndrome type I: A review [J]. Acta Neurol Scand, 2018, 137 (2): 158-164.

［21］ RAMNEMARK A, NYBERG L, LORENTZON R, et al. Progressive hemiosteoporosis on the paretic side and increased bone mineral density in the nonparetic arm the first year after severe stroke [J]. Osteoporos Int, 1999, 9 (3): 269-275.

［22］ RANGANATHAN K, LODER S, AGARWAL S, et al. Heterotopic ossification: basic-science principles and clinical correlates [J]. J Bone Joint Surg Am, 2015, 97 (13): 1101-1111.

［23］ SATO Y, IWAMOTO J, KANOKO T, et al. Low-dose vitamin d prevents muscular atrophy and reduces falls and hip fractures in women after stroke: a randomized controlled trial [J]. J Stroke Cerebrovasc Dis, 2005, 20 (3): 187-192.

［24］ SATO Y, KAJI M, METOKI N, et al. Does compensatory hyperparathyroidism predispose to ischemic stroke?[J]. Neurology, 2003, 60 (4): 626-629.

［25］ SATO Y, KUNO H, KAJI M, et al. Increased bone resorption during the first year after stroke [J]. Stroke, 1998, 29 (7): 1373-1377.

［26］ STAUB F, BOGOUSSLAVSKY J. Fatigue after stroke: a major but neglected issue [J]. Cerebrovasc Dis, 2001, 12 (2): 75-81.

［27］ SZU H, NOEL S, YIM S B. et al. Multimedia authenticity protection with ICA water-marking and digital bacteria vaccination [J]. Neural Netw, 2003, 16 (5-6): 907-914.

［28］ TANG W K, HERMANN D M, CHEN Y K, et al. Brainstem infarcts predict REM sleep behavior disorder in acute ischemic stroke [J]. BMC Neurol, 2014, 14: 88.

［29］ TYLER P, SAIFUDDIN A. The imaging of myositis ossificans [J]. Semin Musculoskelet Radiol, 2010, 14 (2): 201-216.

［30］ URITS I, SHEN A H, JONES M R, et al. Complex regional pain syndrome, current concepts and treatment options [J]. Curr Pain Headache Rep, 2018, 22 (2): 10.

［31］ WINSTEIN C J, STEIN J, ARENA R, et al. American Heart Association Stroke Council, council on cardiovascular and stroke nursing, council on clinical cardiology, and council on quality of care and outcomes research. guidelines for adult stroke rehabilitation and recovery: a guideline for healthcare professionals from the American Heart Association/American Stroke Association [J]. Stroke, 2016, 47 (6): e98-e169.

［32］YAVUZER G, ATAMAN S, SULDUR N, et al. Bone mineral density in patients with stroke [J]. Int J Rehabil Res, 2002, 25 (3): 235-239.

［33］WINSTEIN C J, JOEL S, ROSS A, et al. 成年人卒中康复和恢复指南 美国心脏协会 / 美国卒中协会对医疗卫生专业人员发布的声明 [J]. 国际脑血管病杂志 , 2016, 24 (8): 673-693.

［34］郭丹杰 , 胡大一 . 急性肺动脉栓塞的溶栓治疗 [J]. 中国医刊 , 2001, 36 (6): 2-3.

［35］胡剑华 , 王建跃 , 俞益君 . 脑卒中康复患者预防跌倒健康教育效果评价 [J]. 预防医学 , 2018, 30 (12): 1226-1230.

［36］华艳 , 白玉龙 . 镜像疗法在复杂区域性疼痛综合征治疗中的应用进展 [J]. 中国康复医学杂志 , 2018, 33 (1): 109-113.

［37］黄琳竣 , 胡鸿 , 季一飞 , 等 . 睡眠护理干预对脑卒中住院患者睡眠及生活质量的影响 [J]. 成都医学院学报 , 2016, 11 (3): 391-393.

［38］刘四维 , 关敏 , 李宝金 , 等 . 小脑顶核电刺激治疗脑卒中后睡眠障碍临床研究 [J]. 中国现代神经疾病杂志 , 2017, 17 (3): 192-196.

［39］孟兵 , 刘冬梅 , 谢颖桢 , 等 . 培元还五汤联合针刺四神聪、百会穴治疗缺血性脑卒中后疲劳的疗效及对血清致炎因子的影响 [J]. 现代中西医结合杂志 , 2019, 28 (16): 1750-1754.

［40］王碧蕾 , 夏扬 , 马明 , 等 . 电刺激结合咽部肌群训练对脑卒中后阻塞性睡眠呼吸暂停综合征的疗效 [J]. 中国康复理论与实践 , 2018, 24 (11): 1324-1328.

［41］王茂斌 , YOUNG B J, WARD C D. 神经康复学 [M]. 北京 : 人民卫生出版社 , 2009.

［42］王茂斌 . 脑卒中的康复医疗 [M]. 北京 : 中国科学技术出版社 , 2006.

［43］颜红兵 , 李洪 , 宋泓敏 , 等 . 滤器植入结合溶栓 / 抗凝预防肺动脉栓塞的长期随访结果 [J]. 中国介入心脏病学杂志 , 2004, 12 (2): 189-193.

［44］杨莉莉 , 孙秋华 . 脑卒中后疲劳评估工具研究进展 [J]. 护理研究 , 2010, 24 (34): 3106-3108.

［45］张迪 , 何耀 , 曾静 , 等 . 影响中国老年人跌倒疾病相关危险因素的

Meta 分析 [J]. 中华保健医学杂志 , 2017, 19 (4): 329-333.

［46］张潇尹 , 闫咏梅 . 卒中后失眠中医治疗现状 [J]. 辽宁中医药大学学报 , 2019, 21 (7): 213-216.

［47］赵茂晶 , 张咏梅 , 陈俊希 , 等 . 卒中后疲劳危险因素及其症状管理方案研究进展 [J]. 实用心脑肺血管病杂志 , 2019, 27 (3): 6-9.

［48］中华医学会外科学分会血管外科学组 . 深静脉血栓形成的诊断和治疗指南 (第 2 版)[J]. 中国医学前沿杂志 , 2013, 5 (3): 53-57.

［49］周士枋 , 范振华 . 实用康复医学 [M]. 南京 : 东南大学出版社 , 1998.

［50］卓大宏 . 中国康复医学 [M]. 2 版 . 北京 : 华夏出版社 , 2003.

51检